はじめての
漢方診療
症例演習

監修
三潴 忠道
株式会社麻生　飯塚病院東洋医学センター所長

編集
貝沼 茂三郎
九州大学病院総合診療科診療講師

編集協力
宮坂 史路
医療法人讓仁会　聖ヶ丘病院漢方内科医師

医学書院

はじめての漢方診療症例演習

発　　行	2011年 3月12日　第1版第1刷Ⓒ
監　　修	三潴忠道（みつまただみち）
発行者	株式会社　医学書院
	代表取締役　金原　優
	〒113-8719　東京都文京区本郷1-28-23
	電話 03-3817-5600（社内案内）
印刷・製本	横山印刷

本書の複製権・翻訳権・上映権・譲渡権・公衆送信権（送信可能化権を含む）は㈱医学書院が保有します．

ISBN978-4-260-01189-1

JCOPY 〈㈳出版者著作権管理機構　委託出版物〉
本書の無断複写は著作権法上での例外を除き禁じられています．複写される場合は，そのつど事前に，㈳出版者著作権管理機構（電話 03-3513-6969，FAX 03-3513-6979, info@jcopy.or.jp）の許諾を得てください．

執筆者一覧

監修　　　三潴　忠道

編集　　　貝沼茂三郎
編集協力　宮坂　史路　医療法人譲仁会　聖ヶ丘病院漢方内科医師

症例呈示(50音順)

犬塚　　央　　（株）麻生　飯塚病院東洋医学センター漢方診療科部長
貝沼茂三郎　　九州大学病院総合診療科診療講師
木村　豪雄　　医療法人博愛会　ももち東洋クリニック院長
　　　　　　　（株）麻生　飯塚病院東洋医学センター漢方診療科部長
古田　一史　　金沢聖霊総合病院内科医長・健診センター長・漢方内科医長
田原　英一　　（株）麻生　飯塚病院東洋医学センター漢方診療科管理部長
三潴　忠道　　（株）麻生　飯塚病院東洋医学センター所長
村井　政史　　（株）麻生　飯塚病院東洋医学センター漢方診療科医長
矢野　博美　　（株）麻生　飯塚病院東洋医学センター漢方診療科
　　　　　　　飯塚病院健康管理センター　医長

序

　本書は先に発刊された『はじめての漢方診療　十五話』（医学書院 2005）と『はじめての漢方診療　ノート』（医学書院 2007）に続く，実地編としての"はじ漢シリーズ"第3作である．既刊の『十五話』では講義録をもとに系統的な解説を試み，『ノート』では読者の知識の整理を目指して図表の掲載を中心とした．本書では実際の症例を問題形式で提示し，これまでの知識を臨床に応用するための参考となすことを目的とした．また診療実地について，考え方や手順，手技，方剤の運用方法などを，「総論」として巻頭にまとめた．

　本書に掲載した症例は，いずれも飯塚病院漢方診療科あるいはその関連施設である博愛会ももち東洋クリニックを中心とした，私を含めた仲間たちの実際の治験例である．教科書用に脚色した記載ではないため，証を決定するための所見に矛盾や過不足が生じたり，あるいは記載され得ない現場での印象による方剤運用であるおそれがないとはいえない．この点は臨床の現実であるが，受け持ち医による「処方決定までの思考過程」，「鑑別処方」や「コメント」などでできるだけ説明するように努めた．

　近年，漢方薬は臨床現場でおおいに活用され，種々の成果が報告されている．しかし，治療手段としての漢方薬だけではなく，長期にわたる経験に支えられた運用方法が重要で，両者が両輪となってこそ漢方としての真価が発揮される．漢方としての個性を十分に活かしてこそ，現代西洋医学と融和したよりよい医療体系構築につながりうる．私どもの目指す，随証治療による漢方診療の実際が，臨床の現場で少しでもお役にたてればと願っている．

　掲載症例の多くは，毎月開催され今月で第150回を迎えた「麻生飯塚漢方診療研究会」，あるいはさらに歴史のある「筑豊漢方研究会」における症例検討での出題で，その折のコメントなども採録している．いわば，歴代の仲間たちの臨床経験の集積である．受け持ち医として，出題者としてご尽力いただいた多くの同僚に感謝と敬意を捧げます．また本書を目指し，札幌へ転勤後も症例を整理された宮坂史路先生，そのあとを受けて完成までこぎつけた現・九州大学病院総合診療科診療講師の貝沼茂三郎先生のご努力に感謝し，完成に向けてご助力いただいたももち東洋クリニック院長木村豪雄先生，飯塚病院漢方診療科部長田原英一先生ならびに犬塚央先生に厚く御礼申し上げます．本書完成まで終始ご尽力くださいました医学書院の藤本さおり氏，佐藤博氏に深謝いたします．

平成 23 年 1 月

飯塚で結びの春を迎えて
三潴忠道

目次

序 v
本書をご利用の皆様へ xi

総論

診療の実際―四診と証の判定，方剤の運用 2
証判定のポイントとチェックリスト 16

症例演習　初級編

症例 1	かぜをひいて体調が悪い	18
症例 2	微熱	22
症例 3	発熱，便秘，腹部膨満，喘鳴	26
症例 4	下痢	30
症例 5	右下肢の痛み	34
症例 6	全身倦怠感	38
症例 7	便秘	42
症例 8	不安，動悸	46
症例 9	頭痛	50
症例 10	腹部膨満感	54
症例 11	右膝関節痛	58
症例 12	動悸	62
症例 13	めまい感	66
症例 14	のぼせ感	70
症例 15	心窩部痛，呼吸苦，手足のしびれ（高血圧の治療希望）	74
症例 16	月経痛	78
症例 17	倦怠感と稀発月経	82
症例 18	無気力，易疲労感	86
症例 19	頭痛	90
症例 20	眼瞼違和感	94
症例 21	腹痛，下痢	98

症例 22	腰痛	102
症例 23	下痢	106
症例 24	下痢，食欲低下	110
症例 25	咳，痰，呼吸苦	114
症例 26	蕁麻疹	118
症例 27	くしゃみ，鼻汁，下肢の冷え，全身倦怠感	122
症例 28	ふらつき	126
症例 29	頭痛	130

症例演習　中級編

症例 1	多関節痛	136
症例 2	舌の痛み	140
症例 3	咳，痰，発熱	144
症例 4	腹痛，下痢，発熱	148
症例 5	全身の冷え	152
症例 6	便秘と下痢の繰り返し	156
症例 7	皮膚瘙痒感	160
症例 8	瘙痒，皮疹	164
症例 9	倦怠感，食欲不振	168
症例 10	倦怠感，不眠	172
症例 11	高血圧症	176
症例 12	喘息	180
症例 13	動悸，皮膚瘙痒感	184
症例 14	ホットフラッシュ	188
症例 15	下肢のしびれ	192
症例 16	発熱，咳嗽	196

症例演習　上級編

症例 1	首と肩のこり	202
症例 2	左上下肢痛	206
症例 3	下肢のつっぱり感，レイノー症状，腰下肢の痛み・しびれ感	210
症例 4	全身倦怠感と心窩部痛	214
症例 5	外陰部の痒み	218
症例 6	倦怠感，ふらつき	222
症例 7	全身倦怠感	226
症例 8	湿疹	230
症例 9	頭痛，嘔吐	234

症例 10	右前腕のヒラヒラした異常知覚	238
症例 11	慢性腎不全	242
症例 12	咳が止まらない	246
症例 13	手掌と足蹠の皮膚剝離，疼痛	250
症例 14	下痢	254
症例 15	全身倦怠感	258

方剤索引 ……………………………………………………………… 263
事項索引 ……………………………………………………………… 267

本書をご利用の皆様へ

各症例の記載について
○第1ページに症例を提示した．このページの記載を基に，症例の漢方医学的な病態（陰陽，虚実，気血水の異常）と，適応方剤をお考えいただきたい．
○第2ページには解答を右下に小さく示した．本書ジャケットの折り返しをかぶせることで，この部分はご自身の考えがまとまるまで目に入れないでいただきたい．このページには，主に担当医が解答の処方に至ったまでの考えを記載している．
○その後，鑑別処方やコメントなどを記載しているので，参考にしていただきたい．また適宜，既刊の『はじめての漢方診療 十五話』，『はじめての漢方診療 ノート』における参考ページ [はじ漢十五話] [はじ漢ノート] を記載した．さらに方剤の運用，エビデンスを理解するのに役立つと思われる文献を参考文献として加えた．

全体の構成
○初級編は単一処方で治療した症例である．特に最初の6症例は，陰陽・六病位について理解していただく基本的な症例であり，第1例から考え進められるとよいであろう．
○中級編は，複数方剤や合方による治療などを含む．
○上級編は，症例提示からは必ずしも正解を得ることが難しい症例を含む．読者と出題者，あるいは監修者との意見が一致しない可能性もあるが，その思考過程を参考に，時には議論するつもりでお読みいただきたい．

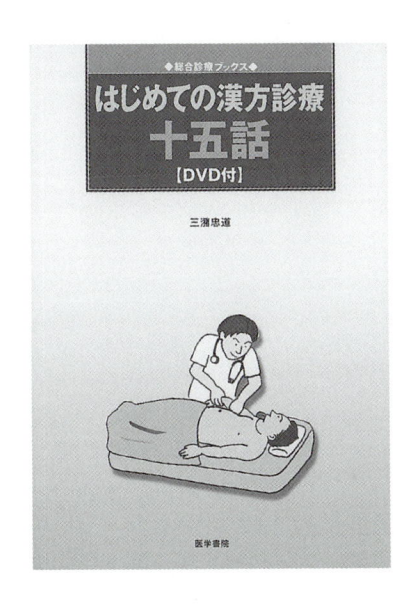

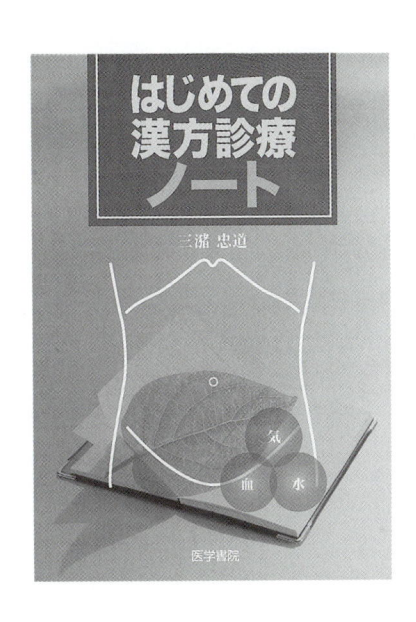

総論

診療の実際

診療の実際

四診と証の判定，方剤の運用

　漢方医学における臨床は，漢方医学的な病態すなわち証を判定し，その証に対応した方剤を処方し運用することである．つまり，漢方医学における診断とは証の判定であり，治療法（薬方）の選択である．処方の決定は，診察すなわち四診を通して収集した臨床情報を，陰陽・虚実・気血水の変調などの尺度により整理・統合し，病人の証と薬方の証とを比較して行われる．したがって，確定診断は治療効果があがった時点で決まる．

I．証判定の手順（p.16を参照）

　病人全体の陰陽が最も重要であり，その下部概念として寒熱，虚実，表裏がある（**表1**）．また，気血水の変調からの診方もある．実際の臨床では，まず個々の病名や症状によって出現しやすい証（適応となりやすい薬方）を思い起こし，それらを鑑別することも多い．

　いずれにしても，最終的には陰陽が最も重要で，次いで気血水，最後が個々の症候による頻用処方の順である．どこから診断を進めてもよいが，陰陽なくして漢方診断とはいえない．

1．陰陽を中心に

1) 陽証か陰証か，これが最も大事である．陽証では病毒（病因）に対して体力（防御能）が優位であり，必要な産熱も行われる．しかし陰証では体力が劣勢であり，必要な産熱が行われないため，寒が生じる．すなわち，陰陽の判定には寒熱が大いに関連しており，寒が主体であれば陰証，熱が主体であれば陽証の可能性が高い．ただし陽証でも，慢性疾患や非熱性疾患では熱が明らかではないことも多く，寒が乏しければ陽証である手がかりとなる．寒の判定に参考になる症候として，冷え症状，カイロや入浴などで温めると症状が楽になり，冷えると悪化する，局所に触れて冷たい，などがある．特に，風呂で温まると気持ちがよいかどうか，は役に立つポイントである．

2) 虚実は病因に対する生体反応の充実度である（**表2**）．全体としての虚実には，脈の緊張度や腹力などが参考になる．虚実は陰陽とは異なる概念であるが，強い実証を呈するには体力が必要であり，陽証でしか出現し得ない．また，高度の陰証では体力が乏しいので実証は呈しがたく，虚証となる．つまり，陰陽と虚実にもある程度の相関がある（**図1**）．また，押して凹みやすい浮腫を虚腫といい，固くて凹みにくいと実腫というように，虚実は局所的な病態の表現にも使用される．

表1　証のたて方・方剤の選択法

- ■ 陰陽を中心に
  1. 寒熱に注目
     - 寒が主体→陰証の可能性
       - 温熱刺激（入浴やカイロ）で好転
       - 寒冷刺激で悪化
       - 足首が冷たい
     - 熱が主体（寒が少ない）→陽証の可能性
  2. 虚実も大切
     - 極虚→陰証　強実→陽証
  3. 表裏
     - "さむけ"と"冷え"を分ける
- ■ 気血水の変調としてみると？
- ■ 症候・病名・口訣を手がかりに

表2 陰陽と虚実

陰陽：体力の優劣			
	病態	病に対し	寒・熱
	陽証	体力が優勢	熱が主
	陰証	体力が劣勢	寒が主

虚実：生体反応の緊張度			
	病態	病に対し	脈・腹壁
	実証	反応が充実	緊張あり
	虚証	反応が虚弱	軟弱

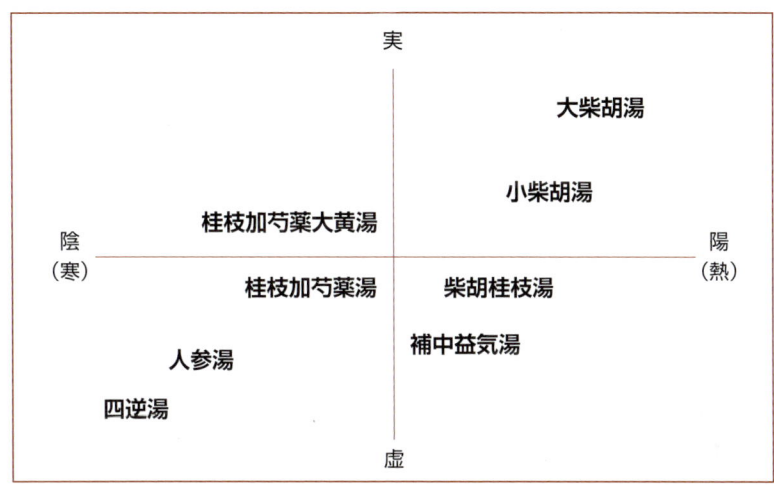

```
                    実
                    │
                    │         大柴胡湯
                    │
                    │       小柴胡湯
                    │
        桂枝加芍薬大黄湯│
陰                  │                  陽
(寒)─────────────────┼─────────────────(熱)
          桂枝加芍薬湯│  柴胡桂枝湯
                    │  補中益気湯
              人参湯 │
            四逆湯   │
                    │
                    虚
```

図1 陰陽と虚実

3) 表裏は身体における病(体力と病毒の戦い)の場所，すなわち病位を表す(図2). 急性熱性疾患の初期である太陽病は，表に位置する. 表とは体表であり，上部であり，病が表にあれば外胚葉由来臓器に症候が出現しやすい. 裏とは身体の奥であり，中心であり，主として消化管であり，病が裏にあれば内胚葉由来臓器に症候が出現しやすい. 陽証では陽明病の裏熱が中心であり，陰証となれば裏の寒が問題となる. 半表半裏は表から裏への移行期であるが，表裏の中間というよりは表と裏が交じり合っている部位といえる. 少陽病期は半表半裏に病が存在するが，柴胡剤を例にとると，小柴胡湯証は表裏がまさに半分ずつである. 大柴胡湯になれば裏が優勢で表は劣勢，柴胡桂枝湯では反対に表が優勢といえる. いずれにしても表裏は，身体の部位における陰(裏)陽(表)分類である(図3).

2. 気血水とその変調

生命活動を支える身体の循環要素を陰陽2つに分け，陽性成分を気とし，陰性成分を血という. 血は液体であるが，さらに赤色の液体を狭義の血，無色の液体を水に分けることが多い. いずれにしても，気血水は生理的な要素であり，正常(健康)状態では意識されることが少ないが，変調が生じる(証が出現する)と，意識されることが多い. 気の変調は上衝あるいは気逆，気うつ，気虚，血の病態は瘀血と血虚(虚証の瘀血ともいえる)，水の変

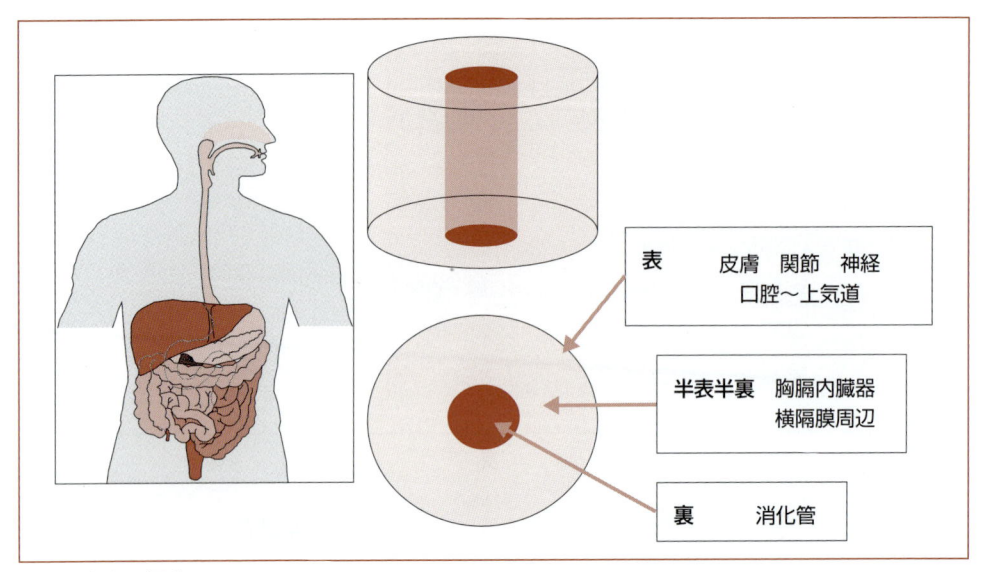

図2 表裏の概念

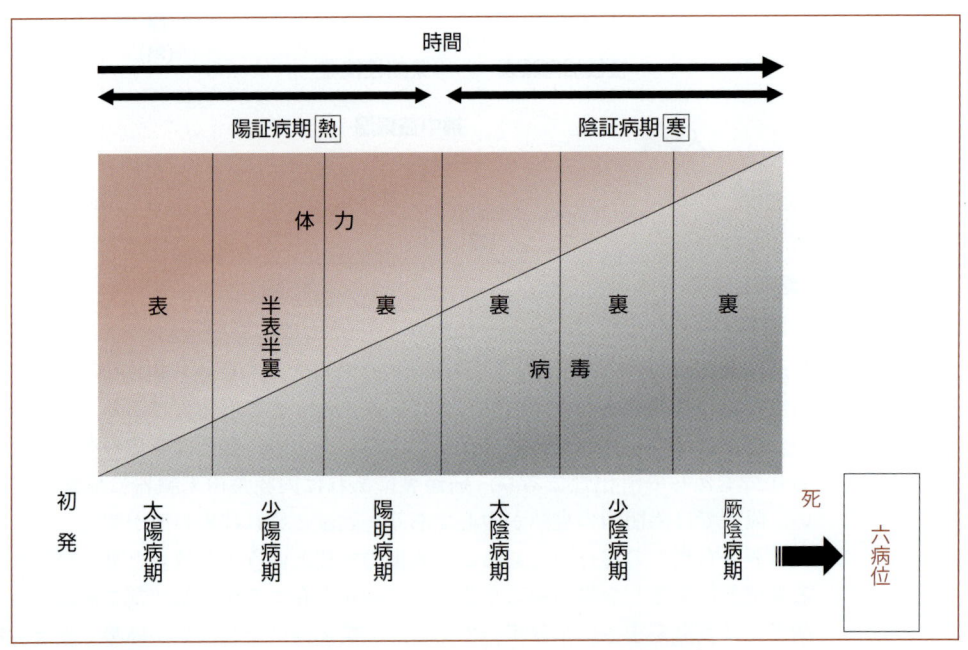

図3 陰陽と体力と病毒との量的消長の関係（傷寒論における病態概念）
(藤平　健，小倉重成：漢方概論．p.58，創元社，1979より一部改変)

調は水毒（あるいは水滞）という（図4）．

3．症候・病名を手掛かりに

特定の症候，ある病名，検査値などにより，しばしば証（適応方剤）の出現頻度に偏りがある．実際の臨床では，これらによって適応方剤をいくつか想定し，鑑別して処方することが多い．口訣（臨床経験によるコツ）も，この一種といえる．

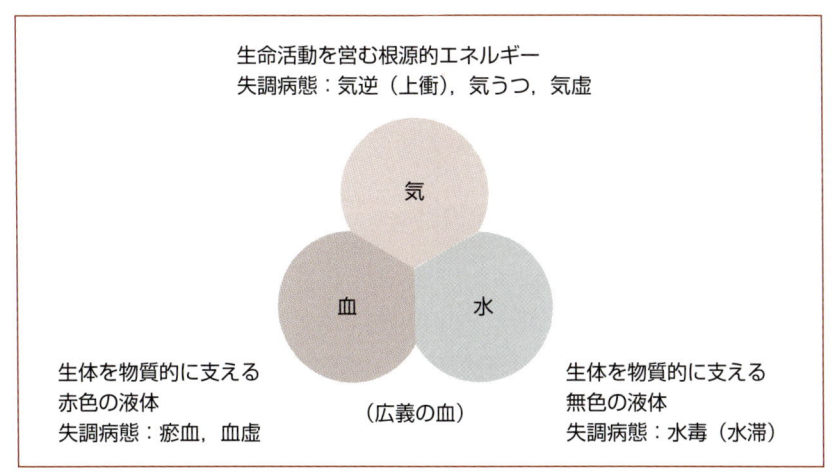

図4 生体を維持する三要素

例として，筆者の経験を記す．保存期慢性腎不全には他の柴胡剤の証に見えても補中益気湯（＋四物湯）証が多い．次いで温脾湯（＝四逆加人参湯加大黄）証が多い．八味地黄丸証に見えても，血清クレアチニン値が 4.0 mg/dl 以上では高頻度で悪化因子になる．

適応方剤の決め手となる腹部の圧痛点（口訣の一種）による方剤の使い分けなども，この部類に入る．

4. まとめ

証の判定には以上の3項目を動員し，いずれを手掛かりとしてもよいが，陰陽が最も重要であることを忘れてはいけない．漢方を理解できずに迷路にはまるとすれば，この陰陽を体得できるか否かに問題があるといっても過言ではない．陰陽なくして漢方はない．このことを重ねて強調する．

II. 四診（表3）

漢方理論にいくら精通していても，臨床所見を実際に判断できなければ臨床は成り立たない．四診による所見をいかに証判定に結びつけるかが問題である．四診の中でも，特に脈・舌・腹の診察は漢方独特である．

1. 望診（表4）
1）全身的な所見

外来であれば，患者が診察室に入るときの様子から観察するとよい．顔色を含め，赤いあるいは色濃い所見は熱，白っぽく色が薄ければ寒を疑い，それぞれ陽証か陰証かの参考にもなる．また，おおよそ軟弱で緩慢であれば虚，緊張感があって敏捷であれば実と考える．皮膚や粘膜の暗色や色素沈着は瘀血，血流障害を思わせる細絡（毛細血管の拡張）や静脈瘤，皮下出血なども瘀血，皮膚の枯燥は血虚を疑う．体格は特に慢性疾患では虚実の参考にはなるものの，がっしりした体格の虚証もあり，証とはあくまでも病因に対する生体反応の状況（病態）であるので，体格にこだわって惑わされない注意が必要である．証が体格で決まるなら，証の時間的な変化は考えにくくもなる．

表3 漢方医学における診察

四診
望診：視覚による情報収集（顔色や舌診）
聞診：聴覚（グル音や振水音）と嗅覚（便臭）
問診：病歴と自覚症状（問診表）
切診：触診（寒熱），脈診，腹診

表4 望診：視覚による診察

項目	証判定の参考例
動作	緩慢：虚 敏捷：実
体型	筋肉質・堅肥り：実 痩身・水肥り：虚
顔色	赤：熱，陽証，気逆 白：寒，陰証
皮膚	乾燥：血虚 浮腫：水毒 皮下出血：瘀血
粘膜	暗赤：瘀血 真紅：熱
血管	拡張（細絡・静脈瘤）：瘀血
分泌物	膿性：熱，陽証 水性：寒，水毒

舌診		
舌質	色	淡白：寒，虚 暗赤〜紫：瘀血 真紅：熱
	菲薄	虚
	胖大・歯痕	水毒，気虚
舌苔	色	白：少陽病（乾燥） 　　陰証 黄：熱
	乾湿	乾：陽証 湿：陰証
	厚さ	厚：水毒，熱 斑状：気虚
鏡面舌（萎縮・乾燥・無苔）：極虚		

2）舌診

舌診は漢方独特である．舌全体の形状と色（舌質）は寒熱，虚実，瘀血，水毒などを判定する参考になる．舌苔は，陽証では乾燥（表面がぱさぱさと毛羽立つ感じ）し，陰証では湿潤（滑らか）だといわれるが，例外もある．唾液のために見極めにくいときには，唾を飲み込んでもらって見直す．苔の色が濃ければ熱，厚ければ心下の水毒や熱，薄くて斑であれば気虚，舌乳頭が萎縮して苔もない鏡面舌では極虚が疑われる．

2. 聞診（表5）

聴覚と嗅覚を用いた診察である．

1）聴覚

張りのある元気な声は実証，元気なくためらいがちな声は虚証あるいは気虚や気うつを疑う．咳嗽の様子や，腸の蠕動音なども証の把握に役立つ．

2）嗅覚

大小便やガス，その他，分泌物の強い臭気は，一般的に熱で出現しやすく，陽証である可能性を考える．

表5 聞診
聴覚(音)と嗅覚(匂い)による診察

聴覚			嗅覚	
声	張りがある：実 元気がない：虚 ためらいがち：気うつ		分泌物・便・ガスの臭い	
咳(呼吸)	強い咳嗽：実 湿性咳嗽：水毒 乾性で咳き込む 　麦門冬湯 　滋陰降火湯など		強い：熱，陽証 弱い：寒，陰証	
腹鳴	半夏瀉心湯 附子粳米湯など			

3. 問診(図5)

基本的には主訴やその経過を尋ねる．しかし医学の東西を問わず，人の健康には「食う・寝る・出す」すなわち出入りと睡眠の状態が重要である．入りとして食欲と口渇，出として大小便，発汗，女性では月経がある．

漢方は病人全体の漢方医学的な病態すなわち証を大切にする．07の発熱・悪寒の項は証の基本である陰陽に深く関連する寒熱についての設問であり，重要である．

4. 切診(表6)

直接，手を下しての診察である．医療の原点は「手当て」であり，症状のある局所や患部に熱があるのか，冷えている(寒)か，腫脹(水毒)，緊張の有無(虚実)など，触れたり按圧してみることは重要である．皮膚が枯燥していれば血虚，軟弱なら黄耆(含有方剤)適応の参考となる．

1) 下腿下部(脛骨部)の寒暖

寒熱の判定に参考となる．暖かい手掌を前脛骨部に当てて，表面ではなく"骨"に冷えが感じられれば寒の存在が疑われ，高度であれば陰証の可能性を考える．同時に前脛骨部を指で押して，指圧痕が残れば水毒を疑う．

2) 脈診(図6)

脈候は病態の変化に伴い瞬時に反応する．向かい合った手(患者の右手には術者の左手)で橈側から橈骨動脈を触知する．中指を橈骨形状突起の高さに置き，第2～4指の3指を揃えて診察する．この手首の脈を寸口の脈といい，3指各々の触れる脈を遠位より順に寸口，関上，尺中ともいう．傷寒論では3指全体としての脈状を観察する．

3指で脈拍を均等に触れながら徐々に指先に力を入れて血管を圧し，再び指を浮かせて，拍動を観察する．拍動を最も明確に触れる位置が，指を浮かせて血管壁にそっと触れている位置であれば浮，指で深く血管を圧迫した位置であれば沈である．

典型的には，脈の浮は表証，沈は裏証の存在が疑われるが，例外の多い原則である．大切な点は脈の力強さで，最も明らかに触れる位置で脈の緊張が強ければ実証，弱ければ虚証と判断する有力な手掛かりとなる．その他，数は頻脈で熱，遅は徐脈で寒が原則とされるが，これも例外が多い．大小は脈(血管)の幅をいい，補中益気湯や桂枝湯証では大が代表的で，小は水毒でしばしば出現する．濇(渋)は脈速が遅く，3本の指に拍動がポンと触

病歴・自覚症状の聴取
出入り口に注意
　入：食欲　口渇
　出：尿　便　汗　月経
寒熱の判定は重要

健康調査表　（0 ない　1 少しある　2 ある　3 かなり　4 非常に）

性別
生年月日
発行年月日
記入日　年　月　日

01	01	疲れやすい	0 1 2 3 4
	02	体全体が重い（だるい）	0 1 2 3 4
	03	物事に驚きやすい	0 1 2 3 4
	04	物忘れする	0 1 2 3 4
	05	些細なことが気になる	0 1 2 3 4
	06	怒りっぽい	0 1 2 3 4
	07	性欲が減退した	0 1 2 3 4
	08	乗り物酔いをする	0 1 2 3 4
	09	肩がこる	0 1 2 3 4
02 便通（下剤を飲んでいない状態で）	01	硬い便がでる	0 1 2 3 4
	02	毎日便がでるがスッキリしない	0 1 2 3 4
	03	便秘する	0 1 2 3 4
	04	軟い便がでる	0 1 2 3 4
	05	下痢する	0 1 2 3 4
03 小便	01	尿の回数が多い	0 1 2 3 4
	02	尿の量、回数とも少ない	0 1 2 3 4
	03	尿がうまく出切らない	0 1 2 3 4
	04	尿をもらすことがある	0 1 2 3 4
	05	夜フトンに入ってから小便に何回起きますか	0 1 2 3 4
	06	尿を出そうとしてから出るまでに時間がかかる	0 1 2 3 4
04 食欲	01	食欲がない	0 1 2 3 4
	02	物が苦く感じられる	0 1 2 3 4
05 睡眠	01	よくねむれない	0 1 2 3 4
	02	夢をみるときは、不快な夢が多い	0 1 2 3 4
	03	食後すぐねむくなる	0 1 2 3 4
	04	寝おきが悪い	0 1 2 3 4
06 汗	01	汗をかきやすい	0 1 2 3 4
	02	特に首から上にかく	0 1 2 3 4
	03	寝汗をかく	0 1 2 3 4
	04	手のひらに汗をかく	0 1 2 3 4
07 発熱 悪寒	01	暑がりである	0 1 2 3 4
	02	寒がりである	0 1 2 3 4
	03	しもやけができる	0 1 2 3 4
	04	体に熱感がある	0 1 2 3 4
	05	上半身、ことに顔面にのぼせがくる	0 1 2 3 4
	06	体、ことに背中が急にあつくなったり寒くなったりする	0 1 2 3 4
	07	衣服をぬいだり、風にあたると寒けがする	0 1 2 3 4
08 口、舌	01	口がねばる	0 1 2 3 4
	02	唾液が口の中にたまる	0 1 2 3 4
	03	唾液が少なく、口が乾燥しやすい	0 1 2 3 4
	04	よくのどが渇く	0 1 2 3 4
	05	口舌がよく荒れる、口内炎ができる	0 1 2 3 4

（AIC 90240232）　H 11.1 改　裏もご覧下さい ☞

健康調査表　（0 ない　1 少しある　2 ある　3 かなり　4 非常に）

9 頭	01	頭痛はほとんど毎日ある	0 1 2 3 4
	02	首が凝る	0 1 2 3 4
	03	頭に何かがかぶせられたような重たさがある	0 1 2 3 4
	04	頭痛に伴って吐き気や嘔吐がある	0 1 2 3 4
10 顔、眼	01	目が疲れる	0 1 2 3 4
	02	眼がカスム	0 1 2 3 4
11 耳、鼻	01	めがまわることがある	0 1 2 3 4
	02	よく立ちくらみする	0 1 2 3 4
	03	耳なりがすることがある	0 1 2 3 4
	04	耳が聞こえにくい	0 1 2 3 4
	05	よく鼻水がでる	0 1 2 3 4
	06	よく鼻づまりがする	0 1 2 3 4
	07	食べた物がのどにつかえる感じがする	0 1 2 3 4
12 胸	01	よくセキがでる	0 1 2 3 4
	02	よく痰がでる	0 1 2 3 4
	03	息切れがする	0 1 2 3 4
	04	動悸がする	0 1 2 3 4
	05	胸がつまったりモヤモヤしたりする	0 1 2 3 4
	06	腹から何かがつき上げてきて、動悸と不安におそわれることがある	0 1 2 3 4
13 腹	01	朝、歯をみがく時にムカツクことがある	0 1 2 3 4
	02	ゲップがでる	0 1 2 3 4
	03	胸やけしやすい	0 1 2 3 4
	04	みぞおちの重苦しい感じがある	0 1 2 3 4
	05	腹のはることがある	0 1 2 3 4
	06	腹が痛む	0 1 2 3 4
	07	腹がゴロゴログーグーなることがある	0 1 2 3 4
14 皮膚	01	よく湿疹が出る	0 1 2 3 4
	02	おできや吹出物ができやすい	0 1 2 3 4
	03	皮膚がカサカサになる	0 1 2 3 4
	04	皮膚が痒いことがある	0 1 2 3 4
	05	すぐアザになる	0 1 2 3 4
	06	毛がよくぬける	0 1 2 3 4
15 関節 四肢	01	関節の痛みがある	0 1 2 3 4
	02	関節がはれたり、熱をもつことがある	0 1 2 3 4
	03	足がむくむことがある	0 1 2 3 4
	04	体の半身がしびれる	0 1 2 3 4
	05	体がフラついて歩きにくい	0 1 2 3 4
	06	筋肉がピクピク動くことがある	0 1 2 3 4
	07	よくコムラガエリする（筋肉がひきつる）	0 1 2 3 4
	08	手が冷えると手指が白くなったり、紫に変わることがある	0 1 2 3 4
16 月経	01	周期が1週間以上ズレる	0 1 2 3 4
	02	生理の期間が1週間以上つづく	0 1 2 3 4
	03	おりものがある	0 1 2 3 4
	04	生理血にかたまりがある	0 1 2 3 4
	05	生理痛があり、休養やクスリの服用を必要とする	0 1 2 3 4

（寺澤捷年：症例から学ぶ和漢診療学．医学書院，1998 より一部改変）

図 5　問診

れずに中枢側からグニャ～と触れる感じで，心音の分裂に似たイメージである．瘀血や寒で出現するとされる．

3）腹診（図 7）

腹診は特に日本で発達してきた．客観性が高く基本的な手技は身につけやすい（『はじめての漢方診療　十五話』の付録 DVD，『はじめての漢方診療　ノート』p.81～95 に詳しく述べているので，参照のこと）．

患者の顔を見て苦痛を与えていないかを確認しつつ，全体から局所へ，上から下へ，時計回りに，温かい手でそっと診察する．診察により，患者に安心感・満足感を与えられるように努める．腹壁から感じられる寒暖も重要である．

5．診察の手順（表 7）

漢方の診察は，患者が診察室に入室する様子を見ることから始まる．診察中を通して望

表6 切診
直接 手を下す(触れる)診察

触診	体温	下腿下部：寒熱
	皮膚	乾燥：血虚 浮腫：水毒（水滞） 軟弱：黄耆剤の適応
	局所	腫脹：水毒 寒熱
脈診 腹診		舌診とともに漢方独特の代表的な診察方法

相手の向かい合った手の
橈側より橈骨茎状突起の高さで
　中指を橈骨動脈に触れ
　示指と薬指を添える

3 指で均等に脈を触知し
　指で血管を強く押したり
　力を抜き指を浮かす

寸口　関上　尺中
　　　寸口

浮　指を浮かせると明らか　表在性…表証
沈　指で深く押さえると明らか　深在性…裏証
虚（弱）緊張が軟弱…虚証　　数　頻脈…熱
実（強）力強い…実証　　　　遅　徐脈…寒 陰証 虚証

図6　脈診

腹診の順序
（全体→局所
　　上→下）

1）腹力
2）腹直筋の攣急
3）心下痞鞕
4）胸脇苦満
5）心下振水音
6）腹動（臍上悸）
7）臍傍抵抗圧痛
　（瘀血の圧痛）
8）小腹不仁

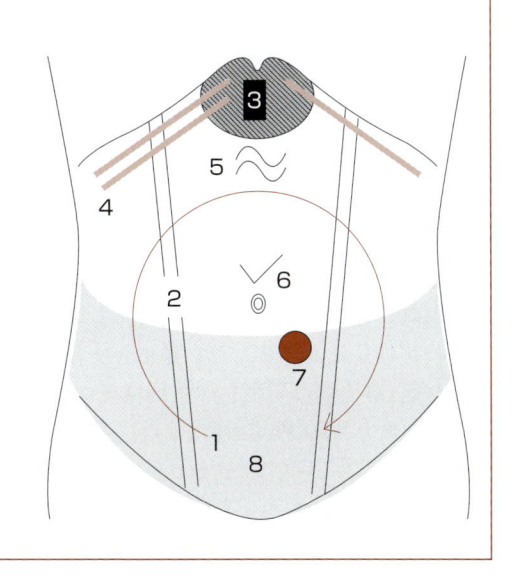

図7　腹診

表7　診察の手順

1. 望診	顔色・体型・動作	聞診	声・咳
2. 問診	主訴・経過，悪化・好転要因 1）寒熱 2）摂取（食欲・口渇） 3）排泄（尿・便・汗・月経）		
3. 切診	症状のある部位の望診 　　　　　　　触診（温度・浮腫・圧痛） 1）下腿・足：寒・浮腫 2）脈 3）舌（望診） 4）腹 5）もう一度，脈		

診が行われ，同時に聞診もしている．化粧や香水は望診や聞診の妨げになることが多く，患者指導の要点でもある．十分な問診後，切診を行うが，他の四診も常に併用している．

まず患者の愁訴や疾病に応じた局所を丁寧に観察することはもちろんである．次いでまず下腿から足を診る．これは急に身体の中心付近を触れられると，患者は緊張しやすいことと，寒熱の有無を確認して全体の証（特に陰陽）判定の参考にするためである．次いでやはり末梢である脈を診る．ほぼ同時に舌を観察する．そして身体中央である腹部の診察を行う．重要な点として，最後にもう一度，脈を確認することである．脈候は種々の要因によりほとんど瞬時に変化しうるため，診察の開始時には緊張して脈が浮で緊張が強くなることがあり，ほぼ診察を終了して患者の緊張が取れた時点で再度確認する必要がある．

III．臨床実地の要点

四診により得られた情報を，漢方医学的な尺度により整理し総括することにより，証を判断する（表8）．尺度は自然界の陰陽を基に，証全体の陰陽，さらに種々の切り口から見た尺度を一種の陰陽として捉え，表現されている（表9）．四診により得られた情報，時には現代医学的な検査結果や診断も含めて，証の陰陽（虚実・寒熱・表裏），気血水の異常としてはどうかと考えて，証を判断（推定）し，最終的な適応方剤を決める．この際，病名や症候による頻用方剤も参考になる．

1．症候・病名と証（図8）

たとえば子宮筋腫の患者を診察し，頻用方剤として桂枝茯苓丸を中心に駆瘀血剤が頭に浮かぶ．実際診察してみると，陽証の，しかも少陽病で，少し実証，瘀血病態があって，やはり桂枝茯苓丸証と判断した．逆にいえば，桂枝茯苓丸証（桂枝茯苓丸が適応となる漢方医学的病態）が生体に発生し，生態環境（女性で，ある年齢層）を通して各種の症状・症候を呈していると判断（推定診断）した．そして，実際に桂枝茯苓丸服用により病態の改善が認められれば，その時点で桂枝茯苓丸証が確認（確定診断）される．もし病態の改善が認められず，あるいはかえって悪化すれば，理屈はどうであれ誤診であったことになる．医療者にとっては厳しい考え方であるが，漢方医学は治療学が基本で，治療方法の決定が診断である．

表8　漢方医学における診断

「病態を診断する」
漢方医学的病態 　生体の防御能と病因との戦いの状況
漢方医学的診断＝証（しょう） 　病人の表している自他覚症状のすべてを，漢方的なものさしで整理し総括することによって得られる．その時点での漢方的診断であり，同時に治療の指示である （藤平健）

表9　漢方医学の陰陽

	証（病態）		体内循環要素	薬性
	全体	構成成分		
陽	陽証	表，熱，実	気	温（熱）
陰	陰証	裏，寒，虚	血（血＋水）	涼（寒）

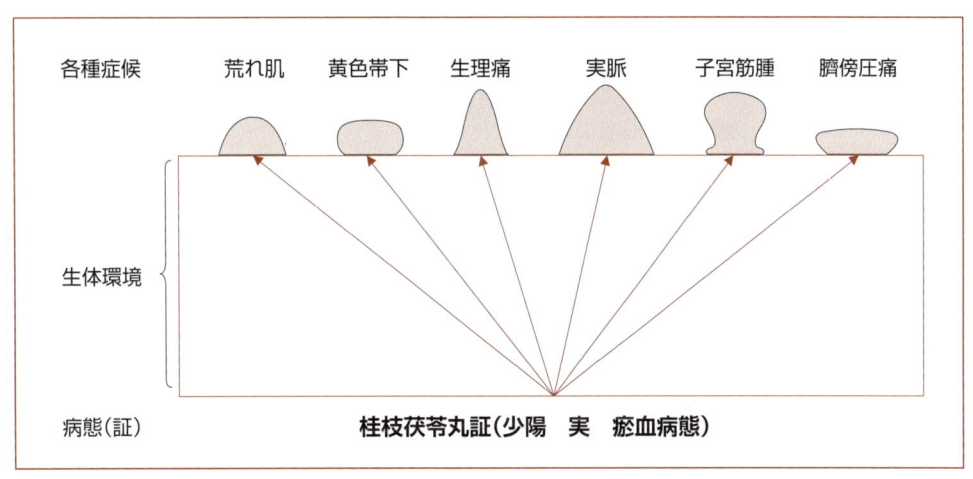

図8　症候・病名と証

　証の特徴を挙げる．漢方医学的診断である証は，治療方法を指し示す．したがって確定診断は治療結果によって確認される．また，証は経時的に変化する．この点を小倉重成先生は「証には人生がある」と表現し，藤平健先生は，証を川の流れ（源流や，急流，時に淵をゆっくりと進む）に例えられた（表10）．

2．運用の実際

　実際の臨床では，複数の証の鑑別が困難であったり，所見に矛盾が生じることがある．

1）合病

　主たる病位は1か所にあるが他病位の症候を呈する病態で，六病位の特に陽証において出現し，疾病の進行が急速な場合が多い．治療は主病位に対して行う（表11）．すなわち太陽病と陽明病の合病では主病位は太陽病にあり，太陽病に適応となる葛根湯で治療し，感冒性下痢症などで用いられる．同様に，太陽と少陽の合病では少陽病の黄芩湯あるいは

表10 「証」の特徴

1. 経時的に変化する
   「証には人生がある」小倉重成
   「証は川の流れに似ている」藤平健
2. 治療法を指し示す
   病人の証と薬方の証（方意）が対応
3. 確定診断は治療結果によって決まる
   治療（薬方）が有効であったとき薬方の方意に対応する証であったことが確認される

表11 実地臨床における証と治療原則

（Ⅰ）合病：病位は1つ　病勢が他の病位に及ぶ 陽証間でのみ 病気の進行が急速
太陽と陽明　葛根湯（太陽病の方剤）
太陽と少陽　黄芩湯（黄芩加半夏生姜湯）
少陽と陽明　大承気湯
三陽の合病　白虎湯（白虎加桂枝湯　白虎加人参湯）

表12 合病：『傷寒論』の条文

太陽與陽明合病者．必自下利．葛根湯主之． 　太陽與陽明合病．不下利但嘔者．葛根加半夏湯主之． 　太陽與陽明合病．喘而胸滿者．不可下．屬麻黃湯證．
太陽與少陽合病．自下利者．與黃芩湯． 　　　　若嘔者．黃芩加半夏生薑湯主之．
陽明少陽合病．必下利．其脉不負者．爲順也．負者．失也． 互相剋賊．名爲負也．脉滑而數者．有宿食也．當下之．宜大承氣湯．
三陽合病．腹滿．身重．難以轉側．口不仁面垢．譫語遺尿． 發汗則譫語．下之則額上生汗．手足逆冷．若自汗出者．白虎湯主之．

黄芩加半夏生姜湯で，ノロウイルス感染などでしばしば遭遇する．三陽の合病では陽明病の白虎湯が適応となる．『傷寒論』収載の条文を**表12**に示すが，少陽と陽明の合病（大承気湯）は本によっては記載されていない．合病の治療に当たっては，その病態に気づくことが重要である．

2) 併病

漢方医学的な病態（証）の併存（**表13・図9**）．本来の併病は，1つの疾患が複数病位に証を発生させたもので，いわば証が病位の境界を越えて存在する．しかし，慢性疾患などでは複数の証が同一個体に同時に存在することも多く，これも広い意味での併病と見なせる．治療戦略として，順序だてて治療していく方法（先表後裏，先急後緩，先補後瀉）と，複数証を並行して治療する方法（合方＝複数の方剤を混ぜて用いる，併用＝時間を離して複数処方を服用）がある（**表14**）．

a. 順序立てた治療方法

ⅰ) 先表後裏：表証（太陽病）と裏証（陽明病）の併存時には，表を先に治療することを原則

表 13　実地臨床における証と治療原則

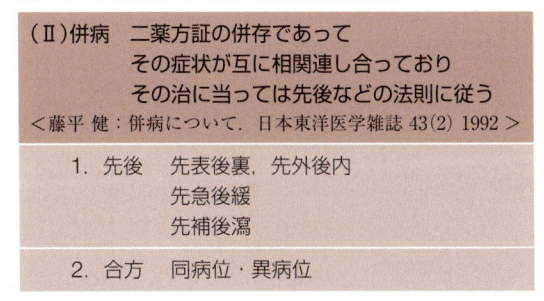

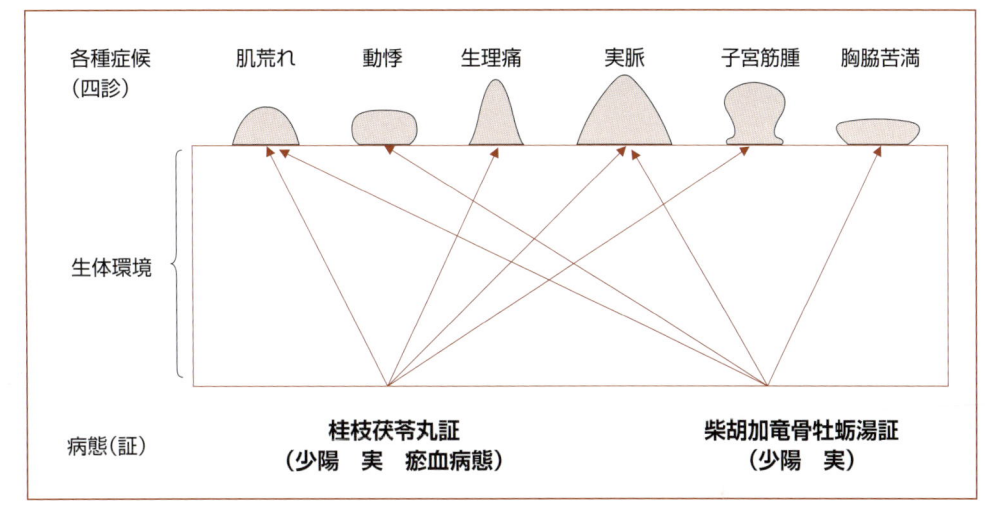

(Ⅱ)併病　二薬方証の併存であって
その症状が互に相関連し合っており
その治に当っては先後などの法則に従う
＜藤平 健：併病について．日本東洋医学雑誌 43(2) 1992＞
1．先後　　先表後裏，先外後内
先急後緩
先補後瀉
2．合方　　同病位・異病位

図 9　症候・病名と証：併病

とする（**表 15**）．さらに半表半裏の一部ずつを含み，外証（表あるいは表に近い証）と内証（裏あるいは裏に近い証）では，原則として外を先に治療する．一般的な応用として，慢性疾患患者が感染症などの急性疾患に罹患し，表証を呈した時などは，急性疾患を先に治療する．

ⅱ）先急後緩：たとえ表証があっても，ほかに急な治療を要する証が併存している場合は先表後裏の原則にこだわらず，臨機応変に裏や内の証を先に治療することがある（**表16**）．たとえば悪寒発熱などの表証があっても，ひどい便秘があって苦しいときなどは，承気湯類などで先に治療する．ただし，本来あった表証が悪影響を受け，新たな病態（壊病(えびょう)）に変化することがある．

ⅲ）先補而後瀉：本来は鍼灸医学の用語である．特に慢性疾患における証の併存時に，より虚証あるいは寒証を先に治療（温・補）する．『傷寒論』においても，陰証と陽証の併存した条文においては，陰証を先に治療している（**表16**）．これは一種の先急後緩ともいえるが，先補後瀉とも考えられる．

b．並行した治療方法

ⅰ）合方：証が併存している際に，それぞれの証に対する方剤を混合して一剤として用いる．合方できる方剤に明らかな法則はいまだ定まっていないが，病位の近い方剤同士において行われることが一般的である．特に慢性疾患において応用されることが多

表14　併病の治療

先後	
先表後裏	併病治療の原則 表証（太陽病）を先に治療する
先急後緩	臨機応変の措置 急激で早急に治療が必要な証を先に治療
（先外後内）	先表後裏の亜型　表により近い証から治療
（先補後瀉）	陰証・虚証が先（先急後緩の一種？）
併治	
合方	病位が近い方剤　柴胡剤と駆瘀血剤など 重なる生薬は多いほうの量を採る
併用	慢性疾患に多い 同日中に複数方剤を時間を離して服用 あるいは隔日交互に異なる方剤を服用

表15　併病：『傷寒論』の条文　　　（　）内著者注

二陽併病．太陽證罷．但發潮熱．手足漐漐汗出．大便難而譫語者．下之則愈．（後裏）宜大承氣湯．（陽明病篇）

二陽併病．太陽初得病時．發其汗．汗先出不徹．因轉屬陽明．（太陽と陽明の併病）續自微汗出．不惡寒．（先表）『設面色緣緣正赤者．陽氣怫鬱在表．當解之，熏之．若發汗不徹．不足言．陽氣怫鬱不得越．當汗不汗．其人躁煩．不知痛處．乍在腹中．乍在四肢．按之不可得．其人短氣．但坐．以汗出不徹故也．更發汗則愈．何以知汗出不徹．以脉濇故知也．』（太陽病　中篇）

表16　『傷寒論』太陽病　上篇　（　）内著者注

傷寒脉浮．自汗出．小便數．心煩．微惡寒．脚攣急．反與桂枝．欲攻其表．此誤也．得之便厥．咽中乾．煩躁吐逆者．作甘草乾薑湯與之．以復其陽．若厥愈足溫者．更作芍藥甘草湯與之．其脚即伸．（後緩）若胃氣不和．譫語者．少與調胃承氣湯．若重發汗．復加燒鍼者．四逆湯主之．

い．湯本求眞は柴胡剤と駆瘀血剤（いずれも少陽病）の合方を多用したといわれ，現在でも応用されている．また柴胡剤と五苓散あるいは半夏厚朴湯，麦門冬湯などの組み合わせも少陽病位内における合方としてしばしば用いられる．初学者はむやみに合方せず，まず先人が用いて有効であった組み合わせから試みるべきである．

ⅱ）併用：複数の方剤を，服用時間を離して用いる．多くは慢性の病態において用いられる．併存する証の病位が近ければ合方することもありうるが，それぞれの適応方剤の治療薬としての個性を活かすため，別々に（30分以上離して）服用する．たとえば大柴胡湯証（陽・実証）と八味地黄丸証（陰証）のどちらも並行して治療したいとき，病位や虚実が異なるため合方はせず，併用とする．1日のうちに複数方剤を服用する際には，より陰証・虚証に対する方剤を先に服用する（先補）という考え方もあるが，今後の検討を要する．

3）四診に矛盾があるとき

漢方医学的な診察所見に矛盾があり，証を決定しにくいことがある．多くは証の併存

(上記の，広義の併病)であることが多く，併病の治療原則が参考になる．

　たとえば，脈の緊張は弱い(虚証？)が腹壁の緊張は強い(実証？)，あるいはその逆など，実際の臨床では虚実の判定に苦慮することも多い．診断は四診を総合して行うが，注意点を挙げる．

① 緊張して腹部に力が入っていないか？：緊張のため脈が浮で緊張が強く感じられることも多い．初診患者や若い女性，子どもなどで要注意．

② 脈は反応が速く，瞬時に変化する．：感冒などの急性疾患が出現していないか？　本来は体力のある人が，不摂生などで虚証に変化して日が浅いため，脈の緊張のみが虚弱な例もある．

③ 迷うときには虚証を先に考える．万一判断が違っていても，虚証に瀉法の誤治を施すよりは体力を消耗せず，害が少ない．また証の併存であれば，特に慢性疾患では先補後瀉(まず補って虚弱を救ってから，瀉法を行う)が大切．先表後裏は急性疾患における陽証間の証の併存では有用であるが，特に慢性の病態で陰証が存在する際には，まず陰証を治療しないと本格的な改善は得にくい．

4) 副作用と瞑眩

　五感に従って治療効果を判定してきた漢方は，好ましくない作用(副作用)を我慢して治療を継続することはない．証はあっているが，好転反応として一時的に思わぬ症状の出現を招くことを瞑眩といい，治療継続により病態の劇的な改善が認められることがある．しかし，この頻度は決して多くない．原則として，好ましくない作用の出現は，証があっていないこと(誤診・誤治)を疑うべきである．

証判定のポイントとチェックリスト

証判定のポイント

1. 基本は陰陽！　次に虚実はどうか？
    寒が主体⇒陰証　熱が主体⇒陽証
    虚弱な反応⇒虚証(極虚は陰証)　力強い反応⇒実証(強実は陽証)
2. 気血水の変調として診ると？
3. 主症状や病名を手がかりに，頻用される方剤は？

診療のチェックリスト

- ☐ 第1に，主訴や経過など一般的な問診と診断はしっかり行う．
- ☐ (inputとoutputの状態)食欲・口渇，排便・排尿・発汗，女性は月経．
- ☐ (全身状態)睡眠，疲労感，その他に具合の悪いところはないか？
- ☐ 主訴以外の症状もすべて聞く．(主訴≠主証)
- ☐ 寒(冷え)症状と熱(暑がり)症状を十分に聞き出す．
    寒が主体⇒陰証の可能性
        寒がり，風呂で温まると気持ちがよい・症状が緩和する，熱い風呂に長く入る，冷房が苦手，冬は電気毛布が必要，足首が冷たい．
    熱が主体(寒が乏しい)⇒陽証の可能性
        暑がり，長湯できない(カラスの行水)．
    〈注〉暑がりの寒がりは虚証が多い，陰証でも極虚だと疲れて長湯できない．
        悪寒(さむけ⇒表証・太陽病)と冷えを分ける．
- ☐ 冷えのタイプは？
    全身型：本当の寒　四肢末梢型：瘀血　冷えのぼせ型：気逆
    〈注〉実際は混在することも多い．
- ☐ 血の異常は？　瘀血の徴候
    皮膚の色素沈着，舌や口唇の暗赤化，毛細血管の拡張・痔・静脈瘤・細絡などのうっ血病態，月経障害や月経前後で悪化する症状，下腹部の圧痛，など．
    〈注〉皮膚の枯燥は虚証の瘀血(あるいは血虚)の可能性．
- ☐ 水の異常は？　水毒の徴候
    水の異常な貯留：浮腫・胸腹水・関節液，上腹部の振水音，など．
    水様分泌物：鼻水，水様喀痰，水様帯下など．
    内耳関連：回転性眩暈・動揺感・立ちくらみ，耳鳴り，など．
- ☐ 気の異常は？　気うつ・気逆・気虚の徴候
    気うつ：抑うつ感，のどが詰まる，胸が痞える，腹が張る，など．
    気逆：動悸，のぼせ，発作的発汗，驚きやすい，怖い夢をみる，など．心下悸(上腹部の動悸)を触れることが多い．
    気虚：疲れやすい，元気がない，目がうつろ，舌苔の濃淡，など．
    〈注〉気は実体がないので，あまりこだわらないほうがよい．
- ☐ 病名・症状を手がかりに適応薬をしぼりこむ．
    婦人科疾患→駆瘀血剤　加齢に伴う症状→八味丸，など．
- ☐ 脈，舌，腹の所見を確認．
    〈注〉患者の緊張が取れると，脈や腹の所見が変化しうる．
- ☐ 最後にもう一度陰陽(虚実)の確認．
    陰陽を誤ると，効かないばかりか悪化させることもある．
    〈注〉証(の候補)が複数存在するときには，
        急性症を先に治す(先表後裏)
        慢性症では，陰証・虚証の治療を優先(先補而後瀉)

症例演習

初級編

症例 1　症例演習　初級編
38歳・女性　かぜをひいて体調が悪い
（担当医：三潴忠道）

現病歴　11月17日から腰痛・膝関節痛などにて当科通院中．八味地黄丸料と桂枝茯苓丸の併用にて症状は改善傾向だった．3～4日前からかぜをひいて体調が悪く，12月29日昼過ぎに再診した．

既往歴　虫垂切除術（14歳），腎盂腎炎（20歳）

家族歴　母：腎盂炎

身体・検査所見　身長162 cm，体重59 kg，体温（記録なし）．

漢方医学的所見
(1)自覚症状
1) 悪寒はないが，冷たい風にはあたりたくない．顔がボーッとして熱感がある．頭が重たい．
2) 汗はかかない．
3) のどがジガジガ痛い．咳嗽あり．
4) 冷たい飲み物のほうが口あたりがよい．

漢方医学的所見
(2)他覚所見
1) 顔色はやや赤い．皮膚は汗というほどではないが，背筋や手のひらは少し湿る．
2) 脈候：浮やや弦状，緊張は比較的ある．
3) 舌候：やや暗赤色，腫大・歯痕（+），乾燥した白苔（+）．
4) 腹候：腹力は中等度，両側腹直筋緊張（+）（上腹部中心），心下痞（+），胸脇苦満（+）（右側＞左側），心下振水音（−），鼓音（−），心下悸（−），臍上悸（−），臍傍圧痛（++），小腹不仁（++）．

臨床経過
- 初診時：(A)の病態と考え，(B)を5日（15回）分投与した．帰宅後3時間毎に服用．服用ごとに楽になり，夕方には不快な気分は消失，「しんどさがなくなった」．就寝前にもう1回服用した．
- 翌日：すっかり解熱し，鼻汁が残ったのみ．数日で完治した．家族は「魔法の薬」と言った．

問題　(A)の病態，(B)の処方をお答えください．

症例1　38歳・女性　かぜをひいて体調が悪い

▶ 処方決定までの思考過程

　本症例では **3, 4日前から発症した急性熱性疾患**とのことで，太陽病が最も疑われます．急性熱性疾患の発症4～5日後ぐらいまでは多くが太陽病です．

　さらに『傷寒論』には「太陽之為病．脈浮．頭項強痛．而悪寒」*と記載されています．本例は脈が浮，悪寒はありませんが**"冷たい風にはあたりたくない"**（悪風）を伴って熱感，**"頭が重たい"**という症候は一種の頭痛と考え，いずれも太陽病あるいは表（ひょう＝太陽病の位置する部位）証を示唆する症候です．なお太陽病は病気の初期であり，一般に舌や腹部所見にはまだ影響がでません．したがって太陽病と判断すれば，舌や腹部の所見は従来の症候から変化した場合を除いて，旧病つまり感冒にかかる前の証によるものと考えて無視します．

　次に虚実については，明らかな**悪寒がないこと**（悪風）と**自覚的には汗をかいていない**のですが，他覚的には**背筋や手のひらは少し湿る**ことから自汗ありと判定され，虚実間～虚証と考えられます．太陽病において，自汗の有無は虚実の判定に重要な手がかりとなりますが，必ず患者さんの身体に触って判断することが大事です．

　本症例も，患者さんの問診からは汗をかいていないといわれても，実際触ってみると背筋や手のひらは少し湿っていたことから，自汗ありと考えました．さらに**"のどがジガジガ痛い" "咳嗽あり"**と明らかな炎症症状があるため，麻黄を含有する方剤の証（虚証ではない）であり，自汗（虚証傾向）とあわせて虚実間証と考えました（**表1**）．

　太陽病虚実間証の主な方剤には，桂枝二越婢一湯，桂枝麻黄各半湯，小青竜湯があります．本症例では**熱感は明らかでしたが悪寒は弱く**，「熱多く寒少なし」ですから桂枝二越婢一湯あるいは桂枝麻黄各半湯が候補となります（なお，自汗傾向が強いときには桂枝二麻黄一湯という方剤もあります）．

　さらに自覚症状で，**冷たい飲み物のほうが口あたりがよい**のは口渇ありと考え，石膏を含む方剤が必要と考えました．ですから3方剤のうち石膏を含む桂枝二越婢一湯が最も適した方剤です．また桂枝二越婢一湯の脈は軽く折った紙の折り目を触れているような，放物線の先端に似たシャープな脈が典型的です（**表2と図1**：太陽病虚実中間証における脈の性状）．本症例において，**脈がやや弦状**，緊張があることも桂枝二越婢一湯証を支持する所見でした．

表1　太陽病位における虚実判定の要点

①自汗の有無	＜	自汗…虚証 無汗…実証
②炎症症状 　（咳・咽喉痛）	＜	弱い…虚証 明瞭…実証
③脈の力強さ	＜	弱…虚証 強…実証

※舌や腹の所見は無視してよい

＊「太陽の病たる，脈浮，頭項強痛（ずこうきょうつう）して悪寒す」

解答　（A）太陽病・虚実間　（B）桂枝二越婢一湯

表2 太陽病における主な方剤と鑑別の要点

虚実	処方	自汗	咽痛	特徴
実	大青竜湯	−	+	煩躁，口渇
	麻黄湯	−	+	関節痛
	葛根湯	−	+	項背強ばる
虚実中間	桂枝二越婢一湯	+	+	熱多く寒少なし，口渇
	桂枝麻黄各半湯	+	+	熱多く寒少なし，不渇
	小青竜湯	+	+	水毒（寒）
虚	桂枝加葛根湯	++	−	項背こわばる
	桂枝湯	++	−	上衝（表虚証の代表）
	桂枝加桂湯	++	−	強い上衝・頭痛

【参考】太陽病期適応方剤のエキス製剤における応用（各1回分）
大青竜湯：麻黄湯＋越婢加朮湯　各1回分を混ぜる
桂枝二越婢一湯：桂枝湯＋越婢加朮湯　各1回分を混ぜる（本症例も実際はこうした）
桂枝麻黄各半湯：桂麻各半湯としてエキスあり，または桂枝湯＋麻黄湯　各1回分を混ぜる
桂枝二麻黄一湯：桂枝湯1回分＋麻黄湯2分の1を混ぜる
小青竜湯加石膏：小青竜湯＋桔梗石膏（あるいは石膏エキス）　各1回分を混ぜる

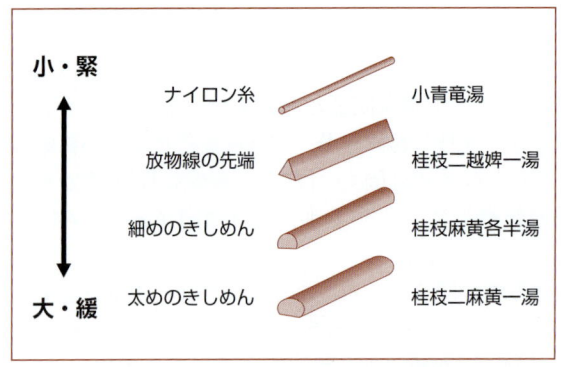

図1 太陽病虚実中間における適応方剤の脈候の特徴

（小・緊）ナイロン糸 — 小青竜湯
放物線の先端 — 桂枝二越婢一湯
細めのきしめん — 桂枝麻黄各半湯
太めのきしめん — 桂枝二麻黄一湯
（大・緩）

表3 桂枝湯の調整方法と服用法・養生法について『傷寒論』における記載

桂枝湯方
桂枝 去皮三両　芍薬三両　甘草 炙二両　生姜 切三両　大棗 擘十二枚

右五味咬咀以水七升微火煮取三升去滓
適寒温服一升服已須臾歠熱稀粥一升余
以助薬力温覆令一時許
遍身蓺蓺微似有汗者益佳
不可令如水流漓病必不除
若一服汗出病差停後服不必尽剤
若不汗更服依前法
又不汗後服小促其間半日許令三服尽
若病重者一日一夜服周時観之
服一剤尽病証猶在者更作服
若汗不出者乃服至二三剤
禁生冷粘滑肉麺五辛酒酪臭悪等物

表4 桂枝湯服用時の注意（現代語の抄訳）

●太陽病方剤は，温熱産生援助剤である
　必ず温服！　エキス剤は湯に溶く
　体を冷やさないようにする
●微自汗が出るまで，繰り返し服用させる
　就寝前まで3〜4時間毎に服用
　できるだけ早く治療を始める
●胃腸に負担がかかる食事は控えさせる

(1) 食間または空腹時が原則だが，治療開始はできるだけ早期に服用間隔は臨機応変に，時には3時間程度に服用することもある．
(2) 温めて服用．エキス剤は100 ml前後の熱い白湯で溶かして服用
(3) 外気に身体をあてない．少し汗ばむ程度に保温
(4) 胃腸に負担のかかる食事は控える

なお漢方薬の服用方法も重要で，太陽病ではじわじわと汗が出て，症状がとれるまで3時間毎に服用すると効果的です（表3，4）．

▶ 鑑別処方

- **小青竜湯加石膏**

　　太陽病虚実間に用いる方剤である．水毒症候（水様性鼻汁，心下振水音）があり，口渇を伴う．口渇があることや脈に緊状があるために桂枝二越婢一湯と迷うことがある．この方剤が適応する患者は冷えの傾向が強く，顔はどちらかというと青白い．本症例では寒気は悪風程度で弱く，むしろ熱感が目立つことや，脈が比較的緊張が強いことから区別される．しかし時には試服（漢方薬の試し飲み）しないと鑑別できないこともある．

- **桂枝麻黄各半湯**

　　太陽病虚実間に用いる方剤である．桂枝二越婢一湯とは「熱感が明らかで寒気が僅か」であることは共通しているが，こちらは口渇がほとんどない．また脈は脈の幅，つまり血管の幅（大小）が少し広い（大）である．

参照　はじ漢五語　p.58〜81（太陽病），p.64（④太陽病の主な処方と使用上の目標，⑤太陽病の主な処方と構成生薬），p.73（桂枝二越婢一湯），p.74（⑦太陽病虚実中間証における脈の性状）

はじ漢ノート　p.22〜25（太陽病），p.98〜99（かぜ症候群に対する漢方）

▶ コメント　太陽病における虚実と自汗

　　太陽病では病が表にある．そのため，実証では体表がしまって自汗（自然発汗）は出現せず無汗であり，明らかな悪寒と時には戦慄を伴う急速な産熱に対して放熱を極力抑え，体温の速やかな上昇を助ける．それに対して虚証では，表のしまりも悪く自汗を伴う．ただし自汗の有無による虚実の判断は，病位が表にある場合に限り，たとえば陽明病では実証であるが自汗を伴うし，陰虚証で寒が強い病態では無汗のことが多い．

参考文献　1）森　由雄：感冒の治療経験(2)「口渇のある感冒」に対する桂枝二越婢一湯の治療経験について．漢方の臨床 43：101-105，1996

> **ワンポイントアドバイス**　自汗の有無は実際に触って判断すべし．また急性期では，服用間隔は臨機応変に．

症例 2　62歳・女性　微熱

症例演習　初級編

（担当医：三潴忠道）

現病歴　約1か月前から寝汗をかく．軽い寒気がして，体温を計ると37.5℃程度（平素は35℃台）であった．その後悪寒は消失したが，夜になると37℃台の熱が出る．2か所の総合病院内科で諸検査をしたが異常はなく，婦人科では自律神経失調症を疑われた．漢方治療を希望して当科を受診した．

既往歴　子宮・卵巣全摘術施行，更年期症候群（49歳）

身体・検査所見　身長155 cm，体重52 kg，体温36.0℃，FBS 125 mg/dl，HbA1c 7.2%，CRP 0.2 mg/dl．

漢方医学的所見

(1) 自覚症状
1) 暑がりの寒がり．お風呂で温まると気持ちがよいが，長風呂でのぼせる．
2) 汗をかきやすい．寝汗のため夜間1〜2回着替える．
3) 食欲：良好．
4) 睡眠：眠りが浅く，よく夢をみるようになった．約10日前から睡眠薬を服用．
5) 排便：約10日前から安定剤と睡眠薬の服用とともに便秘になる．
6) 排尿：多い．夜間尿2〜3回．

漢方医学的所見

(2) 他覚所見
1) 顔面：顔色は特に赤くも白っぽくもない．
2) 脈候：弦で力あり．
3) 舌候：軽度暗赤色，腫大（−），歯痕（−），乾燥した白苔中程度（＋）．
4) 腹候：腹力は中等度よりやや実，両側腹直筋緊張（＋），両側胸脇苦満（＋＋），心下痞鞕（＋），心下振水音（−），鼓音（−），心下悸（＋），臍上悸（−），両臍傍圧痛（＋），小腹不仁（−）．

臨床経過
- 初診日：(A)の病態と考え，(B)を投与した．
- 1週後：夜の発熱が軽減，寝汗消失．
- 2週後：体温が36.5℃以内となる．以後，受診中断．

問題　(A)の病態，(B)の処方をお答えください．

▶ 処方決定までの思考過程

まず陰証か陽証かを考えます．長風呂ができず，のぼせるが，明らかな寒（冷え）がなく，熱症状のみであることから陽証と考えました．

次に陽証の三病位，太陽病，少陽病，陽明病のいずれかを判定します．発症から1か月を経過しており悪寒もないことから太陽病は考えにくく，午後に発熱するパターンは少陽病に特異的な往来寒熱と考えられます．なお陽明病の場合では，持続する高熱が特徴的であり，その熱型は本症例と異なります．

また急性熱性疾患において少陽病期では，太陽病期とは違い，脈のほか舌，腹の所見も大切です．弦脈，乾燥した白苔，胸脇苦満などは少陽病期の典型的な症候であり，特に胸脇苦満は柴胡剤，すなわち小柴胡湯を中心とする柴胡含有方剤の適応目標となります．

次に虚実の鑑別が重要となります．暑がりの寒がりである点は，虚証の可能性も考えられますが，脈の緊張が強い，腹力も中等度以上は実証を示唆し，胸脇苦満や心下痞鞕の強さも実証に相当します．便秘傾向も実証で出現しやすい症候です．以上より本症例は全体としては実証と考えました．

さらに気血水で考えてみると，心下悸より気逆，舌の暗赤色，両臍傍圧痛より瘀血の所見が認められました．よって本症例は少陽病期実証で，熱型と胸脇苦満から特に柴胡剤の適応病態であり，気逆や瘀血の所見を伴った病態と考えられました．

また本症例では不眠やいわゆる自律神経失調症の既往など精神不安定要素が窺われることも，処方を決定する上で重要な所見と考えます．そこで柴胡剤の中でも，少陽病実証で精神不安定要素があることから，柴胡加竜骨牡蛎湯が第1選択になると考えました．

また瘀血の所見があり，桂枝茯苓丸証も併存していたと考えられます．しかし漢方処方にあたってはなるべくまず単方で勝負すべきで，そうしないと証の合否，方剤の効果がはっきりしません．また一般に合方すると個々の方剤の切れ味が落ちます．この症例でも柴胡加竜骨牡蛎湯単方で発熱が治まっています．

▶ 鑑別処方

柴胡剤の鑑別が必要になる（表1）

● **柴胡桂枝乾姜湯**
少陽病虚証に用いる方剤である．精神不安傾向から鑑別にあがるが，この方剤は虚証が適応で胸脇苦満の程度も軽く，虚実の違いで鑑別できる．

● **大柴胡湯**
少陽病実証に用いる方剤である．便秘傾向を伴うが，心下悸や精神不安を伴わない点で鑑別できる．

● **四逆散**
少陽病虚実間に用いる方剤である．両側腹直筋の緊張が特徴的だが，冷え徴候あるいは便通異常（下痢）があり，心下痞鞕や心下悸は認められない．

● **加味逍遙散**
少陽病虚証に用いられる方剤である．柴胡桂枝乾姜湯より寒がなく，瘀血と熱を伴った

解答　(A)少陽病・実証　(B)柴胡加竜骨牡蛎湯

表1 主な柴胡剤とその鑑別

	方剤	脈	舌苔	腹候(腹力)		特徴・応用
実	大柴胡湯	沈実	乾燥 黄 白黄		4～5	強実 便秘
	柴胡加竜骨牡蛎湯	やや沈実	乾燥傾向 白		3～4	強実～やや実 便秘傾向 精神不安 悪夢・易驚
	小柴胡湯	弦	乾燥 (やや湿潤) 白		3	往来寒熱 口苦・悪心 肩背・頸項強 手足煩熱
	四逆散		やや乾燥 (白)		3	腹直筋・全長緊張 四肢冷・顔色不良 下痢・便秘(兎糞) 抑うつ傾向
虚	柴胡桂枝湯	浮弦 弱	やや乾燥 微白		2～3 2～3	小柴胡湯+桂枝湯 かぜの治り際 上腹部痛 てんかん(加芍薬)
	柴胡桂枝乾姜湯	やや浮弱	湿潤 (微白)		2	頭汗・盗汗 上熱下寒・口唇乾燥 神経症状・悪夢 アレルギー性鼻炎

病態に用いられ，ホットフラッシュへの第1選択薬．不安感よりもイライラなどが強い場合に用いる．

参照
📖 はじ漢十五話 p.105～106(腹動)，p.109・p.121(柴胡剤症例)，p.112(②主な柴胡剤とその使い方)，p.113～114(柴胡加竜骨牡蛎湯)，p.120(⑥主な柴胡剤とその構成生薬)
📖 はじ漢ノート p.26(主な柴胡剤と構成生薬)，p.28(主な柴胡剤とその使い方)，p.29(柴胡加竜骨牡蛎湯)，p.90～91(腹動)

▶ コメント　急性熱性疾患の亜急性期には柴胡剤

　急性熱性疾患の初期には太陽病が典型的であるが，遷延してくると少陽病期になることが多い．その熱型は「往来寒熱」といい，夕刻に出現する発熱で，通常は悪寒が弱いか時には不明である．治療薬としては柴胡含有の方剤(柴胡剤)が用いられ，経験的には柴胡桂枝湯，柴胡桂枝乾姜湯といった虚証の方剤を頻用するが，小柴胡湯も有名であり，本例のように実証の場合もある．いずれも虚実を重視して選択する．なお，桂枝二越婢一湯や桂枝麻黄各半湯などでも，「瘧の如し」といった，悪寒と熱感が交互に出現することがあるが，遷延した太陽病で少陽病に類似しているとも言える．ただし，夕方に限った発熱ではなく，1日のうちに複数回，熱の消長がある(条文参照)．

精神不安定要素(悪夢,易驚性など)を軸に考えると,竜骨や牡蛎を含有する柴胡加竜骨牡蛎湯はやや実証を中心に,牡蛎含有の柴胡桂枝乾姜湯は虚証に適応となる.胸脇苦満がなければ桂枝加竜骨牡蛎湯が考えられるが,少陽病よりは太陽病に近く,虚証で,非熱性の慢性疾患に用いることが多い.

『傷寒論』桂枝麻黄各半湯の条文「太陽病. 得之八九日. 如瘧状發熱惡寒. 熱多寒少. 其人不嘔. 清便欲自可. 一日二三度発. 面色反有熱色者. 未欲解也」

　訓読と解説：太陽病,これを得て八九日(ふつうは少陽病の時期),瘧状(マラリア様に悪寒と発熱を繰り返す)の如く発熱悪寒し,熱多く寒少なく(悪寒より熱感が優位),(以上は少陽病柴胡剤の熱型に似るが)その人嘔せず(少陽病の否定),清便(大便を出すこと)自可せんと欲し(便秘しないで自然排便がある＝八九日も経過してはいるが,陽明病を否定),面色熱色ある(熱っぽい赤い顔色)もの,未だ解せんと欲せざるなり(治癒に向かっていない).(これは太陽病期の桂枝麻黄各半湯が適応である)

参考文献　1) 五野由佳里,他：慢性疲労症候群と疑い症例の3症例.漢方の臨床 51：1504-1508,2004

> **ワンポイントアドバイス**　午後の発熱には柴胡剤.

症例 3 症例演習 初級編
82歳・男性　発熱，便秘，腹部膨満，喘鳴
（担当医：犬塚　央）

現病歴　認知症・寝たきり全介助で老人ホーム入所中．腹満・便秘に対して厚朴七物湯を投与していた．5月17日に38℃台の発熱が出現し，桂枝二越婢一湯開始となった．5月18日に体温が40℃台へ上昇．尿路感染症を疑い，抗菌薬の投与を開始．しかし5月22日に喘鳴・頻呼吸が出現し，38～39℃の発熱が持続していた．各種感染症を疑い精査を行ったが診断は確定せず，5月29日，往診し，証を再考することとなった．

既往歴
脳梗塞(69歳)，大腿骨頚部骨折(76歳)，リウマチ性多発筋痛症(76歳)

身体・検査所見
身長152 cm，体重51 kg，血圧124/90 mmHg，脈拍96/分，体温38.1℃，呼吸数32回/分，呼気時連続性ラ音あり，腹部膨隆および硬，圧痛なし，下腿浮腫なし．検査所見：WBC 9,790/μl，CRP 0.13 mg/dl，血液・尿培養ともに陰性．

漢方医学的所見
他覚所見
1) 顔色は良好．
2) 脈候：浮沈間，虚実間．
3) 舌候：暗赤色，腫大(−)，歯痕(−)，乾燥した白苔中等度(+)，舌尖部の赤み(−)．
4) 腹候：腹力は充実．腹部の緊満が顕著なため，胸脇苦満，心下痞鞕，心下振水音(−)，心下悸，臍上悸，臍下悸，臍傍圧痛などは不明．小腹不仁(+)．

臨床経過
- 5月29日：(A)の病態と考え，桂枝二越婢一湯から(B)に変更し，毎食前30分に分3で服用することとした．
- 5月30日：中等度の粘液便あり．腹部の緊満感が軽減した．喘鳴や頻呼吸が消失．体温が37.8℃に下がる．
- 5月31日：多量の水様便あり．腹部の緊満感が消失．体温37.6℃．
- 6月1日：中等量の水様便あり．腹満軽度(平素同様)．体温36.8℃．以降発熱なし．再び厚朴七物湯に転方した．

問題　(A)の病態，(B)の処方をお答えください．

▶ 処方決定までの思考過程

　本症例は，臨床経過より起因菌は同定されていませんが，なんらかのウイルスなどによる急性感染症と考えることができます．急性熱性疾患においては，『傷寒論』に記載されているように，一般的に病気は陽証から陰証へ，さらに陽証においては太陽病→少陽病→陽明病と進行していくと考えられています．また表裏で考えると，表から裏に病邪が進行していくと考えることができます（図1）．

　特に陽明病は，その大綱として「胃家実是也」*と記載され，裏熱の状態であり，急性熱性疾患においては，主要症候として持続熱，熱臭ある発汗，腹満，便秘があり，他覚所見では脈沈実，舌も乾燥した白〜黄褐色の苔が認められます．また治療としては，裏熱の状態ですから瀉下が基本となり，その代表的な方剤に大承気湯があります．

　本症例においては，現病歴から発症初期には太陽病と考え，桂枝二越婢一湯を投与していましたが，無効でした．また抗菌薬も無効で，38℃台の発熱が持続し，腹満，便秘が続いていました．よって漢方医学的に，熱臭ある発汗は認められませんでしたが，持続する発熱，腹満，便秘より，病邪が表よりも裏に進行した状態，すなわち裏熱の病態であり，陽明病と考えました．他覚的に乾燥した白苔，腹部の緊満感が著明であったことも，陽明病を支持する所見と考えました．

　また前述の大承気湯は，大黄，枳実，厚朴，芒硝の4つの生薬から構成されていますが，『傷寒論』の陽明病篇に「陽明病．脈遅．雖汗出．不悪寒者．其身必重．短気．腹満而喘．有潮熱．手足濈然汗出者．大承気湯主之」**と記載されています．本症例では持続する発熱，腹満，便秘に加えて，喘鳴や頻呼吸があることも大承気湯を支持する症候であったと考えます．

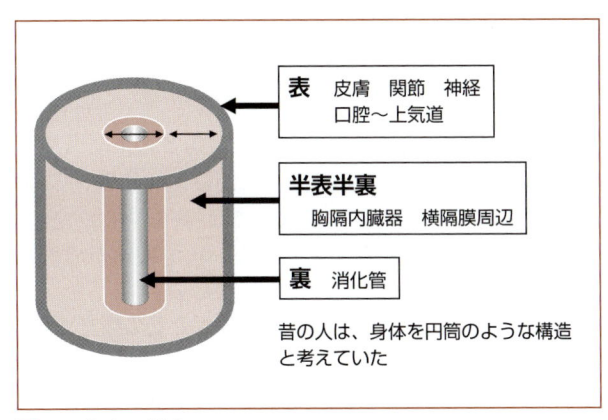

図1　表裏の概念

---

*「胃家実これ也」
**「陽明病，脈遅，汗出ずと雖も，悪寒せざる者は，其の身必ず重く，短気，腹満して喘し，潮熱あり，手足濈然として汗出ずる者は，大承気湯之を主る」

解答　(A)陽明病・実証　(B)大承気湯

なお，悪寒がないことも大承気湯証における大事な目標ですが，本例では認知症のために確認はできませんでした．
　感染症治療の発達した現在では，急性熱性疾患で大承気湯が有効な症例を経験することは少なく，非常に貴重な症例と考えます．また大承気湯は慢性疾患にも応用され，その際には，発熱などの熱性疾患としての特徴は除いて考え，臍を中心に腹が硬く膨満し，頑固な便秘を目標に用いられます．

▶ 鑑別処方

● 小承気湯
　大承気湯と同様に陽明病実証で用いる方剤である．実証向きではあるが大承気湯に比較すれば虚証で，芒硝を含まない．芒硝とは硫酸マグネシウムで，漢方医学的には，瀉下作用に加えて清熱の作用がある．よって腹力，熱候ともに強い本症例では，大承気湯を第1選択薬とした．なお，小承気湯はあまり用いられない．

● 桂枝加芍薬大黄湯
　太陰病実証に用いる方剤である．陽証から陰証への移行期で大承気湯と同様に腹満・便秘を目標に用いられる．しかし大承気湯の腹満が実満であるのに対して，桂枝加芍薬大黄湯はガスが停滞している虚満の傾向で，両側腹直筋の異常緊張があり，鼓音を聴取することが多い．

● 調胃承気湯
　陽明病実証に用いる方剤である．本方剤は大黄，甘草，芒硝の3つの生薬から構成され，大黄甘草湯証（便秘のために食べると胃につかえ，ついには吐く場合，下して症状を改善する）で，さらに心下の不快感や腹満，発熱などを伴う場合に用いられる．

● 厚朴三物湯
　陽明病実証に用いる方剤である．小承気湯証にして腹満が激しいものを目標とする．構成生薬は小承気湯と同じであるが，厚朴の比率が多い．

● 柴胡加芒硝湯
　少陽病から陽明病実証に用いる方剤である．小柴胡湯加芒硝湯と大柴胡湯加芒硝湯の場合があるが，本症例は強い実証と考えられるので鑑別にあがるのは大柴胡湯加芒硝である．しかし大柴胡湯証は上腹部中心の腹満であり，本症例では（臍を中心に）腹全体の強い膨満である点，熱型が潮熱であり柴胡剤特有の往来寒熱でない点で鑑別ができる．

参照　はじ漢十五話　p.177〜181（陽明病とその治療），p.187（③芍薬甘草湯とその類方），p.190〜191（桂枝加芍薬湯），p.251（桂枝加芍薬湯）
　　　はじ漢ノート　p.34（陽明病とその治療），p.36（陽明病の主な治療方剤―承気湯類），p.37（大承気湯），p.40（陰証の主な治療方剤），p.106〜107（腹満と便秘に対する漢方），p.108〜111（腹痛と下痢の漢方）

▶ コメント　腹部愁訴と方剤（図2）

　腹，特に腸管は主に裏に属し，最も代表的には陽明病の実満で大承気湯証，また虚満では太陰病（陰証の入り口）の桂枝加芍薬湯証である．桂枝加芍薬湯証より実証（太陰病実証）になれば桂枝加芍薬大黄湯で，さらに小承気湯証にして腹満が中心の厚朴三物湯ともなれば陽明病といえる．ここまでは臍中心あるいは腹部全体の膨満があるが，上腹部中心の腹

部膨満では大柴胡湯(少陽病実証)が典型で,虚証なら柴胡桂枝湯となるが膨満というよりは主に上腹部痛であろう.のぼせが強い三黄瀉心湯証では,腹満は少ない.後世方であるが香蘇散証ではしばしば少量の摂食などで左上腹部の膨満感を訴え,打診で軽い鼓音(ガス)を認める.

調胃承気湯には大黄・芒硝に甘草が入り,承気湯と名づけられてはいるが大黄甘草湯類になる.大黄甘草湯は『金匱要略』に「食已即吐者.大黄甘草湯主之」***とあり,どちらかというと上腹部症状が中心である.調胃承気湯も芒硝は含むものの甘草を含有し,純粋な陽明病というよりは少陽病に近いと考えられる.典型的な承気湯類では大黄とともに厚朴や枳実(以上で小承気湯),さらに芒硝(以上で大承気湯)で成り立つ.

桂枝加芍薬湯より虚証になると厚朴生姜半夏甘草人参湯,さらに腹の中心に寒をともなう大建中湯がある.大建中湯証のようでありながら腹直筋の緊張が明らかであれば,大建中湯に桂枝加芍薬湯あるいは小建中湯を合方した中建中湯(大塚敬節先生の命名)となる.桂枝加芍薬湯に膠飴(アメ)を加えた小建中湯では,しばしば腹痛が使用目標になるが腹満は少ない.

下腹部の膨満感に対する代表的な処方は当帰建中湯で,一般的に腹直筋の緊張は上腹部より下腹部で軽減するが,当帰建中湯証では下腹部まで明らかである.男女を問わず証に応じて使用することがある方剤であるが,月経時痛で下腹部の突っ張り感などを伴うときなどによく用い,寒があればさらに附子を加える.瘀血の腹部所見は下腹部に多く,実証の大黄牡丹皮湯,少し実証の腸癰湯,さらに動物生薬が入る抵当湯あるいは丸(実証)などの駆瘀血剤が候補となる.

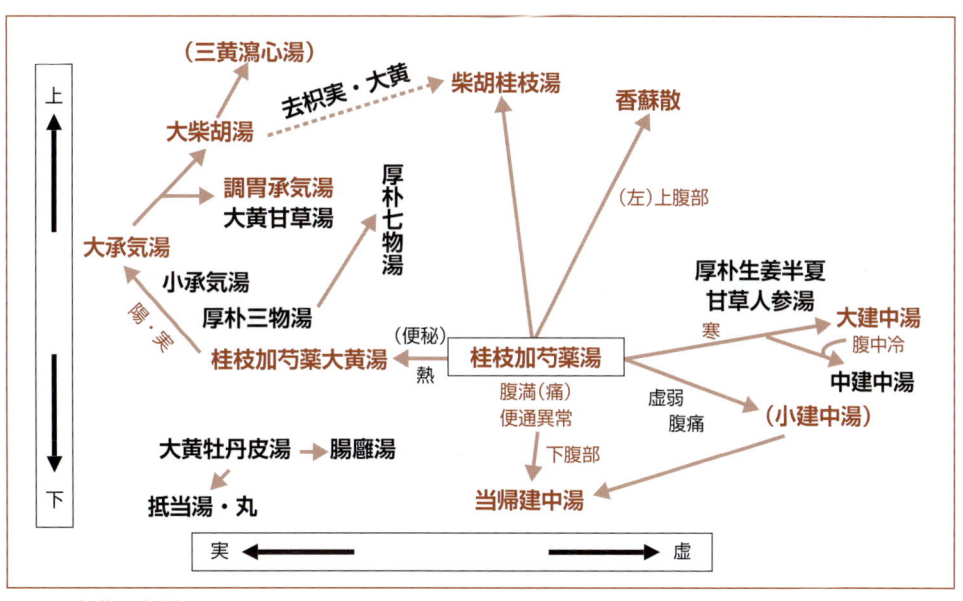

図2 腹満と方剤

> **ワンポイントアドバイス** 持続する発熱,腹満,便秘には大承気湯が第1候補.

***「食し已って即ち吐す者は,大黄甘草湯之を主る」

症例 4　56歳・男性　下痢

(担当医：三潴忠道)

現病歴　5～6年前から特に冬になると腹満感が出現し，鈍痛を伴う．腹の中がガラガラと鳴り，放屁も多いが臭いはあまりしない．便通は1日2回で，便の性状は泥状，あるいは初めが硬く終わりは液状．便臭は少ない．排便後はすっきりする．3か所の総合病院で大腸バリウム造影，上部消化管内視鏡などを含めた諸検査を受けたが異常なく，過敏性腸症候群と診断された．消化酵素剤，整腸剤などを処方されているが症状が好転せず，当科を受診した．

既往歴　37～38年前　虫垂切除術，8年前　胆のうポリープを指摘され，経過観察中

家族歴　6人兄弟の4番目，長姉：過敏性腸症候群

身体・検査所見　身長163 cm，体重60 kg，体温36.5℃，血圧140/90 mmHg，脈拍84/分．

漢方医学的所見

(1)自覚症状
1) 寒がりで下肢が冷えやすい．
2) 食欲：良好．
3) 睡眠：良好．
4) 排便：2回/日，硬便～液状．
5) 排尿：正常．夜間尿なし．

漢方医学的所見

(2)他覚所見
1) 顔色良好．
2) 脈候：わずかに沈で緊張は少し弱い．
3) 舌候：少し暗赤色，腫大(−)，歯痕(−)，乾湿中間の白苔中程度(＋)，舌尖部の赤み(−)．
4) 腹候：全体にやや膨満し，腹力は中程度よりやや力があるが下腹部では少し弱い．上腹部中心の腹直筋異常緊張(＋)，胸脇苦満(右側優位)(＋)，心下痞(＋)，心下振水音(−)，鼓音(−)，心下悸(−)，臍上悸(−)，臍下悸(−)，臍傍圧痛(−)，小腹不仁(−)．

臨床経過
- 初診日：(A)の病態(証)と考え，(B)を投与した．
- 服薬10日後：再診時には腹痛が消失，腹満と腹鳴もほとんどなくなった．しかし蜜柑や林檎を食べると下痢をする，足が冷えるなどの症状が出現するため寒が強いと思われ，さらに(C)を加えたところ著効を呈し，約4か月で廃薬となった．

問題　(A)の病態，(B)の処方，生薬(C)をお答えください．

▶ 処方決定までの思考過程

　症状が冬になると悪化，寒がりで下肢が冷えやすいことから寒の存在が考えられました．また，ガスや便の臭いが少なく，大便の性状が軟，時に下痢状ですが，裏急後重（便意とともに腹痛を伴い，排便後も肛門の灼熱感や不快感などがあってスッキリしないこと）がなく，排便後はすっきりしている様子も考慮すると，陰証の病態と考えられました（表1）．

　しかし，顔色良好，脈の緊張はやや弱い程度，舌の白苔，腹力は中等度以上などからは陽証も考えられます．そこで陰証と陽証の中間付近で，腹部膨満感となると，陰証の入り口の太陰病がもっとも考えられます．

　また気血水で考えると，瘀血や水毒を示唆する所見には乏しいのですが，腹部膨満感を気うつと考えました．以上より本症例は太陰病・虚証で気うつの病態と考えました．『傷寒論』に「太陰之為病．腹満而吐．食不下．自利益甚．時腹自痛」*とあり，さらに「腹満時痛者．属太陰也．桂枝加芍薬湯主之」**とも記載されています．本症例は太陰病で腹満がありますから第一候補は桂枝加芍薬湯と考えました．

　ただし，本例では陰性食品（摂取することで身体を冷やす食品，表2）の摂取で下痢が悪化したり，足が冷えるなどの寒の存在が明らかで，桂枝加芍薬湯だけでは寒が軽減しなかったため，附子を加えました．

　陰証においてはほぼすべての方剤で，寒の程度に応じて附子を加えたり加減していきます．逆に，附子を加えて有効であれば，陰証と考えてよいと思われます．

表1　下痢の陰・陽鑑別

	陽証	陰証
便・ガス臭	くさい	くさくない
便の性状		不消化が多い
裏急後重	ある	ない
寒熱		寒を伴う（冷えると悪化）

表2　代表的な陰性食品

種類	実例
生もの	果物，生野菜（特に地上になるもの）
冷たいもの	カキ氷，アイスクリーム，冷やした飲料
砂糖	ケーキ，饅頭，甘いジュース
酢	酢の物，健康酢

---

*「太陰の病たる，腹満して吐し，食下らず，自利ますます甚だしく，時に腹おのずから痛む」
**「腹満時に痛む者は太陰に属するなり，桂枝加芍薬湯之を主る」

解答　(A)太陰病・虚証　(B)桂枝加芍薬湯　(C)附子

▶ 鑑別処方

- **建中湯類（小建中湯，黄耆建中湯，当帰建中湯）**

    太陰病虚証に用いる方剤である．桂枝加芍薬湯に膠飴を加えた小建中湯，あるいは黄耆が入った黄耆建中湯でも腹直筋の異常緊張は適応目標となるが，腹満はあまりない．当帰建中湯の膨満感は下腹部が主である．一般に腹直筋の緊張は上腹部のほうが明らかなことが多いが，当帰建中湯では腹直筋も下腹部ではっきりと触知することが多い．

- **人参湯**

    太陰病虚証に用いる方剤である．陰証の下痢で，心下痞よりは心下痞鞕があれば人参湯とその類方も鑑別にあがる．また人参湯の使用目標として腹満はない．

- **柴胡桂枝湯**

    少陽病虚証に用いる方剤である．この症例を陽証と考えると少陽病と考えられる．さらに胸脇苦満，心下痞があるから柴胡剤，腹力はあるが脈力がやや弱く，上腹部優位の腹直筋の緊張，のぼせ傾向から柴胡桂枝湯が第2候補になる．

- **3つの瀉心湯（半夏瀉心湯，生姜瀉心湯，甘草瀉心湯）**

    少陽病虚実間〜虚証に用いる方剤である．少陽病と考えると心下痞と腹鳴から上記3つの瀉心湯も候補となる．この3方剤は陽証（少陽病の虚実中間〜虚証）だが，下痢をしても裏急後重を伴わない．この点は合致するが腹満がないことが多く，第1選択とはなりにくい．

> 参照
>
> **はじ漢十五話** p.187（③芍薬甘草湯とその類方），p.190〜191（桂枝加芍薬湯），p.251（桂枝加芍薬湯）
>
> **はじ漢ノート** p.40（陰証の主な治療方剤），p.106〜107（腹満と便秘に対する漢方），p.108〜111（腹痛と下痢の漢方）

▶ コメント

腹満に関する方剤群の一覧（症例3の図2）を参照．この中から，腹満を中心に表3にまとめた．症例3におけるコメントと重複するが，陽証から陰証への移行期における，証の動態（証空間）を味わっていただきたい．

この表で，大承気湯から厚朴七物湯までは陽明病に属し，承気湯類と呼ばれる．大承気湯は厚朴と枳実で硬く充満した気のうっ滞を巡らし，大黄で裏の結毒を突き崩し，芒硝とともに瀉下して体外に押し出す．芒硝はまた，裏熱を冷ます作用の強い生薬である．小承気湯には芒硝を含まず，腹満はあるが，あまり用いられていない．厚朴三物湯は小承気湯の厚朴と枳実を増量し，腹満の強いガスの多い状態に適応となる．厚朴七物湯は厚朴三物湯と，胸満を主治する桂枝去芍薬湯を合方した方剤である．以上の多くは便秘を伴うが，裏の熱実がある下痢にも応用可能である．桂枝加芍薬大黄湯以下は太陰病の方剤．桂枝加芍薬湯は桂枝湯の芍薬を倍増した方剤で，桂皮の気をめぐらせる作用を腹部に導き，腹満を解消する．芍薬を多く含む方剤で甘草も含有し，腹直筋の緊張が使用目標となり，腹が虚満（ガスで膨満）して薄く張った腹直筋を認めれば典型的である．それに裏の熱実の傾向，すなわち便臭の強いしぶり腹や便秘が加われば，桂枝加芍薬大黄湯証となる．さらに実の程度が強くなれば，もはや陽明病へとつながっていく．桂枝加芍薬湯証よりも虚証で，臍中心の冷え（裏寒）を伴う大建中湯は，術後の消化管通過障害に用いられることで有名だが，日常診療でも幅広く応用が可能である．大建中湯証で腹直筋の全長にわたる緊張

表3 腹満に対する主な方剤

虚実	方剤	使用目標と応用
強実	大承気湯	脈沈実・弦，舌黒苔，潮熱，譫語，煩躁，腹堅満，燥屎，自汗
	小承気湯	腹満，大便硬，秘結，潮熱，自汗
	厚朴三物湯	小承気湯証にして腹満激しき者，腹痛，便秘
実〜間	厚朴七物湯	〔厚朴三物湯＋桂枝去芍薬湯〕
	桂枝加芍薬大黄湯	腹直筋緊張，腹満，腹痛，便秘傾向，裏急後重
	桂枝加芍薬湯	腹直筋緊張，腹満，腹痛
虚	厚朴生姜半夏甘草人参湯	厚朴三物湯の裏，腹虚満，嘔吐，大便虚秘
	大建中湯	腹力軟弱，腸異常蠕動(モクモク)，腹中冷痛

を伴えば，桂枝加芍薬湯を合方(膠飴が入っているので小建中湯の合方と同じ)する．これを大塚敬節先生は中建中湯と名づけている．これらの方剤は，下痢か便秘かにかかわらず，腹満や便通異常に用いられ，過敏性腸症候群でもしばしば適応となる．

以上は，臍中心に腹部全体に及ぶ腹満が使用目標となる．しかし，桂枝加芍薬湯証のように下腹部の膨満感や腹直筋の緊張が明らかであれば，さらに当帰の入った当帰建中湯が適応となり，月経痛などに(多くは附子を加えて)頻用される．また，実証で上腹部中心の膨満には，大柴胡湯なども候補になる．

参考文献 1) 佐々木大輔，他：過敏性腸症候群に対する桂枝加芍薬湯の臨床効果．臨床と研究 75：1136-1152，1998

> ワンポイントアドバイス　陰証の下痢で腹満を伴うときには，桂枝加芍薬湯を第1候補に考える．

症例 5　53歳・男性　右下肢の痛み

（担当医：三潴忠道）

現病歴　8月頃から右脚全体のしびれが出現．夜になると両脚に寒気があり，近医整形外科を受診．腰椎MRIで腰椎椎間板ヘルニアといわれたが特に加療せず．11月から右下肢の痛みが徐々に増強してきたため大学病院整形外科を受診．X線写真では異常なしといわれ，12月10日当科を受診．なお疼痛の性状は，圧迫されるような痛みで，歩行時に感じるとのことだった．

既往歴	十二指腸潰瘍(18歳)，胆嚢胆石症・胆摘術(40歳)
家族歴	父，妹：糖尿病，弟：胃潰瘍
身体・検査所見	身長176 cm，体重79 kg，体温36.0℃，血圧110/70 mmHg，脈拍64/分・整，脊椎の圧痛・叩打痛なし，浮腫なし．血液検査：異常なし．

漢方医学的所見

(1) 自覚症状
1) 寒がりで下肢(特に下腿)が冷える．のぼせない．入浴で温まると気持ちがよい．
2) 汗は少ない．
3) 食欲：良好．
4) 睡眠：少し眠りが浅い．悪い夢をみることが多い．
5) 排便：1回/日，普通便．
6) 排尿：6〜7回/日，夜間尿なし．
7) 口渇なし．腰痛あり．
8) 気分がイライラする．怒りっぽい．
9) 爪がもろい．髪の毛が抜けやすい．

(2) 他覚所見
1) 顔面やや紅潮，両足指に冷感あり．
2) 脈候：浮沈間，虚実間，やや濇．
3) 舌候：淡紅色，腫大(−)，歯痕(−)，乾湿中間で軽度の白〜微黄色苔(+)．
4) 腹候：腹力中等度，腹直筋緊張(上腹部)(±)，胸脇苦満(−)，心下痞鞕(−)，心下悸(−)，臍上悸(−)，臍傍圧痛(−)，小腹不仁(+)．

臨床経過
- 初診時：(A)の病態と考え，(B)(煎じ薬)を処方し，(C)の生薬を3gとした．
- 4週後：下肢痛は変わらないが，足の冷えが少しよいとのことだった．さらに(C)を4gまで増量した．
- 6週後：「下肢痛が軽減し，かぜをひかなくなった」と喜んでいた．
- 8週後：下肢痛はほとんど気にならなくなったとのことであった．

問題　(A)の病態，(B)の処方，(C)の生薬をお答えください．

▶ 処方決定までの思考過程

「証」を考える際に，まずこの症例は「陽証」なのか「陰証」なのかを判断することが大事になります．本症例では，寒がりで特に下腿が冷える，のぼせもない，入浴にて温まると気持ちがよいとのことから陰証と考えました．次に気血水の異常でみると，眠りが浅い，悪い夢をみることが多い，イライラしやすいなどから気逆，爪がもろい，髪の毛が抜けやすいなどから血虚の所見があると考えました．

しかし本症例では気血水の異常よりも，陰陽の鑑別に続いて，冷えの部位に注目しました．一口で冷え性といっても，漢方ではその冷える場所によって，使用する漢方薬が異なってきます．表1（冷えの三大別，漢方治療）に示したように，身体全体が冷える場合には，茯苓四逆湯，下半身の冷えが中心で，腰・大腿部がスースーする場合は苓姜朮甘湯，また下肢（特に膝から下）の冷えには八味地黄丸，手や足先の冷えには当帰含有方剤などを用います．本症例では特に下肢が冷えることから，八味地黄丸を第一に考えました．

疼痛はその要因によって，冷え（寒）が中心の場合は右半身，瘀血が中心の場合は左半身に出現する傾向があります．秋口などに出現する腰痛や下肢痛などは，右のほうが多いと思われます．本症例の下肢痛も右で，夏の間のクーラーや陰性食品（冷たいもの，生もの，酢など．症例4の表2）の過剰摂取が誘因となって出現した可能性があります．

八味地黄丸は，漢方医学的には「腎虚」という病態に用いられる代表的な方剤です．「腎は先天の気を主る」といい，生まれながらの生命力が宿るところで，その働きは年とともに弱くなります．つまり老化と腎虚の出現には密接な関係があります．ですから八味地黄丸は一言でいえば，加齢に伴う諸症状に対して非常に幅広く適応になります．具体的な症候としては，①排尿障害（多尿，頻尿，夜間頻尿など），②下半身優位の冷えや足底のほてり，③腰や下肢の脱力・しびれ・疼痛，④精力減退，⑤視力障害，⑥聴力障害などによく用いられます．また他覚的所見としては，腹候で小腹不仁（臍より下の下腹部の知覚低下

表1 冷えの三大別

主要型	特徴	漢方治療
1. 全身型（真寒）	全身的な「寒」 典型的"冷え性"	温薬（附子・乾姜など） 四逆湯類，八味地黄丸（下肢） 苓姜朮甘湯（腰）
2. 上熱下寒型	気（血）の上衝 温熱刺激でのぼせ	桂枝＋甘草，黄連 苓桂味甘湯，桃核承気湯 三黄瀉心湯，温経湯
3. 四肢末端型	瘀血（血虚） レイノー様 凍瘡	当帰，駆瘀血剤 （虚証）当帰芍薬散，当帰四逆湯 （実証）桂枝茯苓丸
（補）悪寒（仮寒） 熱厥	表証 熱極まって寒	桂枝（＋麻黄），柴胡剤 白虎湯

1. 全身型の冷えでは乾姜や附子などの熱薬を用いる．
2. 上熱下寒型は上衝（のぼせ）のために下半身に気血がめぐらず，結果的に下肢が冷えたもので，温薬や熱薬の適応ではない．
3. 四肢末端型は血の循環障害による冷えだが，中でも虚証に対応する当帰含有方剤の適応症では真寒を伴うことが多い．

解答　(A)太陰病・虚証，腎虚　(B)八味地黄丸料　(C)附子

表2　八味地黄丸の投与基準

A 項目	B 項目
1　排尿異常(多尿・頻尿・尿利減少・夜間頻尿)	1　口渇または口乾
2　下半身優位の冷えまたは足底の煩熱	2　下肢の浮腫
3　腰下肢の疲労脱力・しびれ・疼痛	3　精力減退
4　小腹不仁または小腹拘急	4　視力障害(白内障・眼精疲労・目のかすみなど)
C　除外項目	5　慢性呼吸器症状
胃腸症状をきたしやすいもの	6　聴覚障害(難聴・耳鳴りなど)
D　判定基準　A項目が2つ以上 または A項目1つでB項目が2つ以上	

(厚生省長寿科学総合研究事業　1995年度報告書より)

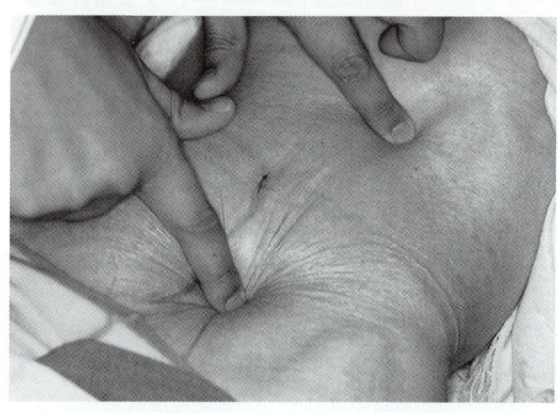

図1　小腹不仁
下腹部が(上腹部に比べ)知覚鈍麻の状態，あるいは腹壁の緊張(腹力)が低下した状態を指す．写真では指の圧迫により下腹部では腹力が弱いために皺がよって見える．

や腹壁の弾力が上腹部に比べると弱い)が八味地黄丸の特徴的な腹証として認められます(**表2，図1**)．本症例では自覚症状で腰痛があったこと，腹部所見で小腹不仁を認めたことも，八味地黄丸を選択する根拠となりました．

八味地黄丸の漢方医学的な作用として，"腎"の働きを補います(補腎)が，脾胃(消化吸収の中心)を補う作用は乏しく，胃腸障害をきたしやすい病態には適応になりません．食欲良好，便通に異常なく，虚状が強くはなさそうだったことも，重要な鑑別点でした．

以上より，八味地黄丸を煎じ薬(八味地黄丸料)で開始し，冷えや脈の渋りをみながら，附子を漸増しました．その結果，附子を4gまで増量し，8週間後には下肢の痛みがほとんど気にならなくなり，著効が得られました．

▶ 鑑別処方

● 芍薬甘草附子湯
少陰病虚証に用いる方剤である．腰から大腿部にかけて筋が突っ張り痛み，冷えると増悪するような場合に用いる．腹証では両側腹直筋の緊張が特徴である．本症例の場合，筋が突っ張るような痛みでない点と，腹証で腹直筋の緊張はあるものの，全長ではなく上腹部を中心としている点で鑑別した．

● 牛車腎気丸
準太陰病虚証に用いる方剤である．八味地黄丸に牛膝と車前子が加わった方剤である．八味丸証にして下肢の浮腫が著明なものを目標とする．本症例では下肢の浮腫は認められなかった点で鑑別した．

- **黄耆桂枝五物湯**

    太陰病虚証に用いる方剤である．しびれ（ビリビリするなどの異常知覚）を目標に投与されるが，それ以外としては寒がり，身体全体が重い，皮膚が乾燥する，怒りっぽいなどが使用目標となる．よって八味地黄丸が無効だった場合の第1選択薬と考えられる．

- **苓姜朮甘湯**

    準太陰病虚証に用いる方剤である．腰の周り，時には大腿までスースーと冷えるのが特徴である．痛みの性状は重だるいといった感じであり，あまり強い痛みは訴えない．本症例とは冷える部位が違う点で鑑別した．

参照　はじ漢十五話　p.100〜101（中脘の圧痛），p.223〜224（八味地黄丸）
　　　はじ漢ノート　p.42（八味地黄丸の投与基準），p.88（中脘の圧痛），p.104（膝関節痛，腰痛）

▶ コメント（図2）

必ずしも高齢者とは限らないが，疼痛や冷え症状は加齢と共に出現頻度が増加する．

八味地黄丸は特に腰以下の疼痛時には必ず鑑別にあがる方剤で，その特徴はウエストの高さ（腎兪・志室という経穴付近）や下肢の疼痛で，寒を伴い，出現頻度は右半身優位である．冷えは下半身，特に膝以下が特徴的である．ただし何故か左の肩関節痛（肩関節周囲炎など）にも有効なことが多い．

疼痛の急性期など，坐骨神経痛や筋肉のひきつれを伴う疼痛には芍薬甘草湯を，さらに冷えがあれば附子，便秘傾向があれば大黄を加えて用いる．芍薬甘草湯（類方）証では，原則として腹直筋の全長にわたる緊張が認められる．腰（仙骨部の高さ）や大腿部の冷えには苓姜朮甘湯，さらに冷えが強いときや疼痛を伴えば附子を加える．意外に多い適応となる方剤として，腹部所見で中脘（上腹部正中にある経穴で，剣状突起と臍の中央部）の円盤状の硬結あるいは強い圧痛を適応の目標に桂姜棗草黄辛附湯（エキス製剤では桂枝湯あるいは桂枝加朮附湯＋麻黄附子細辛湯）がある．本方剤は「気分」という病態に用いるとされるが，ストレスの多い人やストレスを感じやすい人にしばしば適応となる．

変形性膝関節症では防已黄耆湯が頻用されるが，寒を伴えば附子を加え，瘀血が強ければ桂枝茯苓丸を合方する．関節や神経は，漢方医学的には表に属するので，桂枝湯類や黄耆含有方剤に，温めつつ鎮痛効果を発揮する附子を加えることが多い．

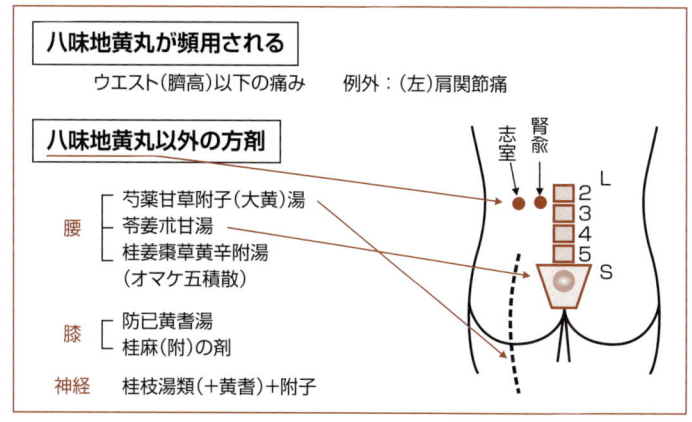

```
八味地黄丸が頻用される
    ウエスト（臍高）以下の痛み    例外：（左）肩関節痛

八味地黄丸以外の方剤
          ┌ 芍薬甘草附子（大黄）湯
    腰   ─┤ 苓姜朮甘湯
          └ 桂姜棗草黄辛附湯
            （オマケ五積散）
          ┌ 防已黄耆湯
    膝   ─┤
          └ 桂麻（附）の剤
    神経    桂枝湯類（＋黄耆）＋附子
```

図2　高齢者の痛み

> ワンポイントアドバイス　冷え性の鑑別には，その冷えている部位にも注目する．

症例 6　54歳・女性　全身倦怠感

症例演習　初級編

（担当医：木村豪雄）

現病歴　昨年7月に義父が亡くなった．まもなく母親が病気になり，看護疲れなどでストレスが続いていた．すぐに初盆で忙しくなり，一時，錯乱状態にもなったので，昨夏より心療内科を受診した．うつ病と診断され，抗うつ剤と睡眠導入剤を服用してずいぶんと楽にはなったが，まだ身体がきついため，6月に当科を受診した．

身体・検査所見
身長150 cm，体重57 kg，血圧121/80 mmHg，脈拍94/分，体温36.4℃，SDS（自己評価抑うつ尺度）53点と高値．

漢方医学的所見

(1) 自覚症状
1) 寒がり．風呂は好きだが，入浴すると疲れる．冷房は嫌い．
2) 汗はかかない．
3) 食欲：良好．
4) 睡眠：眠りが浅い．不快な夢が多い．
5) 排便：大便は毎日出るがスッキリしない．
6) 排尿：7～8回/日．夜間尿なし．
7) 疲れやすい．気力がない．身体が重い．
8) 乗物酔いをする．

(2) 他覚所見
1) 脈候：やや沈，やや虚．
2) 舌候：やや暗赤色，軽度の腫大(+)，歯痕(+)，乾燥した白苔中等度(+)．
3) 腹候：腹力軟弱，腹直筋緊張(−)，胸脇苦満(−)，心下痞鞕(−)，心下振水音(−)，鼓音(−)，心下悸(−)，臍上悸(+)，右臍傍圧痛(+)，小腹不仁(−)．

臨床経過
- 初診日：(A)の病態と考え，(B)を投与した．
- 1週後：「薬は甘かった．少し身体が楽になったかな」．冷えは少しよくなった．
- 5週後：冷房は苦手だが，以前よりよい．薬は甘く感じる．倦怠感は少し楽．SDSは45点に改善．浮腫はない．附子2gを処方．
- 2か月後：お盆でくたびれた．疲れると気分が落ち込む．冷えはずいぶんと楽．薬の味が変わってきた．疲れると甘く感じるが，ゆっくり眠れた日はつらい．
- 3か月後：冷えはない．
- 4か月後：抗うつ剤（マレイン酸フルボキサミン50 mg）は続けている．倦怠感はずいぶんと楽である．
- 5か月後：調子はよい．漢方薬をさぼるようになった．治療終了となる．

問題　(A)の病態，(B)の処方をお答えください．

症例6　54歳・女性　全身倦怠感

▶ 処方決定までの思考過程

　　まず本症例を陰陽で考えてみると，**寒がりであり，お風呂が好きで，冷房も嫌い**などから陰証と考えました．さらに本症例では，**疲れやストレス**で体力を消耗し，**入浴して温まるのは気持ちがよいが，その刺激でかえって疲れる**ほどに体力が低下しており，高度の虚証とも考えられ，**脈や腹力の弱さ**も矛盾しないと思われました．また，本例のように非常に生体反応が低下していれば，当然ながら気分が明るいはずもなく，主訴の**全身倦怠感**や心療内科の**うつ病**の診断ともよく合致します．

　　次に気血水では**倦怠感がある，疲れやすい，気力がない，身体が重い**などから気虚，**不快な夢**が多い，他覚所見の**心下悸**から気逆，**右臍傍の圧痛**から瘀血，また**身体が重い，舌の腫大，歯痕**からは水毒の存在も考えられました．これらの気血水の異常のなかで，倦怠感が中心（主訴）であり，西洋医学的な診断であるうつ病ともあわせて，気虚の所見をまず改善しなければいけないと考えました．以上より本症例はかなり進行した陰証，少陰病から厥陰病で気虚が病態の中心と考えました．

　　治療に関してですが，本例は漢方医学的には高度の陰虚証であり，熱薬として附子はもちろん，虚状に対応する乾姜を含有する四逆湯（類）が適応になると考えました．さらに**錯乱状態の既往，不快な夢をみる，臍上悸**などから，精神不安定や腹部動悸が適応目標となる茯苓を含み，また漢方医学的な煩躁（異常につらがる状態）ととらえ，四逆湯証にして煩躁や動悸する茯苓四逆湯適応病態（茯苓四逆湯証）と考え，茯苓四逆湯（甘草，乾姜，附子の四逆湯に人参と茯苓を含有）を処方しました．また茯苓四逆湯は，前述の5つの生薬から構成されていますが，茯苓，人参，甘草に白朮を加えると四君子湯という代表的な補気剤を含有したことになり，高度の陰虚証で気虚の病態を改善する方剤と考えることもできます．よって茯苓四逆湯は本症例に対して第1選択薬と考えました．

　　また本症例の経過のなかで，茯苓四逆湯に対する味覚の変化についての記載がありますが，伊藤[1]は「四逆湯証と思われる病態で乾姜の辛味を覚えない場合は乾姜を増量するとよい」と述べています．我々も四逆湯類を処方していて甘いといわれた場合，乾姜を辛味がわかるまで増量したり，また逆に非常につらいといわれた場合には処方の変更を考えたりと，四逆湯類の処方の際には味覚の変化をかなりに参考にしています．茯苓四逆湯は漢方専門外来を受診する患者さんには頻用する方剤の1つですが，エキス製剤で代用する場合は人参湯エキスと真武湯エキスを合方し，冷えの程度に応じてさらに附子末を加減して用います．

▶ 鑑別処方

● 通脈四逆湯

　　厥陰病虚証に用いる方剤である．四逆湯のなかの乾姜を倍加した方剤である．茯苓四逆湯と同様に，倦怠感や四肢の冷えが非常に強く，脈は沈弱なときに用いるが，茯苓四逆湯よりもさらに虚状が強い場合に用いられる．また茯苓四逆湯と比べ，さらに虚状が強いためにかえって赤ら顔だったり，微熱があったり，一見陽証に見える場合がある．本症例の場合は，茯苓四逆湯が甘くて飲みやすく感じるものの，症状の改善が不十分だった場合に

解答　（A）少陰病あるいは厥陰病・虚証　（B）茯苓四逆湯

用いる方剤だと考える．

- ● 真武湯

    少陰病虚証水毒に用いられる方剤である．身体が重い，舌の腫大，歯痕があることから水毒の所見もあったが，小倉重成先生から伝えられた真武湯の口訣に「困すれども窮することなし」とあり，倦怠感などがあっても，それほどに強くはないという点で，うつになるほどにつらい本症例は鑑別できる．

- ● 補中益気湯

    少陽病虚証に用いる方剤である．全身倦怠感，気虚の鑑別処方としてあげられるが，陰陽の違いで鑑別される．

- ● 十全大補湯

    太陰病虚証気血両虚を目標として用いられる方剤である．本症例の場合，気虚の所見はあるものの，血虚の所見に乏しいという点，また冷えが明らかということから鑑別できる．

- ● 香蘇散

    準太陽病虚証に用いる方剤である．うつ病を気うつと考えたときに鑑別にあがる方剤である．しかし香蘇散も陽証・虚証に用いる方剤であり，陰陽の違いで鑑別できる．

引用文献 1）伊藤隆：冷えの診察法．寺澤捷年：漢方診療二頁の秘訣．pp.86-87，金原出版，2004

参照　はじ漢十五話 p.212（茯苓四逆湯）
　　　はじ漢ノート p.44〜45（陰証の主な治療方剤 4）

▶ コメント（表1, 図1）

附子と乾姜は熱薬の代表的な生薬である．附子は有毒ではあるが鎮痛効果があり，後天の気を補う中焦の臓である脾と，先天の気が宿る腎を温め，機能を高める．一方，乾姜は毒はないが身体痛を和らげる作用にも乏しい．しかし，後天的に元気を補う中焦の臓と腑である脾・胃（消化吸収の中心）を共に温め，さらにエネルギーを放出するための呼吸にかかわる肺をも温め，それらの機能を高めて後天的な元気補給を援助していく．つまり，本格的な陰証では附子がしばしば使用されるが，さらに虚状が増して少陰病から厥陰病証ともなれば，乾姜も含んだ四逆湯類（四逆輩）が適応となる．

熱薬であり補気作用もある乾姜は，しばしば甘草と組んで用いられる．その基本は甘草乾姜湯であり，さらに熱薬の附子が加われば四逆湯へと発展する．消化吸収の中心である中焦の作用を賦活する，つまり後天的に元気を増す補気作用のある人参や朮を加えれば，

表1　附子と乾姜の比較

附子	乾姜
大辛・大熱・有毒	大辛・大熱
回陽救逆・温脾腎・散寒止痛	温中・回腸・温肺化痰
陽虚（虚寒）全身機能の衰弱	脾胃虚寒，痰飲
配合により，回腸救逆・温中散寒止痛の効能増強，附子の毒性が弱まる	

〔中山医学院（編），神戸中医学研究会（訳編）：漢薬の臨床応用．医歯薬出版，1979を参考に作成〕

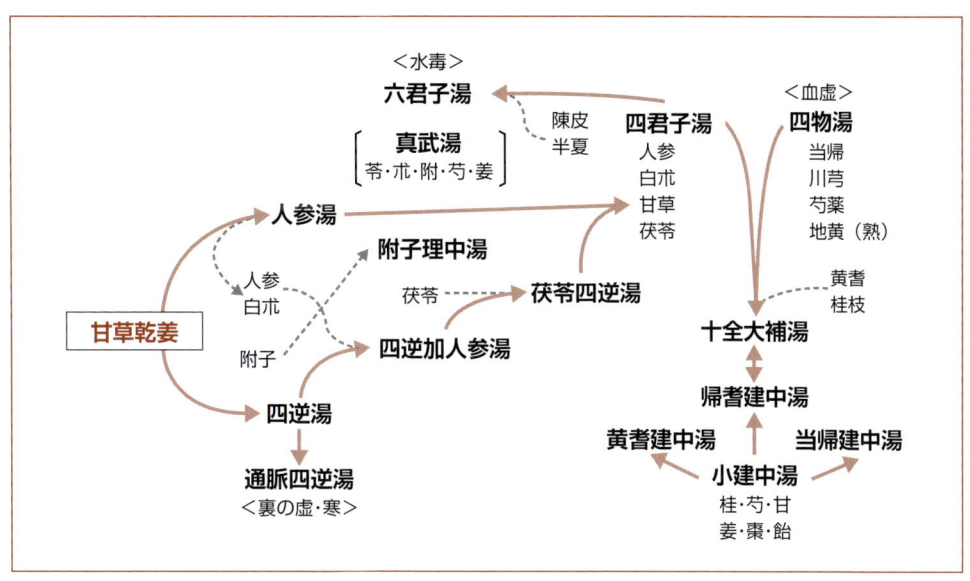

図1 陰証・虚証における証の展開―甘草乾姜湯を中心として―

人参湯(理中湯)となり，胃腸虚弱な人や呼吸器疾患に応用される．温める作用には乏しいが補気作用を有する生薬を集めた純粋な補気剤は四君子湯で，乾姜も附子も含まない．四逆湯と四君子湯の間にあるのが茯苓四逆湯ともいえる．茯苓四逆湯は，四逆湯証にして煩躁するものに適応となる．慢性疾患などの場合，藤平健先生の教えでは，煩躁を，ひどく（異常に），といった意味に考え，ひどく冷えたり，異常につらがったりする四逆湯証，と解すれば応用しやすい．うつ病への応用にも参考となる．エキス剤では真武湯と人参湯を混ぜ，冷えに応じて附子を加えて用いている．

> **ワンポイントアドバイス** 四肢の冷えがあり，倦怠感が非常に強い場合は，茯苓四逆湯を考慮する．

症例 7	症例演習　初級編 **15歳・女性　便秘**

（担当医：貝沼茂三郎）

> **現病歴**　高校1年生．中学3年の頃から便秘症となる．排便は4日に1回出てもすっきりとせず，時に兎糞状の便になる．また便秘をしているときはお腹がはった感じがする．市販の下剤を服用すると排便はあるものの，少し腹痛を伴う．8月1日に当科を受診した．

既往歴	気管支喘息（14歳）
身体・検査所見	身長156 cm，体重54 kg，血圧97/56 mmHg，脈拍68/分・整，体温35.9℃，腹部：平坦および軟，圧痛（−），腸蠕動運動亢進（−），鼓音（−）．
漢方医学的所見	**(1)自覚症状** 1) 暑がりの寒がりだが，どちらかと言えば寒がり．冬には足が冷える．お風呂で温まると気持ちがよいが，長く入れない．のぼせる． 2) 非常に汗をかきやすい．身体全体に汗をかく． 3) 食欲：食欲低下なし．食後の眠気あり． 4) 睡眠：良好． 5) 排便：1回/4日，普通便． 6) 排尿：7回/日，夜間尿なし． 7) 頭痛することあり．特に夕方に痛むことが多い． 8) おできや吹き出物ができやすい．皮膚が痒い． 9) お腹がはることがある．ゴロゴログーグー鳴ることがある． 10) 月経不順あり．月経痛なし．
漢方医学的所見	**(2)他覚所見** 1) 顔色良好，四肢冷（−），皮膚やや乾燥傾向あり，手掌足蹠発汗（−）． 2) 脈候：やや沈，やや小，やや弱． 3) 舌候：ほぼ正常紅色，腫大（−），歯痕（−），湿潤した白苔（＋）． 4) 腹候：腹力中等度，腹直筋緊張（−），右胸脇苦満（＋），心下振水音（−），鼓音（−），心下悸（−），臍上悸（＋），両臍傍圧痛（＋），左下腹部の圧痛（−），小腹不仁（−），臍周囲冷え（＋＋）．
臨床経過	・初診日：（A）の病態（証）と考え，（B）を投与した． ・1週後：3日前から毎日便が出るようになった．初日には黒い便がたくさん出た．他覚所見では臍周囲の冷え，臍傍の圧痛が消失した．（B）処方を継続． ・3週後：便通良好．毎日1回排便あり． ・1年間同処方を服用し，治療終了とした．
問題	（A）の病態，（B）の処方をお答えください．

症例7　15歳・女性　便秘

▶ 処方決定までの思考過程

　まずは，本症例が陰証か陽証なのか，考えました．問診から考えると，**暑がりの寒がりだが，どちらかと言えば寒がりで，お茶が好きでよく飲む**ことなどから，陰陽で分けると，陰証ではないかと考えました．しかし**お風呂で温まると気持ちがよいけれども，のぼせて長くは入れない**ことから，陰陽の移行期くらいで本格的な陰証ではないと考えました．

　また自覚症状では，**便秘をして，お腹がはる，お腹がゴロゴロクーグー鳴る**ことから，問診した段階では，桂枝加芍薬(大黄)湯が第1候補でした．また**月経不順がある**ことから，便秘は瘀血が関与している可能性も考えました．

　他覚所見では，腹候にて，両側腹直筋の緊張はありますが，**鼓音などは聴取せず，軽度の心下痞鞕**が認められました．さらに本症例で一番注目した腹候は，**臍周囲のみがかなり冷えている**ことでした．

　『金匱要略』の腹満寒疝宿食病篇に，「心胸中大寒痛．嘔不能飲食．腹中寒．上衝皮起．出見有頭足上下．痛而不可触近．大建中湯主之」*と記載され，これまで「腹中寒」は，一般的には腹部の自覚的な冷えととらえています．しかし我々の経験から，自覚的な冷えだけでなく，臍中心の他覚的な冷えも大建中湯の使用目標となりうるのではないかと考えています[1]．そこで本症例も，他覚的な臍周囲の冷えが認められたことから，まずは大建中湯を投与したところ，他覚的な冷えが改善すると共に，便秘も改善しました．

　なお本症例では他覚所見で，腹候では右胸脇苦満，両臍傍圧痛，舌候では舌尖部の軽度発赤もあったことから，月経不順，便秘とあわせて加味逍遙散も鑑別が必要と思われましたが，先補後瀉の原則に従って陰証・虚証の治療を優先させ，まずは大建中湯を投与することとしました．その結果，臍傍の圧痛などが消失し，瘀血所見も改善し，良好な経過が得られました．

引用文献　1) 犬塚央，他：大建中湯の腹証における「腹中寒」の意義．日本東洋医学雑誌 59：715-719, 2008

▶ 鑑別処方

● 桂枝加芍薬(大黄)湯

　太陰病虚証から実証に用いる方剤である．桂枝加芍薬湯は便秘のときにお腹がはってくる場合に用いる．本症例も便秘，腹満，両側の腹直筋緊張があったため，一番鑑別すべき処方と考えたが，本症例の腹満は軽度で，またこれらの方剤に温補作用はあまりない．本症例では腹部の冷え(寒)を認めたため第1候補とはしなかった．もし大建中湯で効果が不十分な場合には，桂枝加芍薬大黄湯の合方も検討すべきと思われる．

---

*「心胸中，大いに寒え痛み．嘔して飲食すること能わず．腹中寒え，上衝し，皮起こり，出で見れ頭足ありて上下し，痛んで触れ近づくべからざるは，大建中湯之を主る」

解答　(A)太陰病・虚証　(B)大建中湯

- **加味逍遙散**

    少陽病虚証に用いる方剤である．陰陽・虚実からは柴胡桂枝乾姜湯と同等である．しかし，熱候が強く，舌色が赤いことや熱のふけさめといった症候を伴う．イライラするなどの精神症状や瘀血の所見があることなども使用目標になる．加味逍遙散も鑑別処方として考えられるが，本症例では熱候に乏しく，裏寒が明らかで，除外した．なお，陰証があると考えたので，他の柴胡剤（少陽病期に適応）も選択しなかった．

- **中建中湯**

    中建中湯は大建中湯と小建中湯（あるいは桂枝加芍薬湯）を合方したもので，太陰病に用いる方剤である．本症例には，腹直筋の緊張はあるものの，強い腹満や腹痛といった筋の異常緊張を示す所見が乏しかったこと，まずは単独の処方で治療すべきという原則から選択しなかった．

- **黄耆建中湯**

    黄耆建中湯は小建中湯に黄耆が加わった方剤であり，太陰病虚証に用いる方剤である．小建中湯の適応病態で，さらに寝汗や虚状が強い場合や皮膚疾患を伴う際に用いるが，寝汗や皮膚疾患を伴っていない点で鑑別した．

- **桃核承気湯**

    準陽明病期実証に用いる方剤である．冷えのぼせ，便秘の鑑別処方となるが，桃核承気湯は，腹候として少腹急結が認められる．本症例は陰虚証であり病位が異なる点で鑑別した．

> 参照
>
> 📖 はじ漢十五話 p.214（大建中湯）
>
> 📖 はじ漢ノート p.46（陰証の主な治療方剤 5），p.47（大建中湯），p.106～107（腹満と便秘に対する漢方）

▶ コメント（図1）

桂枝加芍薬湯を中心に，実すれば桂枝加芍薬大黄湯から陽明病の大承気湯へとつながる．ここまでは腹部全体（臍中心）の腹満を伴うが，もう少し上方中心の症状では甘草を含む大黄甘草湯や調胃承気湯，少陽病の実証である大柴胡湯へと展開する．太陰病で桂枝加芍薬湯より虚証の腹満に対しては，（図にはないが）厚朴生姜半夏甘草人参湯がある．上腹部の虚満には（後世方ではあるが）香蘇散がある．太陰病でも寒を伴えば乾姜などの熱薬を含有する大建中湯，上腹部の冷えには人参湯が有名である．その上方，表熱を伴うような病態としては，太陽病と陽明病の合病に葛根湯，太陽と少陽なら黄芩湯，がある．乾姜含有方剤では人参湯証に表熱を差し挟む桂枝人参湯，上熱中寒の黄連湯，また半夏瀉心湯などの３つの瀉心湯も表証を引きずることがある．柴胡桂枝湯も上腹部痛の代表的な方剤である．なお，下腹部の愁訴に対しては駆瘀血剤も用いられ，陽・実証であれば大黄牡丹皮湯など，虚証では当帰芍薬散あるいは当帰建中湯などが適応となる．

桂枝加芍薬湯は腹満に対する代表的な方剤で，典型的な太陰病期虚証（虚満）に適応となり，腹直筋の全長にわたる異常緊張が使用目標となる．

桂枝加芍薬大黄湯は，桂枝加芍薬湯に裏実を伴う．さらに裏実（実満）が強くなれば，承気湯類などの陽明病へとつながる．

桂枝加芍薬湯は腹部全体の腹満であるが，上腹部中心なら香蘇散（左上腹部），下腹部中心なら当帰建中湯．なお上腹部痛では柴胡桂枝湯（少陽病，虚証）が代表的である．

大建中湯は桂枝加芍薬湯に近いが，臍中心の裏寒があれば腹満に対しても，また腹満が

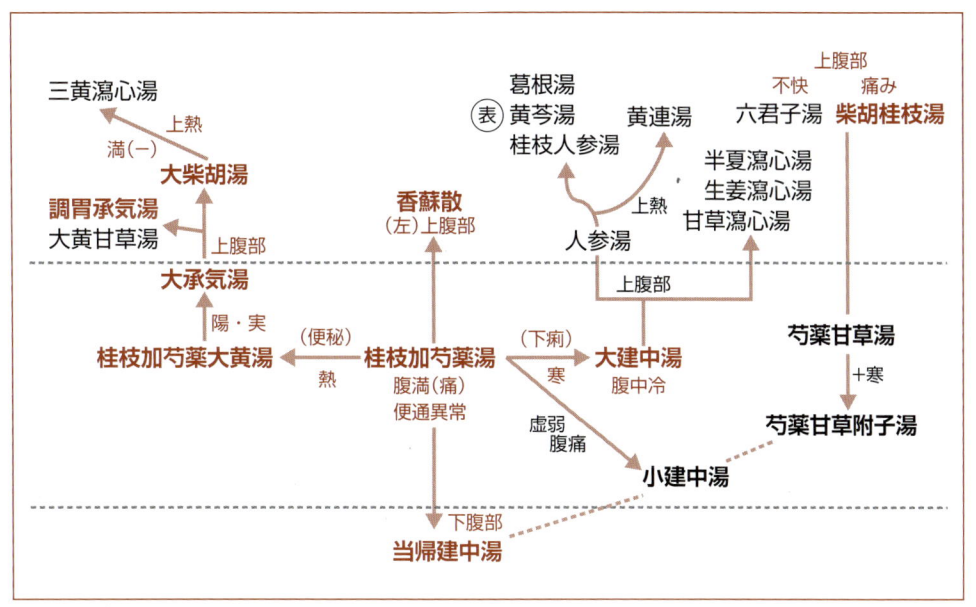

図1 腹部愁訴(腹満)と方剤
色字が腹満に用いられる．黒字は便秘あるいは下痢，腹痛で用いられるが，腹満を伴うことは少ない．破線を境とし，上段は症候が上腹部症状中心で心下痞(鞕)などを伴うことが多く，中段は臍中心に腹部全体の，下段は下腹部中心の腹満や腹痛などが出現しやすい．

なくても種々の腹部愁訴を中心に用いられる．

> **ワンポイントアドバイス** 臍周囲の他覚的な冷えには大建中湯を第1候補に考える．

症例 8　42歳・女性　不安，動悸

（担当医：木村豪雄）

現病歴　6か月前より不安が強くなり，すぐにクヨクヨするようになった．物ごとを悪いほうへ悪いほうへと考えるようになった．人前では頑張れるが，1人になるとぐったりと疲れる．心療内科を受診したところ，抗うつ剤を投与された．1か月前からは動悸と不安が強くなった．動悸は臍の上から始まり，ドキドキして突き上がる感じがする．のども詰まったような感じがすることがある．10月に当科を受診した．

既往歴　特記すべきことなし

身体・検査所見　身長 155 cm，体重 42 kg，血圧 132/79 mmHg，脈拍 82/分，体温 36.1℃，心肺音：異常なし，心電図：不整脈なし．

漢方医学的所見

(1) 自覚症状
 1) 寒がり（風呂は好きで長風呂する）．足の先が冷える．冬には凍瘡ができる．
 2) 汗はあまりかかない．
 3) 食欲：良好．
 4) 睡眠：寝つきが悪い．嫌な夢はみない．
 5) 排便：1回/日，普通便．
 6) 排尿：7〜8回/日，夜間 0〜1回/日．
 7) 口乾がある（お茶をよく飲む）．
 8) 冬には肌が乾燥する．じんましんになりやすい．
 9) 驚きやすい．不安が強い．腹から突き上げる動悸がある．めまい感がある．
 10) よく立ちくらみがする．
 11) 何かがのどにつかえる感じがする．胸がつまりモヤモヤする．

漢方医学的所見

(2) 他覚所見
 1) 顔色やや蒼白い，皮膚乾燥（−），皮下うっ血（＋），下肢冷（＋），浮腫（−），手掌足蹠発汗（−）．
 2) 脈候：やや浮，やや弱，小・緊．
 3) 舌候：やや暗赤色，腫大（±），歯痕（−），舌尖部の赤み（−），乾燥し薄い白苔（＋）．
 4) 腹候：腹力軟弱，軽度の腹直筋緊張（＋），胸脇苦満（−），心下痞鞕（−），心下振水音（＋），鼓音（−），心下・臍上・臍下悸（3＋），右臍傍圧痛（＋），小腹不仁（−）．

臨床経過
- 初診日：(A)の病態（証）と考え，(B)を投与した．
- 8日後：「煎じ薬は甘かった．2回ほど強い動悸があったが，以前より楽だった」．めまい感はまだある．
- 22日後：だいぶ落ち着いてきた．めまい感も減った．
- 57日後：動悸はなくなった．以後，(B)の服用を続けている．

問題　(A)の病態，(B)の処方をお答えください．

症例8　42歳・女性　不安・動悸

▶ 処方決定までの思考過程

　寒がりで，長風呂ができ，熱いお茶を好むとか，足先が冷えるとか，小便の回数もちょっと多いし，足を触っても冷たい．以上より全体としては陰証と考えました．そして，脈も弱いしお腹の力も弱いですから，虚証ではないかと考えました．

　次に気血水で考えてみますと，自覚症状からは腹から突き上げる動悸があるということと，他覚所見より心下悸，臍上悸，臍下悸が認められたことから，気逆の所見が強く，さらにのどのつまる感じもあることから気うつの所見もあると考えました．また冬には皮膚が乾燥する，瘀血の圧痛，皮下のうっ血などをみると瘀血，血虚の所見も認められました．さらにめまい感，振水音，脈に緊状があることなどから水毒もあるのではないかと考えました．本症例では，このように陰証虚証で気逆，気うつ，瘀血，血虚，水毒の所見が認められました．

　一方で，主訴は不安，動悸であり，人前では一生懸命に働きますが，1人になるとぐったり疲れてしまうことより，過剰適応と思われる所見があり，柴胡桂枝乾姜湯証も考えられました．しかし胸脇苦満の所見がない点で鑑別しました．

　また主訴とあわせて，問診の中に，発作的に腹から突き上げる動悸がするとありましたが，この症状は気逆のなかでも奔豚といわれています．奔豚には，茯苓桂枝甘草大棗湯（現在では省略して苓桂甘棗湯としている），桂枝加桂湯，奔豚湯（肘後方）などが用いられます．いずれも陽証の方剤ですが，問診での陰虚証と思われた所見よりも，先急後緩の原則に従って，まずは奔豚に対して漢方治療をすることとし，前出の3つの方剤から鑑別することとしました．

　桂枝加桂湯は動悸が頭まで突き上げて頭痛がする場合に用いますが，頭痛がない点で，また奔豚湯（肘後方）は，痃癖（げんぺき）（臥位よりも立位診にて強い心下部の抵抗・圧痛を認める所見）といわれる特徴的な所見がない点で鑑別しました．

　『傷寒論』の条文に「発汗後．臍下悸者．欲作奔豚．茯苓桂枝甘草大棗湯主之」*とあり，強い動悸や不安神経症に使いますが，エキス製剤にないため，煎じ薬で処方しました．これが非常においしく飲めたということでした．

　その後の経過は良好でしたが，めまい感と冷え，他覚的な水毒と血虚の所見から，当帰芍薬散加附子をエキス製剤で併用しました．しかし附子にあたったようで，カーッとのぼせてしまうということですぐに中止しました．

　その後は苓桂甘棗湯のみを継続して，動悸もなくなり，めまいも改善しています．

　気血水は互いに関連していますので，気逆が改善することで，血や水の失調状態も，改善する場合があります．また本症例の場合には，構成生薬の中に駆水剤である茯苓も含まれていることから，めまいが改善した可能性も考えられます．さらに当帰芍薬散加附子の服用にて逆にのぼせたとのことですから，足の冷えは，結果的には裏寒によるものでなく，気逆によるものだと考えました．もしエキス製剤で使うならば，苓桂朮甘湯に大棗が入ればいいわけですから，甘麦大棗湯などを足すとよいかもしれませんが，他の生薬が入

---

*「発汗後，臍下（せいか）悸する者は，奔豚を作（な）さんと欲す．茯苓桂枝甘草大棗湯之を主る」

解答　(A)気逆（奔豚）　(B)苓桂甘棗湯

りすぎて，薬効の切れ味は悪くなるかもしれません．

▶ 鑑別処方

● 桂枝甘草湯
　　準少陽病虚証に用いる方剤である．発作性の心悸亢進，のぼせ，胸内苦悶というような症状を目標に用いる．気逆に対する主な方剤の基本骨格となっている．

● 桂枝加桂湯
　　太陽病虚証に用いる方剤である．頭まで突き上げる強い気の上衝のためにのぼせ，激しい頭痛などがする病態に用いる．

● 柴胡桂枝乾姜湯
　　少陽病虚証に用いる方剤である．胸脇満微結，頭汗，口乾があり，神経衰弱，不眠に用いる．動悸がおこりやすい場合にも適応となりえるが，本症例のように突き上げるような強い動悸には用いない．

● 桂枝加竜骨牡蛎湯
　　準少陽病虚証に用いる方剤である．表虚証で胸腹部に動悸があり，小腹弦急，性的神経衰弱，不眠などに用いる．柴胡桂枝乾姜湯と同様に，突き上げるような動悸にはあまり用いない．

● 半夏厚朴湯
　　準少陽病虚証に用いる方剤である．咽中炙臠（いんちゅうしゃれん）が代表的な使用目標で，気が下から突き上げてのどに詰まった感じの奔豚に用いることがある．めまい感を伴うこともあり，候補となる．つかえ感は心下部や胸中に出現することもあるが，気うつが中心で水毒を伴い，動的な気の変調（気逆）が主体の本症例では第1候補にならない．

参照　p.254（苓桂甘棗湯）
　　　p.50（「気」の変調の分類と主な症状，治療薬），p.52（気逆に対する主な方剤と使用上の目標）

▶ コメント

　　この症例では，苓桂甘棗湯の条文どおりの病態であり，第1選択としてよいと思われるが，脈は弱くて緊状があり，心下悸などの水毒徴候があってめまい，冷えがあったので真武湯も考えてよいのではないかと思われる．ただし真武湯の条文（傷寒論，太陽病中篇）に「心下悸し頭眩」という症状が記載されているが，奔豚というような動的な気の変調ではないと思われる．この症例では，苓桂甘棗湯で冷えが取れてきたということであり，気が巡れば冷えも取れるのかもしれない．漢方では術者によって頻用処方が異なり，時には流派によって違うのだといわれることもあるが，それぞれの先生が治しておられる．「証に随ってこれを治せ」というが，特に慢性疾患の場合はいろんな面があって，どこかの面をぴたっと治してあげれば，人間の身体は復元力があるから他の部分も治ってくることもあるのかもしれない．そう考えれば，冷えているから附子剤と考えなくてもいいかもしれない．ただし，かぜのような急性疾患の場合はぴったりと当てないと効かない．慢性疾患の場合は色々な側面があって，気血水のさまざまな異常が絡み合っているので，どこかだけよくしてあげると，全体がよくなることがあるのかと思われる．

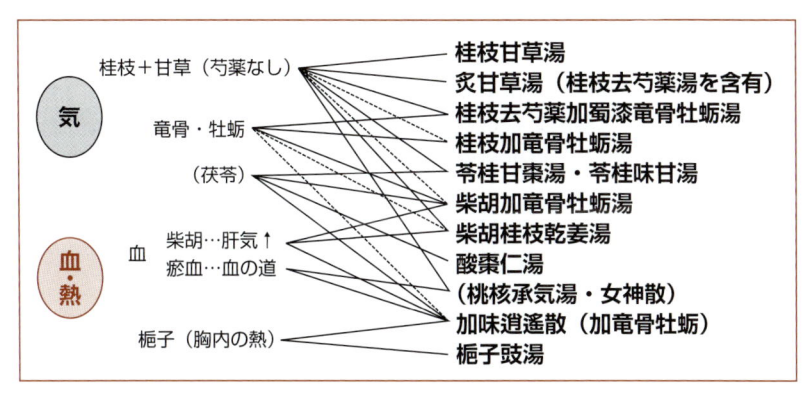

図1 動悸・不安・不眠　頻用生薬と処方の関連

▶まとめ　動悸・不安と方剤（図1）

- 動悸と不安はしばしば同時に出現し，睡眠障害（不眠，不快な夢を見るなど）を伴いやすい．これらは主に気の病的な変動によって生じる．気を順調に巡らせる生薬は順気薬といわれる．
- **桂枝**（実際には桂皮）は気の上衝を治める作用があり，特に甘草と組んで動悸や不安感に用いられる．ただし芍薬はその順気作用を腹部に導くといわれ，胸満に対しては用いられない．桂枝加竜骨牡蛎湯には芍薬が含まれ，胸苦しさなどの胸満症状が強いときには桂枝去芍薬加蜀漆竜骨牡蛎湯のほうが適応となる．
- **竜骨**（大型哺乳類の骨の化石）と**牡蛎**（カキの殻）はしばしば併用され，動悸や精神不安定が使用目標となる．
- **茯苓**には補気作用や利水作用もあるが，"安神"つまり精神安定化作用もある．これらは腹部所見上，いずれも腹動（腹部の動悸，特に心下悸）が使用目標となる．
- **柴胡**は漢方医学的な"肝"の機能亢進を沈静し，いわば上腹部の気血の流通をよくする．柴胡剤や駆瘀血剤も上述の順気薬と組んで，動悸や不安感の改善に用いられる．

> **ワンポイントアドバイス**　腹から突き上げてきて胸で動悸がするものには苓桂甘棗湯が第1候補．

症例 9 22歳・女性　頭痛

症例演習　初級編

（担当医：貝沼茂三郎）

現病歴　4月に就職して1日中パソコンと向き合う仕事をするようになった．その頃からほぼ毎日頭痛（ズキズキする痛みよりは後頭部を中心として重い感じで，時に嘔気を伴う）が出現するようになり，同年6月当科を受診した．

身体・検査所見

身長 153 cm，体重 55 kg，血圧 95/41 mmHg，脈拍 71/分・整，体温 35.7℃，神経学的異常所見なし．

漢方医学的所見

(1) 自覚症状
1) 寒がり．足先が冷える．冬は電気毛布，カイロが必要．長風呂でのぼせる．
2) 汗をかきやすく，特に首から上に汗をかきやすい．
3) 食欲：食欲はあるが，食後いつまでももたれる感じがある．幼少時代から食べすぎると嘔吐してしまう．
4) 睡眠：眠りが浅い．悪夢を見ることが多い．
5) 排便：1日1回，普通便．
6) 排尿：1日5〜6回，夜間尿なし．
7) かぜをひきやすい．疲れやすい．食後の眠気あり．
8) 顔色：いつも赤ら顔だと思う．
9) 口の渇きなし．お茶が好きでよく飲む．
10) 目が疲れる．肩こりがする．
11) 皮膚がカサカサする．アザになる．爪が割れやすい．
12) 月経不順あり．経血塊あり．月経痛なし．

漢方医学的所見

(2) 他覚所見
1) 顔色良好，色素沈着（−），皮膚はやや乾燥傾向あり，四肢冷（−）．
2) 脈候：やや沈，やや小，やや虚．
3) 舌候：正常紅色，腫大（±），歯痕（＋），湿潤した白黄苔（＋），舌尖部の赤み（−）．
4) 腹候：腹力中等度，両側腹直筋緊張（＋〜±），胸脇苦満（−），心下痞鞕（＋＋），心下振水音（−），鼓音（−），心下悸（−），臍上悸（−），臍下悸（−），臍傍圧痛（−），小腹不仁（−）．

臨床経過

- 初診日：(A) の病態と考え，(B) を投与した．
- 2週後：ほとんど頭痛なし．食べすぎたなと思っても嘔吐しなくなった．他覚的に心下痞鞕の所見も改善．その後も経過良好にて治療終了となる．

問題　(A) の病態，(B) の処方をお答えください．

▶ 処方決定までの思考過程

　この方は主訴が頭痛でしたが，主訴を聞いたときに，まずいくつか頭痛によく使う方剤が頭に浮かびました（葛根湯，三黄瀉心湯，呉茱萸湯，桂枝人参湯など）．しかし漢方処方を決定していくには，何よりもこの患者さんが陰証なのか陽証なのか鑑別することが大事になります．そこでまずは陰証か陽証か，自覚症状から，考えてみました．自覚的には寒がりで，冬は電気毛布，カイロが必要である，などから陰証ではないかと，ただし長風呂をするとのぼせることより，四逆湯類を用いる本格的な陰証ではなく，陽証から陰証への移行付近で，太陰病あたりかと考えました．虚実では，脈の緊張や腹力から考えるとあまり虚証とは思えません．しかし，冷えがあって陰証の傾向があり，次に述べる気血水に関する考察にもあるように，胃腸も虚弱で気虚や血虚などが認められる点などから考えると，虚証が疑われ，本症例では虚証～虚実間と考えられます．

　気血水では，足は冷えるが，のぼせることがあり，いつも赤い顔をしていることなどから気逆，また食後の眠気やかぜをひきやすいことから気虚，皮膚がカサカサする，爪が割れやすいなどから血虚があり，月経不順，経血塊も認められることから，瘀血の存在もあるのではないかと考えました．

　さらに舌の所見で，腫大・歯痕が認められたことから，軽度の水毒も認められました．しかし本症例では頭痛がほぼ毎日あり，月経周期や天候に左右されないことから，瘀血や水毒による頭痛は否定しました．また自覚症状では，頭痛以外には，食欲はあるけれども食後いつまでももたれる，幼少時代から食べ過ぎると嘔吐してしまう，などから平素より胃腸も弱いのではないかと考えました．

　『傷寒論』に「太陽病．外証未除．而数下之．遂恊熱而利．利下不止．心下痞鞕．表裏不解者．桂枝人参湯主之」*とあり，人参湯証の陰証の下痢に桂枝湯証のような表熱（太陽病の熱）を伴う，虚弱者の感冒性下痢症などに応用される方剤です．その構成生薬は桂枝，甘草，人参，白朮，乾姜の5つですが，人参湯（各3両）の甘草が4両と増量され，それに桂枝が4両加わっている内容です．よって，桂枝人参湯は人参湯と桂枝甘草湯の合方ともいえ，太陰病虚証の人参湯証で上衝傾向が強いものに用いることもできるとも考えられます．

　本症例では，太陰病で著明な心下痞鞕があり，胃腸虚弱があることから人参湯証があり，さらに気逆の所見も伴っていることから桂枝人参湯と考えました．桂枝人参湯投与の2週間後には頭痛もほぼ消失し，他覚的にも心下痞鞕の所見が改善し，桂枝人参湯が有効と考えられました．桂枝人参湯は，虚証の慢性頭痛にしばしば応用される処方です．

---

*「太陽病，外証未だ除かず，而も数（しばしば）之を下し，遂に恊熱（きょうねつ）して利し，利下止まず，心下痞鞕し，表裏解せざる者は，桂枝人参湯之を主る」

解答　（A）太陰病・虚証～虚実中間　（B）桂枝人参湯

▶ 鑑別処方

- **呉茱萸湯**
  準太陰病虚証に用いる方剤である．寒がりで心下痞鞕があり，頭痛の程度がひどく，頭痛がひどいと嘔吐を伴う場合に用いる．本例でも候補となったが，吐き気が出現することはあるものの嘔吐するほどではなく，第2候補と考えた．

- **柴胡桂枝乾姜湯**
  少陽病虚証に用いる方剤である．柴胡桂枝乾姜湯は熱薬である乾姜を伴い，冷えの傾向もある．一般には腹力が中等度より弱く，軽度の胸脇苦満（胸脇満微結），臍上・臍下の腹動などを認め，不眠などの精神不安，軽度の上熱下寒傾向があり，首から上に汗をかきやすいような場合に適応するが，強い頭痛にはあまり用いない．また本症例では胸脇苦満がなく，心下痞鞕が強い点からも候補としなかった．

- **真武湯**
  少陰病虚証に用いる方剤である．めまい感を伴うことが多く，腹部所見では心下悸がある．本症例では，めまい感が不明で心下悸がなく，気逆の傾向があることからなどから選択しなかった．

- **葛根湯**
  太陽病実証に用いる方剤である．後頸部・首（・肩）のこりを伴う場合の頭痛に用いるが，麻黄を含有しているので，胃腸虚弱者には用いづらい．麻黄を含まない桂枝加葛根湯もあるが，本症例では陰証と考えられ，また心下痞鞕や胃腸虚弱の症状が強かったため，候補から除外した．

- **三黄瀉心湯**
  少陽病実証に用いる方剤である．上熱の傾向で心下痞・便秘を伴う場合の頭痛に用いる．本症例では便秘もなく陰証と考えたため，選択しなかった．三黄瀉心湯に附子を加えた附子瀉心湯もあるが，本症例では胃腸虚弱の程度から，第1選択にはならない．

参照　はじ漢十五話 p.208（甘草乾姜湯と類方），p.211（人参湯）
　　　はじ漢ノート p.44（陰証の主な治療方剤 4），p.46（陰証の主な治療方剤 5〜6）

▶ コメント

頭痛に対する方剤はいくつもある．
① 最も典型的な，筋緊張性の「項背強」の頭痛：実証なら葛根湯，虚証なら桂枝加葛根湯が一般的．
② 上衝による頭痛：漢方医学的に気の上衝による頭痛は桂枝加桂湯が典型的だろうが，めったにみない．三黄瀉心湯など黄連含有方剤による，血の上衝を伴う頭痛のほうが一般的かもしれない．心窩部（中焦）が冷えていながら上衝を伴う頭痛として，激しいものには呉茱萸湯があり，心下の水毒（水飲）が動揺するための頭痛といわれ，したがって頭痛が強いと嘔吐し，その後痛みが軽減するのが特徴である．本症例の桂枝人参湯も，人参湯証による心下の虚寒があり，桂枝が適応となる上衝を伴う病態である．このときの桂枝が表証を治すように作用すれば，老人や虚弱者にみられる感冒性下痢などの"協熱而利"となる．
③ 水毒による頭痛：水毒では頭冒感がしばしば出現し，時には頭痛をきたすが，雨など天気に影響されることが多いようである．五苓散が有名で，気逆に対する桂枝甘草

湯を内包する茯苓沢瀉湯でもしばしば頭痛を伴う．前述の呉茱萸湯も水毒の頭痛ともいえる．
④ 瘀血による頭痛：女性の性周期による頭痛には，証に応じた駆瘀血剤を用いるのは当然だが，強い頭痛に対応する代表的な駆瘀血剤となると，よくわからない．気の上衝を伴う桃核承気湯証には，頭痛があってもおかしくない．

参考文献 1) 藤平　健：桂枝人参湯による常習頭痛の治療．日本東洋医学雑誌 15：27-29, 1964

> **ワンポイントアドバイス** 胃腸虚弱で上衝傾向のある頭痛には桂枝人参湯を考える．

症例 10 症例演習 初級編
26歳・女性　腹部膨満感
（担当医：貝沼茂三郎）

現病歴　4年前から非常に疲れやすく，慢性的な気分の落ち込みがあった．またその頃より，食欲はあるが少し食べただけで腹痛と上腹部膨満感が出現し，1〜2時間続くようになった．1月18日，腹痛と上腹部膨満感を主訴に総合診療科を受診．諸検査より明らかな異常がなく，機能性胃腸症と診断された．ポリカルボフィルカルシウムを服用したが症状が改善しないため，3月9日に当科を紹介受診となった．

既往歴　心因性視力障害(15歳)

家族歴　父：糖尿病

身体・検査所見　身長158 cm，体重45 kg，血圧151/93 mmHg，脈拍81/分・整，体温36.8℃，腹部：平坦および軟，圧痛(−)，鼓音(+)．

漢方医学的所見

(1)自覚症状
1) 非常に寒がり．手足や腰から下が冷える．長風呂でのぼせる．冷房が嫌い．
2) 首から上に汗をかきやすい．手のひらに汗をかく．
3) 食欲：良好．
4) 睡眠：寝つき，寝起きが悪い．不快な夢をみることが多い．中途覚醒なし．
5) 排便：1回/日あるが，すっきりと出ない．
6) 排尿：6〜7回/日，夜間尿なし．
7) 頭がすっきりとしない．のどにつかえる感じあり．
8) 足がむくむ．乗り物酔いをする．水分摂取後に上腹部でチャポンチャポン音がする．
9) 月経不順あり．月経痛のため消炎鎮痛剤必要．経血塊なし．
10) 身体全体が(特に午前中)重だるい．気持ちが沈み，物ごとに興味がわかない．

漢方医学的所見

(2)他覚所見
1) 顔面は抑うつ状，眼光に力がない．色素沈着(−)，皮膚乾燥(−)，四肢冷(−)．
2) 脈候：やや浮，やや小，やや虚．
3) 舌候：正常紅色　腫大(±)，歯痕(+)，やや湿潤した地図状の白黄苔(+)，舌尖部の赤み(−)．
4) 腹候：腹力中等度，両側腹直筋緊張(++)，胸脇苦満(−)，心下痞鞕(−)，心下振水音(+)，心下部から左季肋下部にかけて鼓音(+)，心下悸(+)，臍上悸(+)，臍下悸(+)，右臍傍圧痛(+)，小腹不仁(±)．

臨床経過
- 初診日：(A)の病態と考え，(B)を投与した．
- 2週後：腹満・腹痛などに変化なく，逆に不眠となる．(C)に転方．
- 4週後：腹満・腹痛がかなり減り，不眠もなくなった．
- 6週後：食後の腹満は残っているが，腹痛は消失．疲れやすさは以前の10分の4まで改善．排便後の残便感もなし．
- 16週後：食後の腹満感が10分の4まで改善．寝つきもよくなった．月経の周期もほぼ正常になる．クーラーの部屋でも上着が不要．足のむくみも軽減した．

問題　(A)の病態，(B)(C)の処方をお答えください．

▶ 処方決定までの思考過程

　漢方処方を決定していくには，何よりもこの患者さんが陰証なのか陽証なのか鑑別することが大事になります．

　そこでまずは陰証か陽証か，自覚症状から考えてみました．自覚的には**非常に寒がり**で，**手足が冷える，冷房は嫌い**，などからは寒の存在が疑われ，陰証ではないかと思われます．ただし他覚的に**手足は冷たくなく，舌色正常紅，長風呂をするとのぼせてしまう**ことなどより寒が強いとは思われませんでした．そこで，本格的な陰証ではなく，陽証から陰証への移行付近と考えました．また虚実では，脈の緊張はそれほど強くないのですが，腹力などとあわせて考えるとあまり虚証とは思えませんでした．

　次に気血水では，**のどのつかえ感，腹部膨満感，午前中に身体がだるく，物ごとに興味がわかない**などから気うつを，また**頭冒感，顔がのぼせる，腹動**（心下などの悸），**不快な夢をみることが多い**などから気逆を，**月経不順，月経痛があり鎮痛剤が必要**などから瘀血を，**足がむくむ，乗り物酔いをする，水を飲むとチャポンチャポン音がする**（振水音）などから水毒の存在もあると考えました．

　また他覚所見でも，水毒（**舌の腫大や心下振水音**），瘀血（**右臍傍圧痛**），気うつ（**顔貌，腹部の鼓音**）の存在を支持する所見と思われました．

　このように気血水いずれにも異常があり，どこから最優先に治療していったらよいだろうかと考えました．その際に本症例で最も注目した点は，患者さんが診察室に入ってくる時の**うつうつとした表情**でした．その表情から，この人はまず気うつを改善しなければいけないと思いました．主訴の**腹部膨満感**と，他覚所見でも**腹力が中等度で，腹直筋の異常緊張**もあったことから桂枝加芍薬湯を候補にあげました．また**少し食べただけでもお腹が張ってしまう**こと，他覚所見で**左上腹部に打診上鼓音がある**ことなどから，香蘇散料も鑑別すべき処方と考えました．これらの2方剤のうち，腹部症状だけでなく，**気分の浮き沈み**もあることから香蘇散料をまず投与することとしました．あいにくこれは無効でしたが，本症例では「陰陽」よりも「気うつ」をキーワードとして証を再考することとしました．

　そこで他の気うつの症状として，**のどのつかえ感**に注目しました．のどのつかえ感に対しては「咽中炙臠」ということで半夏厚朴湯が有名ですが，『勿誤薬室方函口訣』には「此方は局方に四七湯と名づく，気剤の権輿なり．故に梅核気を治するのみならず，諸気病に活用してよし」と記載されています．そこで半夏厚朴湯はのどのつかえ感だけでなく，広く気うつの病態に適応があり，腹部膨満感にも応用できるのではないかと考え，転方しました．その結果，腹部膨満感だけでなく，不眠，月経不順，冷え性なども改善し，著効が得られました．

▶ 鑑別処方（症例7の図1も参照）

● **桂枝加芍薬湯**

　太陰病虚証に用いる方剤である．腹満，腹痛，腹直筋の緊張を目標に用いる．本症例は少し便秘傾向で，腹満，腹痛，両側の腹直筋緊張があったため，一番に鑑別すべき方剤と考えられる．本方証における腹満は，臍を中心に腹部全体に及ぶことが多い．

解答　(A)少陽病・虚実間，気うつ　(B)香蘇散料　(C)半夏厚朴湯

- 香蘇散

  準太陽病虚証に用いる方剤である．①食欲がなく，②少し食べてもすぐにお腹（特に左上腹部）が張ってしまうような場合に用いる．同部位に打診で鼓音を認めることが多い．本症例では，逆に不眠となってしまったが，第1選択薬としてあげられる方剤である．

- 梔子豉湯

  準少陽病虚証に用いる方剤である．胸中の熱をさまし，抑うつ気分を改善する．肩から下に引っ張られるような，沈んでいくような気分がして，特に朝が悪い，などを目標とする．本症例では，胸がもやもやし，うつ状態特有の，午前中に身体がだるい，などの症状があったが，舌尖部の赤みがないなど，裏熱を示唆する所見に乏しく，また腹満感が主訴であることから第1選択薬とは考えづらい．

- 厚朴生姜半夏甘草人参湯

  準太陰病虚証に用いる方剤である．腹満（虚満）を目標として用いるが，桂枝加芍薬湯よりは虚証で腹直筋の緊張や腹痛はあまりなく，嘔気や嘔吐を伴う．また他覚所見としては心下痞鞕がある．本症例では自覚症状として嘔気・嘔吐がない点と，他覚所見で心下痞鞕がない点で鑑別できる．

- 大建中湯

  準太陰病虚証に用いる方剤である．腹力が軟弱で，腸の蠕動異常（モクモクと動く）が目標となる．また他覚的な臍周囲の冷えも目標となる．本症例では腹診で鼓音を聴取するなど，寒よりも気うつによる腹部膨満感である点から鑑別できる．

参照　はじ漢十五話 p.249（半夏厚朴湯）
　　　はじ漢ノート p.54～55（気の異常とその治療）

▶ コメント

① 証決定には上記の思考過程が原則であるが，差し当たり病名や症候に特徴的な頻用方剤を頭に浮かべるところから考えてもよい．そうなると，のどにつかえる感じがあることから，『金匱要略』の条文「婦人咽中如有炙臠．半夏厚朴湯主之．」*で有名な半夏厚朴湯が頭に浮かぶ．また少し食べても上腹部の膨満感が出現することから香蘇散も候補となる．上腹部中心の腹痛であれば柴胡桂枝湯も候補であろうが，腹直筋の緊張はあるものの胸脇苦満がない．ここで気血水の異常では気うつがあり，陰陽や虚実でスクリーニングをかけると，まず香蘇散を処方してみたとも考えられる．このように，思考の順序はいろいろで，最も重要な陰陽や虚実が最後に頭に浮かぶこともあるのが，臨床の現実であろう．

② そして香蘇散が無効であった．ここで証を見直す．実際の臨床ではしばしばあることである．本例の場合は，香蘇散ではなく半夏厚朴湯が有効であった．この結果も含めて考えれば，香蘇散に比較して半夏厚朴湯の方は実証であること，咽中炙臠の相当する咽喉部症状があったこと，そして構成生薬の半夏，茯苓，生姜はいずれも利水薬であって水毒にも対応していること，などがあげられる．

③ 結果として，気や水の異常だけではなく，月経不順といった瘀血関連症候や冷えも改善した．このように，すべての異常に対して対応しなくても，生体のアンバランスの主たる部分を治療すると，自然治癒能力が発揮され，玉突き現象のように全身の病

---

*「婦人，咽中に炙臠（あぶった肉片）有るが如し．半夏厚朴湯之を主る」

態が改善することがある．考えてみれば，生体に発生した病状に対して，常に医治が必要なわけではない．

本症例は以上のような要素を含んでいる．いずれにしても腹部膨満感という主訴のみをキーワードとしては，半夏厚朴湯は導き出せそうもない．順を追った漢方医学的な証の検討が正解につながっていることは重要である．

▶ まとめ　気うつとその治療

気は機能異常をきたすと上に行く傾向があり，上衝（上逆，のぼせ）をきたしやすい．気の異常のもう1つに，気うつがある．気うつの症状として，腹部であれば腹満，胸部であれば胸満や抑うつ，その他に耳閉感やのどの閉塞感などがある．

気うつに対する治療としては，うっ滞した気を巡らせる代表的な順気薬として桂皮があるが，桂皮を含有する代表処方は表虚証（太陽病虚証）に適応となる桂枝湯である．桂枝湯の中の芍薬は桂皮の順気作用を下方に引き寄せるといわれ，芍薬を倍増した桂枝加芍薬湯は，太陰病の虚性腹満に対する代表的方剤である．逆に桂枝湯の中の芍薬を抜いた桂枝去芍薬湯は，胸満に対する代表的な方剤で，動悸や不安感が加われば竜骨や牡蛎を加えた桂枝去芍薬加蜀漆竜骨牡蛎湯，動悸や不整脈があれば炙甘草湯，麻黄附子細辛湯を合方した桂姜棗草黄辛附湯などがある（表1）．

気の閉塞としては半夏厚朴湯が代表的であり，咽中炙臠といわれる咽喉部のつかえ感が有名な使用目標で，いわゆる"気のせい"といわれる咽頭神経症にも，気管支炎などの呼吸器疾患による喀痰の絡むような病態にも用いられる．香蘇散は半夏厚朴湯より虚証で，軽症の感冒の初期など，少々うっとおしい程度の病態に適応となる．しかし，耳閉感や，少し食べても上腹部（左優位）の腹満が出現し，その部の打診にて鼓音があるような病態には，有効なことが多い．そのほか梔子豉湯は胸内にこもった虚証の熱を冷まし，女神散は瘀血と上衝が特徴的である．

表1　気うつに対する主な方剤（1）

方剤	病位	使用目標・応用
桂枝去芍薬湯	太陽	胸満，呼吸困難
桂枝去芍薬加蜀漆竜骨牡蛎湯	準少陽	火邪，心悸亢進，驚狂
炙甘草湯	準少陽	脈結滞，心動悸 虚労不足，咳喘，上気，胸満
桂姜棗草黄辛附湯	太陰～少陰	〔桂枝去芍薬湯加麻黄附子細辛湯〕 気分，心下堅大如盤辺如旋杯，胸満
桂枝湯	太陽	表虚証，上衝，自汗
桂枝加芍薬湯	太陰	腹直筋緊張，腹満，腹痛

参考文献　1）岡本康太郎，他：神経症に対する半夏厚朴湯の効果．現代東洋医学 15：571-576，1994

> ☞ **ワンポイントアドバイス**　半夏厚朴湯はのどのつかえ感だけでなく，抑うつ状態に対して広く用いることができる．

症例 11　53歳・女性　右膝関節痛

（担当医：貝沼茂三郎）

現病歴　4月10日頃から特に誘因なく，右膝関節腫脹，疼痛が出現．立ち居が困難となり，正座をすることもできなくなった．4月15日に近医整形外科を受診．関節水腫に対して関節穿刺を薦められたが，本人が希望せず，非ステロイド性消炎鎮痛剤などで保存的に加療されていた．その後，膝関節の腫脹はやや改善したものの，膝関節の屈伸運動が十分できないため，同年5月23日当科を受診した．

既往歴　甲状腺腫手術(31歳)，右下肢静脈瘤(33歳)

身体・検査所見　身長157 cm，体重56 kg，血圧95/62 mmHg，脈拍68/分・整，体温36.4℃，右膝関節に腫脹と強い熱感あり．白血球数増加やCRP上昇なし．

漢方医学的所見

(1) 自覚症状
1) どちらかといえば寒がり．風呂で温めても痛みは改善せず．冷湿布で冷やしたほうがいい．
2) 汗はあまりかかない．
3) 食欲：良好．食後すぐに眠くなる．
4) 睡眠：痛みによる睡眠障害なし．
5) 排便：1回/日，普通便．
6) 排尿：6〜7回/日，夜間尿2回．
7) 顔色不良なし．頸部のこりなし．
8) 口が粘る．よくのどが渇くが，冷水よりも湯茶のほうが好きでよく飲む．
9) 目がまわる．立ちくらみをする．
10) 右膝関節の疼痛があり，腫れたり，熱をもつことがある．関節に水のたまることがある．膝が痛んで正座しにくい．
11) 月経：不順なし．経血塊なし．鎮痛剤不要．

漢方医学的所見

(2) 他覚所見
1) 顔色良好，皮膚枯燥(−)，四肢冷(−)，手掌発汗(−)．
2) 脈候：浮沈間〜やや沈，大小間，虚実中間，数遅中間．
3) 舌候：やや暗赤色，腫大(±)，歯痕(−)，乾燥した薄い黄苔(+)，舌尖部の赤み(−)．
4) 腹候：腹力中等度，両側腹直筋緊張(±)，右胸脇満微結(+)，心下痞鞕(−)，心下振水音(−)，鼓音(−)，心下悸(−)，臍上悸(−)，臍傍圧痛(−)，小腹不仁(−)．

臨床経過
- 初診日：(A)の病態と考え，(B)を投与した．
- 2週後：長く座ると違和感があるが，だいぶよい．他覚的にも膝の熱感が改善．
- 4週後：田んぼに入ったり，バレーの試合をしても膝関節痛が出現しなくなった．

問題　(A)の病態，(B)の処方をお答えください．

症例11　53歳・女性　右膝関節痛

▶処方決定までの思考過程

　処方決定には何よりも陰陽の鑑別がとても大事になります．本症例においては**自覚的にはどちらかといえば寒がり**でしたが，**お風呂に入って温めても膝関節痛が軽減せず**，局所的に**膝の熱感も強く**，**冷湿布で冷やしたほうがよいこと**，また**発症してから1か月程度の経過**でまだ日が浅かったことから，陽証と考えました．さらに**脈力もあまり弱くない**ことから，虚実間～実証と考えました．
　次に気血水の異常で考えると，**目がまわることや，立ちくらみがすること，関節に水がたまってしまうこと**などから水毒と考えました．
　他には，**食後の眠気**があり，気虚の所見が軽度あると思われましたが，瘀血や血虚などの血の異常を示唆する所見は認められませんでした．そこで本症例は，陽証・虚実間～実証で水毒の異常があると考えました．
　次に主訴から考えたときに，神経痛や関節痛は，その病気の主座の多くは表にあると考えます．ですから一般的には，神経痛や関節痛に対しては，陽証のなかでも太陽病期に用いるような，桂枝や麻黄が含まれた処方を選択します．そのなかで，越婢加朮湯は桂皮を含みませんから太陽病とはいいがたいのですが，表に近い少陽病すなわち準少陽病に適応となり，実証で強い炎症（発赤・腫脹），口渇，自汗を目標として用います．
　本症例では，自汗傾向は明らかではなく口渇もない点で，越婢加朮湯の典型例とはいえませんでした．しかし局所の炎症が強いため熱を冷ます石膏が必要と考えたこと，また関節水腫に対して朮などの利水剤が必要と考えたことから，越婢加朮湯を選択しました．その結果，2週間後には痛みが軽減し，4週間後には痛みがほぼ消失し，廃薬となりました．

▶鑑別処方

● **麻黄（加朮）湯**
　　準太陽病実証に用いる方剤である．関節の炎症が強く，無汗で脈の力などが強いものを目標とする．本症例では局所の炎症が強い点で，麻黄や杏仁だけでなく，石膏も必要と考えて鑑別した．

● **葛根湯（加朮）**
　　準太陽病実証に用いる方剤である．関節の炎症が強く，後頸部や背中のこりが強いもの，腹診で特徴的な左臍直上の圧痛などを目標とする．しかし本症例では，自覚症状で後頸部のこりもなく，他覚所見で左臍直上の圧痛点などもない点で鑑別した．

● **桂枝二越婢一湯（加朮）**
　　準太陽病虚実間に用いる方剤である．越婢加朮湯よりはやや虚証で，明らかな炎症があり，口渇，自汗を伴うものを目標とする．エキス製剤では桂枝湯と越婢加朮湯を混ぜて用いる．桂枝（実際には桂皮が用いられる）には上衝を抑制するとともに，他の構成生薬の薬能を表に収束する働きがある．本症例でも有力候補となるが関節の炎症症状が強かったため，どちらかというと本方証より実証だと考えたことで第1選択とはしなかった．

● **防已黄耆湯**
　　太陰病虚証に用いる方剤である．水肥り，暑がりの寒がりで汗かきの女性に多く使われ

解答　(A)陽証（準少陽）・実証，水毒　(B)越婢加朮湯

る．腹部は肥満して軟弱，関節水腫を伴う関節痛に用いられ，変形性膝関節症の頻用処方とされる．本症例の場合は，関節の腫脹も伴っていたことから，次の手としては合方することも考えられたが，虚実と熱候の強さから，単独での第1選択とは考えられない．

● 桂枝芍薬知母湯

太陽～少陰病の準位でやや虚証に用いる方剤である．他覚所見として，関節が変形し，疼痛関節に触るとゴツゴツした感じがあるものを目標とする．腹部所見ではある程度の太さを持った腹直筋の緊張が認められ，皮膚の枯燥傾向も参考になる．変形性関節症の多くや関節リウマチに適応となることが多い．本症例は陽証であり，陰陽の違いがあり，関節の変形や腹直筋の緊張，皮膚枯燥などが明らかではなかったことから，鑑別できる．

● 八味地黄丸

太陰病虚実間に用いる方剤である．下半身，特に膝から下の冷えを目標とし，腹診では小腹不仁や心下痞鞕がみられる．また強い炎症にはあまり用いられない．本症例では下腿の冷えがなく，小腹不仁も明らかではなかったことからも，候補とならなかった．

参照 はじ漢十五話 p.229〜231（麻黄・桂枝の流れ）
　　 はじ漢ノート p.64〜65（麻黄・桂枝の流れ）

▶ コメント

麻黄は表に近い位置の，実証に対する利水剤である．炎症に伴う腫脹は，熱を伴う一種の水毒と考えられるので，表あるいは表に近い部分の炎症には麻黄が適応となることが多い．炎症（熱）が強ければ石膏と組み，越婢湯の骨格となる．麻黄剤が適応となる典型例として上気道炎症や湿性咳嗽があげられるが，皮膚や関節，神経など外胚葉由来臓器の炎症にも麻黄含有方剤が多用される．しかし，本格的な表証である太陽病では大青竜湯のように桂枝が必ず含まれ，桂枝を含まず麻黄含有の越婢湯（加方）は少陽病位に属する．同様に麻杏甘石湯証なども表に近い少陽病で，いずれも実証でありながら自汗を伴う点が太陽病とは異なる．

▶ まとめ

① 関節は神経と共に表裏でいうと表に属すると考えられる．したがって関節疾患では，典型的な表証すなわち太陽病に適応となる方剤を基本に，加味方が用いられることが多い．桂枝湯を例にとると，寒を伴う疼痛があれば附子を加え（桂枝加附子湯），腫脹があれば駆水作用のある朮（主に蒼朮）を足し（桂枝加朮附湯），さらに尿不利や心下悸，筋肉のピクツキなどがあれば茯苓も加える（桂枝加苓朮附湯）参考になる．以上の加方をエキス製剤で行うには，茯苓・朮・附子を含む真武湯を合方する．また，特に関節リウマチでは，防已や黄耆を加えると更に有効なことが多く，結果的には防已黄耆湯の合方とほぼ同じ内容となる（表1）．

② 以上の他に関節疾患に用いられる方剤として，気血両虚を補う十全大補湯に類似した内容を基に附子などを含む大防風湯，駆瘀血作用が中心の疎経活血湯・桂枝茯苓丸・当帰芍薬散，高齢者などに多発する腎虚を伴う腰以下の疼痛に多用される八味地黄丸などがある（表2）．

表1 関節疾患に用いられる主な方剤（Ⅰ）
表に対する（桂枝・麻黄含有）方剤

処方	使用目標
越婢加朮湯	強い炎症（発赤・腫脹），口渇，自汗，実証
麻黄湯	無汗，実証
葛根湯	無汗，実証，項背こわばる
桂枝二越婢一湯	炎症（熱・腫脹），口渇
桂枝芍薬知母湯	腹部やや陥凹，腹直筋攣急，身体枯燥
桂枝湯	虚証，自汗
甘草附子湯	強痛（近之則痛撃），悪風不欲去衣，自汗
烏頭桂枝湯	強痛（身疼痛灸刺諸薬不能治），虚証，自汗
烏頭湯	強痛（不眠），実証，無汗

ex）桂枝湯→桂枝加附子湯→桂枝加朮附湯
　　→桂枝加苓朮附湯（桂枝湯＋真武湯）→桂枝加苓朮附湯合防已黄耆湯

表2 関節疾患に用いられる方剤（Ⅱ）
表を意識していない方剤群

方剤	六病位	虚実	使用目標・応用
大防風湯	太陰	虚	気血両虚，慢性，十全大補湯の類方 桂枝芍薬知母湯より虚
疎経活血湯	太陰	虚	左半身優位の疼痛・筋肉圧痛，飲酒家
薏苡仁湯	少陽	間	明医指掌，附子剤の応ぜざるもの？
八味地黄丸	準太陰	間	下半身・膝以下の冷え，小腹不仁，心下痞鞕，尿利異常，夜間尿，腎虚
桂枝茯苓丸	少陽	実	頬に赤味，臍傍圧痛，細絡，瘀血
当帰芍薬散	準太陰	虚	瘀血＋水毒，冷え，水様帯下，生理痛

＊関節リウマチでは，八味地黄丸以下3方剤は主に兼用方として用いられる

参考文献
1) 杉山誠一：変形性膝関節症に対する越婢加朮湯の効果．日本東洋医学雑誌 48：319-325，1997
2) 堺澤和泉：遷延する両変形性膝関節症に越婢加朮湯が著効した1症例．漢方医学 32：196，2008

> **ワンポイントアドバイス** 局所の炎症が強い場合は実証と考え，麻黄や石膏が含有されている方剤を検討する．

症例 12　72歳・男性　動悸

症例演習　初級編

（担当医：三潴忠道）

現病歴　昨年10月頃から，30分程歩くと動悸を自覚するようになった．今年1月に近医を受診し内服薬を処方されたが，動悸が改善せず．5月当院循環器内科を受診．異常を指摘されず．動悸は歩行や食事，飲酒後に出現するが，頻拍や不整は感じない．動悸の出現が心配で食欲が落ち，心窩部痛（胃の痛み）が1か月に2～3回出現するようになり，5月15日当科を受診した．なお市販の下剤やクロレラ，ウコン，青汁を毎日服用している．

既往歴　結核腫にて左肺四分の一切除（63歳）
家族歴　四人兄弟の第三子で，姉が精神科入院中．
生活歴　喫煙は1日15～20本（30年），以後禁煙．飲酒は缶ビールを2人で1本と薬用酒1杯．
身体・検査所見　身長172 cm，体重68 kg，血圧137/87 mmHg，脈拍80/分・整，体温36.8℃．心雑音なし．下肢浮腫なし．検尿，血算および生化学的検査では異常なし．

漢方医学的所見

(1)自覚症状
1) 暑がりでも寒がりでもない．冷房は嫌い．ぬるめの風呂に入ると気持ちがよい．
2) 比較的汗をかきやすく，特に首から上が多い．盗汗が少しあり．
3) 食欲：やや低下している．食後の眠気あり．
4) 睡眠：かなり寝つきが悪く，眠りが浅い．夢もみるがいやな夢はみない．
5) 排便：20年来市販薬で調節しており，便秘時には下腹がはる．
6) 排尿：回数は多いほうで，夜間尿は2回．
7) のどや口が乾燥し，比較的多くお茶を飲む．
8) 疲れやすく，午前のほうが午後より調子が出ない．
9) 心配性で，細かいことが気になりやすい．

漢方医学的所見

(2)他覚所見
1) 顔色は良好，皮膚はやや浅黒い．
2) 脈候：浮沈間～やや沈，虚実中間，大小中間．
3) 舌候：やや暗赤色，腫大・歯痕（－），乾燥した微白黄苔が中等度（＋），舌尖部の赤み（－）．
4) 腹候：腹力やや軟弱，両側腹直筋緊張（±），軽度の右胸脇苦満（＋），心下痞（＋），心下振水音（－），鼓音（－），心下悸・臍上悸・臍下悸（＋＋），両臍傍圧痛（＋），小腹不仁（＋＋）．

臨床経過
- 初診日：（A）の病態と考え，（B）（煎じ薬）を投与した．
- 8日後：「内服開始2日目から身体が変わった．仕事のことなどが気にならなくなり，テレビを見ても面白いと思うようになった．動悸は出現していない」．
- 22日後：「苦しさがなくなり，食欲が出てきた．半年前には長生きできないと思って落ち込んで，食欲や気力がなかったが，ウソのように元気になってきた．寝つきはまだ悪い」．そこで心下悸が明らかなことも考慮し，（B）に生薬（C）を加えた．その後，寝つきの改善はわずかずつではあるが憂うつな気分はほとんど消失し，気になるほどの動悸も出現していない．

問題　（A）の病態，（B）の処方，（C）の生薬をお答えください．

▶ 処方決定までの思考過程

　患者の証を考えるとき，第1に陰証か陽証かを考えます．その際には寒熱が大いに参考になります．陰証は寒が主体の病態と考えて，概ねよいと思います．第2に，気血水の変調の観点から考察します．次いで，実際の臨床では主要症状や西洋医学的診断などを手がかりにして，適応方剤をスクリーニングしてみます．以上，3つの視点のうち，第1の陰陽・虚実が最も大切だと思います．

　まず，本症例の陰陽についてですが，冷房が嫌いで風呂に入ると気持ちがよいことから寒の存在も考えられました．しかし，風呂はぬるめが好きで暑がりでも寒がりでもないこと，顔色良好などから強い寒の存在はないと考えました．陰性食品（摂取することで身体を冷やす食品）のビール，クロレラ，ウコン，青汁を摂取していてこの程度なら，なおさらです．となると陽虚証かあるいは陰証と陽証の移行期である太陰病あたりと考えます．乾燥した舌苔は典型的には陽証です．虚実に関して，脈の緊張は中等度でしたが，腹力が弱いことから，虚証と考えました．陽証のなかで，太陽病の悪寒を伴う発熱はなく，陽明病らしい強い熱候や実の所見もないことから，少陽病の虚証と考えました．

　次に，気血水の異常については，自覚的な動悸や腹部所見の腹動から気逆の所見が明らかで，首から上の汗（頭汗）や口の乾燥なども気逆を示唆する所見と考えました．また疲れやすいことは気虚，午前中に調子が出ないのは気うつと考えました．舌の暗赤色や臍傍の圧痛など，瘀血の症候もありますが強くありませんでした．また水毒の徴候はあまりはっきりしないと思いました．よって気血水では，気逆が中心の病態と考えました．

　以上をまとめると，本症例は少陽病期虚証・気逆の病態と考えました．さらに主訴の動悸からは，桂枝甘草湯あるいは桂枝去芍薬湯や，竜骨・牡蛎・茯苓などの含有方剤が候補にあげられました．そこで，軽度の胸脇苦満（胸脇満微結）があることから柴胡剤の適応であり，方剤中に桂枝甘草の組み合わせや牡蛎を含む柴胡桂枝乾姜湯を第1候補としました．『傷寒論』太陽病下篇の「傷寒五六日．已発汗而復下之．胸脇満微結．小便不利．渇而不嘔．但頭汗出．往来寒熱．心煩者．柴胡桂枝乾姜湯主之」*の条文から，熱性疾患としての特徴を除き，慢性の非熱性疾患用に読めば，（発汗や瀉下などにより体力を消耗し）虚証で胸脇満微結があり，頭汗，心煩などよく本症例と合致していると思われます．

　臨床経過ですが，初診時に柴胡桂枝乾姜湯を処方したところ，動悸が急速にとれたのか，「苦しさ」は数日で著減したようです．しかし腹動と入眠障害が残ったため，単純に考えて，しばしば牡蛎と類似かつ併用されることの多い竜骨を加えてみました．その後3週間ほどで症状が好転したようですが，有効というには時間がかかりすぎです．竜骨を加える必要はなかったのかもしれません．

---

*「傷寒五六日，已に汗を発し，而して復之を下し，胸脇満微結し，小便利せず，渇して嘔せず，但だ頭汗出で，往来寒熱し，心煩の者は，柴胡桂枝乾姜湯之を主る」

解答　(A)少陽病・虚証，気逆　(B)柴胡桂枝乾姜湯　(C)竜骨

▶ 鑑別処方

- **補中益気湯**

　　少陽病虚証に用いる方剤である．特に気虚の病態に使用される．本症例では疲れやすいという気虚と考えられる症状はあるが，それほど強くなく，むしろ気逆や気うつがメインの病態と考えられた．また，補中益気湯では舌は腫大気味で，薄くて湿った白苔を被り，しばしば濃淡を伴う．

- **柴胡加竜骨牡蛎湯**

　　少陽病実証に用いる方剤である．少陽病であること，動悸が主症状であること，方剤中に竜骨・牡蛎や茯苓を含むことから鑑別にあがる．しかし，この方剤は実証で胸脇苦満が明らかで，便秘を伴うことがある．本症例は冷えがあり，また虚証で虚実が違うことから鑑別した．

- **桂枝加竜骨牡蛎湯**

　　準少陽病虚証に用いる方剤である．虚証であること，気逆の病態があり動悸が主症状であること，方剤中に竜骨・牡蛎を含むことから鑑別にあがる．しかし本方は桂枝湯に竜骨と牡蛎を加えたものであるから，脈は浮弱が典型で，今回の症例の脈とは異なる．また本症例では胸脇満微結を認めた点で鑑別した．発汗は首から上が多く（頭汗），盗汗（寝汗）もあることなど，典型的な柴胡桂枝乾姜湯証と考えた．

- **炙甘草湯**

　　準少陽病虚証に用いる方剤である．胸満感を使用目標とする桂枝去芍薬湯を含む方剤であるが，動悸を主症状とすることから鑑別にあがる．この方剤には地黄，麦門冬，麻子仁，阿膠など身体を潤す生薬が多く含まれている．この症例では口乾（のどや口が乾燥し，しばしば飲み物で潤したいが，多く飲みたくはない）や便秘はあるものの，それほど強い乾燥傾向が認められない．冷え症状を伴い，発汗の様子や胸脇満微結などから鑑別した．

参照　　はじ漢十五話 p.112（②主な柴胡剤とその使い方），p.117〜119（柴胡桂枝乾姜湯）
　　　　はじ漢ノート p.26〜29（柴胡剤），p.52（気逆に対する主な方剤と使用上の目標）

▶ コメント

　　柴胡桂枝乾姜湯は陽証（少陽病）の方剤でありながら熱薬の乾姜を含有し，陰証に近い少陽病・虚証の方剤といえる．腹力も弱く，柴胡剤使用の目標となる胸脇苦満も弱くて胸脇満微結といわれる．しかし，実は柴胡の含量は多く，半斤（八両）と大柴胡湯や小柴胡湯と同じで，虚証とはいうものの，"肝"を瀉す作用は強力だと思われる．すなわち，柴胡桂枝乾姜湯証では，接客中などは元気に振る舞うが，その後でグッタリと疲れるというのも，使用目的の1つである．また，五行論的には，春には"木（もく）"が盛んとなるが，肝は木に属する臓で春には機能が亢進しやすく，経験的に毎年，春先には柴胡桂枝乾姜湯証が増加する．

▶ まとめ

　　典型的な柴胡桂枝乾姜湯証の特徴は，脈は浮沈の間，大小中間で緩，やや虚．舌質は赤みが薄く（淡白紅），湿った白苔が薄め．
　　腹力は弱く陥凹傾向で胸壁から腹に向かって肋弓下が落ち込む（図1）．肋骨弓下の明ら

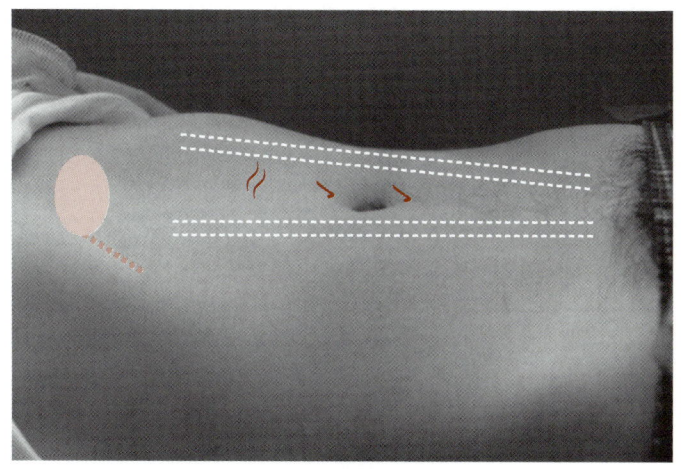

図1 柴胡桂枝乾姜湯の典型的な腹候外観

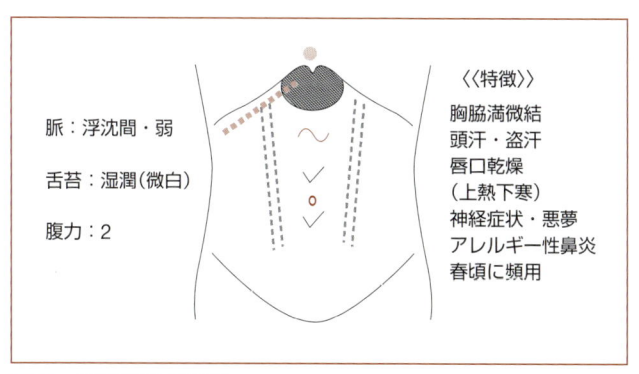

図2 柴胡桂枝乾姜湯

脈：浮沈間・弱
舌苔：湿潤(微白)
腹力：2

〈〈特徴〉〉
胸脇満微結
頭汗・盗汗
唇口乾燥
(上熱下寒)
神経症状・悪夢
アレルギー性鼻炎
春頃に頻用

かな抵抗を伴う圧痛(胸脇苦満)はないが，胸脇満微結といわれるように，胸郭内まで上方に向かって指先を差し込むと圧痛がある(これに対応する柴胡は多量に含まれていて，本症例でも胸腔内に"邪"が強力に詰まっていたのではないか．長生きできない，と悩むほどだったのだから)．臍の上下，時には心下(窩)にも腹動を触知する．心下痞鞕や，弱いが少し幅のある腹直筋の緊張を全長に認める．時には心下振水音もある．胸骨下部(鳩尾付近)の強い圧痛を目標にすることもある(図2)．

自覚的には熱薬である乾姜に対応して軽度の冷え，あるいは冷気で誘発されるくしゃみなどと，軽いのぼせ傾向(鼻閉を伴う慢性鼻炎に応用)，頭汗，盗汗，口唇の乾燥(栝楼根で潤す)，人前では頑張れるが疲れやすい，驚きやすかったり，嫌な夢をみやすい，などである．春先には肝気が亢進しながら花冷えするためか，本方証が多発する．

参考文献 1) 鍋島茂樹，他：3週間以上続いた不明熱に柴胡桂枝乾姜湯が奏功した1例．漢方医学 31：74，2007

> **ワンポイントアドバイス** 胸脇苦満と気逆の所見があれば，柴胡加竜骨牡蛎湯と柴胡桂枝乾姜湯を虚実で使い分ける．

症例 13

症例演習　初級編

39歳・女性　めまい感

（担当医：古田一史）

現病歴　昨年頃から，特に建物（病院，デパート，商店街など）に入ったときにフワフワした感じがするようになった．斜めに歩いている感じがして，肩こりもひどかった．整骨院に行き，肩こりは数か月で治ったが，めまい感がスッキリしない．運動不足かなと思いジムなどに通った．自転車こぎや歩行器などの運動後にふらつきとともに，大腿部付近にジーンとしたしびれ感が残り，時間とともに消失する．それ以降もなんとなくスッキリしない．友人のすすめで3月13日に当科を受診した．

家族歴　父：狭心症

身体・検査所見

身長149 cm，体重50 kg，血圧110/72 mmHg，脈拍81/分，体温36.6℃．

漢方医学的所見

(1)自覚症状
1) 20歳頃から手足が常に他人より冷たい．腰のまわりが寒いことがある．腰から下が冷える．ぬるい風呂が好き．
2) 食欲：良好．
3) 睡眠：良好だが，よく夢をみる．悪夢はみない．
4) 排便：大便は毎日出るがスッキリしない．下痢と便秘が交互にくる．
5) 排尿：正常．
6) 疲れやすい．翌朝疲れが残る．午後より朝に調子が出ない．
7) 物ごとに驚きやすい．
8) 肩がこる．
9) 口唇があれる．目に乾燥感がある．

漢方医学的所見

(2)他覚所見
1) 顔面：わずかに紅潮気味．
2) 脈候：浮沈中間，弱，小，緊状あり．
3) 舌候：やや暗赤色，腫大(-)，歯痕(-)，乾湿中間の白苔軽度(+)．
4) 腹候：腹力やや軟，右腹直筋緊張軽度(+)，右胸脇苦満軽度(+)，心下痞鞕(+)，心下振水音(-)，鼓音(-)，心下悸(-)，臍上悸(-)，両臍傍圧痛(+)，小腹不仁(-)．

臨床経過

- 初診日：(A)の病態と考え，(B)を投与した．
- 2週後：冷えはだいぶとれてきた．
- 4週後：調子はよい感じになってきた．めまいはこの2週間に1回だけ．疲れもとれてきた．
- 8週後：めまいもなく調子よい．以降，めまいなし．

問題　(A)の病態，(B)の処方をお答えください．

▶ 処方決定までの思考過程

　まず本症例を陰陽で考えてみると，**20歳頃から手足が常に他人より冷たかった，腰のまわりが寒いことがある，腰から下が冷える**，などからひどい冷えではありませんが冷えが若干目立ちます．よって陰証と考えてよいと思います．

　また虚実では**脈は弱で，腹力はやや軟**なので虚証と考えました．

　次に気血水では，**疲れやすい**ことから気虚，**午前中のほうが調子悪い**ことから気うつ，さらに**物ごとに驚きやすい**などの自覚症状から気逆の所見もあると考えられます．

　他には**舌がやや暗赤色で両臍傍圧痛があります**から瘀血もあります．しかし，本症例では気や血の異常はあまり強くはありませんでした．一方で，本症例の主訴である**めまい感**は，水毒と考えます．

　また**脈が細くて緊状を帯びている点**も水毒を示唆する所見になります．以上の所見より，本症例は陰証・虚証で水毒の病態と考えました．

　真武湯は茯苓，芍薬，白朮，生姜，附子の5つの生薬から構成されています．またその使用目標としては，『傷寒論』に「太陽病．発汗．汗出不解．其人仍発熱．心下悸．頭眩．身瞤動．振振欲擗地者．真武湯主之」*と記載されています．つまり，附子含有方剤であることから，陰証・虚証でめまいがして，ゆらゆらと身体がゆれて倒れそうになる場合，すなわち水毒，特に**めまい感**に対して用いるとされています．

　そこで本症例では，まず真武湯を処方しましたが，その結果，めまい感も速やかに改善しました．

　なお，めまい感やふらつき感が主訴の場合，回転性めまいには沢瀉湯，立ちくらみ（例：起立性低血圧）には苓桂朮甘湯，めまい感（フラッとする，クラッとする）には真武湯をよく用いるという口訣（く けつ）（臨床経験を多数重ねた先達が証の確信について言い当てた言葉）があります．本症例には，この口訣からも真武湯が第1選択薬になったと思います．

▶ 鑑別処方

● 柴胡桂枝乾姜湯

　少陽病虚証に用いる方剤である．『傷寒論』の少陽病提綱には，「口苦．咽乾．目眩也」**と書いてある．このことから，少陽病期に用いる方剤でめまいが改善する場合がある．陽証・虚証で冷えがあると考えれば，少陽病・虚証の柴胡桂枝乾姜湯が候補になる．自覚症状ではめまい感以外に肩こり，口唇のあれ（乾燥），目の乾燥感が，また他覚的所見からは顔面紅潮，舌候で乾湿中等度のやや薄い白苔，腹候で軽い胸脇苦満と心下痞鞕などは柴胡桂枝乾姜湯でよいと考えられる．しかし本症例で柴胡桂枝乾姜湯では合わない点としては，脈候が弱・小・緊であった点である（柴胡桂枝乾姜湯の典型的な脈候は緊状がなくて少し幅がある）．よって陰証・水毒と考えて真武湯を投与しても効果がなかった場合には

---

*「太陽病．発汗し，汗出でて解せず，其の人なお発熱し，心下悸し，頭眩し，身瞤動（ずげん）し，振振として地に擗れん（じゅんどう）と欲する者は真武湯之を主る」
**「口苦く，咽乾き（のどかわ），目眩くなり（めくるめ）」

解答　(A) 少陰病・虚証，水毒　(B) 真武湯

次の候補としてあげられる．さらにもし柴胡桂枝乾姜湯で効果不十分な場合には，この症例では冷えと水毒の傾向があり，瘀血の所見（舌がやや暗赤色，両臍傍の圧痛）もあるため，当帰芍薬散を合方したほうがよいと思われる．

● 沢瀉湯
　　準少陽病虚実間に用いる方剤である．回転性めまいに用いるが，エキス製剤はない．実際には強い回転性めまいのときには嘔気のために服用できないことがある．めまいの性状と陰陽の違いで鑑別する．

● 苓桂朮甘湯
　　準少陽病虚証に用いられる方剤である．立ちくらみ（例：起立性低血圧）や起立性調節障害を目標として用いる．桂枝・甘草の組み合わせで気逆に対応し，茯苓・朮の組み合わせで水毒を改善する．苓桂朮甘湯証では，腹候で心下悸（心下部の動悸）がほぼ必ず出現する．めまいの性状と陰陽の違い，心下悸がない点で鑑別した．

● 四逆湯類（茯苓四逆湯・通脈四逆湯）
　　厥陰病に用いる方剤である．倦怠感や四肢の冷えが非常に強く，脈は沈弱なときに用いる．本症例は軽度の疲労感はあるものの，それほど強いものでないことと，脈が弱いわりに緊状がある点で鑑別した．

参照　はじ漢十五話　p.205（真武湯），p.220（②主な駆水剤と使用上の目標（全身型）），p.222（真武湯），p.227（水毒の治療）
　　　はじ漢ノート　p.62（主な駆水剤と使用上の目標（全身型））

▶ コメント

　　「立てば苓桂（朮甘湯），回れば沢瀉（湯），歩くめまいは真武湯」

立てば **苓桂朮甘湯**	回れば **沢瀉湯**	歩くめまいは **真武湯**
立ちくらみ　冷えがない	回転性めまい	めまい感　冷えがある
	※エキス製剤にない	

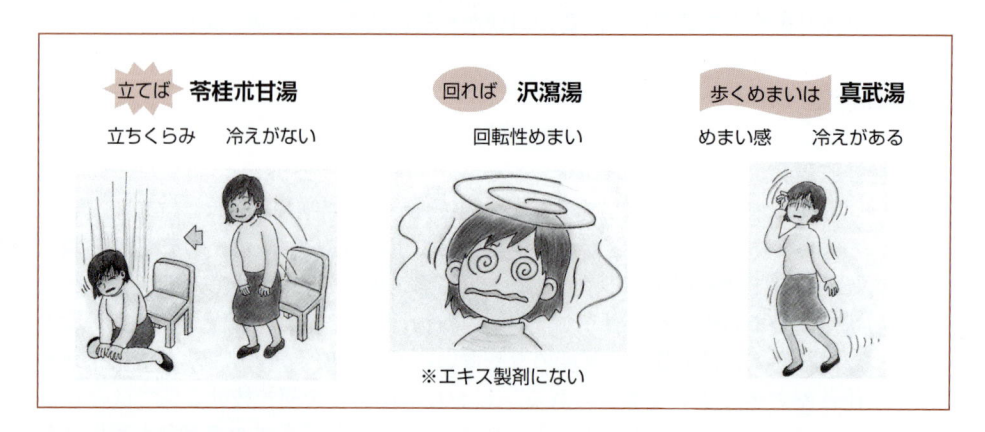

▶ まとめ　真武湯について

　　真武湯は元の名は玄武湯といったそうである．玄武は中国では四神の1つで北の神であり水の神でもある．また玄武というのは黒い色で真武湯に含まれる附子の色も黒いためこの名がつけられたのであろう．ところがこの玄武湯は，中国にそののちに玄武という皇帝が出て，その名前を口にするのは不敬であるということで真武湯になったという説がある．
　　真武湯には附子がはいっているから，陰証で虚証というのが基本の病態である．しかし

表1　真武湯の適応症

1. 歩いていてフラッとする,あるいはクラッとする
2. 雲の上を歩いているみたいで,なんとなく足元がこころもとない
3. まっすぐに歩いているつもりなのに横にそれそうになる
4. まっすぐに歩いているつもりなのに横にそれる
5. 目の前のものがさーっと横に走るようなめまい感がある
6. 誰かと歩いていて「何で私に寄りかかるのか」といわれる
7. 座ったり,腰掛けていて,クラッとし,地震かと思う
以上の7項目のうち,どれか1項目あれば真武湯証の併存と考える

それほどひどい陰証の薬ではないので,あまり冷えが強くなくとも使える.

　小倉重成先生から伝えられた口訣に「困すれども窮することなし」というのがある.フラッとしても,実際に倒れるまではいかないという意味である.さらに熱薬である附子は駆水作用もある.真武湯は茯苓・朮・附子という3つの駆水剤に芍薬,生姜が組み合わさった5つの生薬で構成されている.そのため使用目標もポイントは裏寒と水毒症状があることにある.

　真武湯の水毒の症候としてはめまい感が重要なポイントだが,藤平健先生は,真武湯の使用目標であるめまい感に関して,**表1**にあるような7項目のうち,1項目でも満たしていれば真武湯証があると考えてよいと言われていた.また水毒の他の症候としては頭冒感(頭に帽子をかぶったような感じ)があるが,これも真武湯証でよく出る.

　他覚的な所見では,多くの場合に心下悸を伴う.また,水毒はしばしば脈が細くて緊状をもつ.指3本で浮かべたり沈めたりして,血管から手が離れる直前,わずかに血管壁に触れている状態ですーっと筋ばった,木綿糸が突っぱったようなものが触れる.この脈候も真武湯を選択するときの重要な所見になる.さらに高木嘉子先生は,真武湯証では臍の左2横指あたりに圧痛があると言っている.

　また,直中の少陰で一番有名な方剤は麻黄附子細辛湯だが,真武湯もしばしば使われる.胃腸が少し悪いような,下痢したりするような場合にも使う.感冒性下痢でも使えることがある.幅広く使えることから"陰証の葛根湯"と言ったりする.しかし四逆湯(類)証であるような完穀下痢はない.

参考文献　1)　伊藤栄一,他:脳血管障害後遺症に対するツムラ真武湯の臨床効果.臨床と研究 71:562-568,1994
　　　　　2)　梶井信洋:肝癌ラジオ波焼灼療法後の眩暈感に真武湯が著効した1例.漢方医学 32:118,2008

> **ワンポイントアドバイス**　冷えのあるめまい感("フラッとする,クラッとする")には真武湯を考える.

症例 14　43歳・男性　のぼせ感

症例演習　初級編

（担当医：三潴忠道）

現病歴　最近数か月仕事が立て込み，疲れていた．今日も朝から多忙であったが，午前中から時々軽い寒気に続いて首から上を中心にわずかに暑く感じ，汗ばむ．後頸部から後頭部にかけてこわばり感が出現し不快である．かぜをひきそうだとのことで受診した．

既往歴　喘息(幼児期)，肺炎(4歳頃)，急性腎炎(7歳)

身体・検査所見　身長174cm，体重73kg，咽喉部の発赤なし．

漢方医学的所見

(1) 自覚症状
1) 午前中から時々軽い寒気に続いて首から上を中心にわずかに暑く感じる．足の冷えなし．
2) 汗ばむ．
3) 食欲：正常．
4) 睡眠：良好．
5) 排便：1回/日．
6) 排尿：5〜6回/日，夜間尿なし．
7) 口渇なし．
8) 後頸部から後頭部にかけてこわばる．
9) 鼻の奥が時にムズムズするが，のどは痛くない．咳や鼻汁は出ない．

漢方医学的所見

(2) 他覚所見
1) 顔色良好．皮膚は汗でやや湿っている．
2) 脈候：比較的幅があり浮の傾向で，緊張は弱い．
3) 舌候：やや暗赤色，乾湿中間の白苔(＋)．
4) 腹候：腹力やや充実，両側腹直筋緊張(＋)(上腹部中心)，胸脇苦満(＋)(右側優位)，心下痞鞕(−)，心下振水音(−)，鼓音(−)，心下悸(−)，臍上悸(＋)，右臍傍圧痛(＋)，小腹不仁(−)．

臨床経過
- (A)の病態と考え，外来で(B)(エキス製剤)1包を熱湯にとかして内服させた．
- 10分程度で後頸部から後頭部にかけてこわばりが軽減した．念のためさらに2回分を持たせたが，以後，症状は消失した．

問題　(A)の病態，(B)の処方をお答えください．

▶ 処方決定までの思考過程

　病人の証を判定する際，最も大切なことは陰証か陽証かです．この陰・陽は病態の性質を表すとともに，病気の時期を表す尺度ともなります．すなわち病気は一般に陽証から始まり時間と共に陰証へと移行することが多いのです．

　病態の時間的尺度としては，陽証ではさらに太陽病→少陽病→陽明病と進行し，陰証では太陰病→少陰病→厥陰病と進行するのが1つの典型です．

　さて，本症例では「今日の午前中から」発症したとのことで，太陽病が最も疑われます．急性熱性疾患の発症4〜5日後ぐらいまでは多くが太陽病です．

　さらに『傷寒論』には「太陽之為病．脈浮．頭項強痛．悪寒」*と記載されています．本症例の**悪寒(寒気)がして発熱している(暑く感じる)**ことは典型的な表(ひょう＝太陽の位置する部位)の症状で，**後頸部から後頭部にかけてのこわばり**は項強そのもの，**脈も浮**であり，『傷寒論』の記載に合致します．

　なお太陽病は病気の初期であり，一般に舌や腹部所見にはまだ影響が出ません．したがって従来の症候から変化していなければ，その所見は旧病つまり感冒にかかる前の証によるものと考えて無視します．

　次に虚実については，**疲れていたこと**，**脈の緊張が弱いこと**，**悪寒が軽いこと**(悪風)から虚証と考えられます．また太陽病では**自然発汗**(自汗)の傾向があることも虚証傾向の重要な手がかりです．表虚証ではしばしば自汗傾向があります．**明らかな咽喉痛や咳嗽などの炎症症状や，関節痛などがないこと**も麻黄を含有する方剤の証である可能性が少ない，つまり虚証を示唆します．

　以上から，太陽病に用いられる主な方剤の一覧(初級編症例1の表2)を参考に考えてみます．太陽病で**自汗**より虚実間以下で，**咽喉痛や咳嗽がなくムズムズ**といった軽微な症状であり，**脈が弱**より，虚証の桂枝湯か桂枝加葛根湯が考えられます．

　項強(**後頭部〜後頸部のこわばり**)は太陽病期に共通の症状ではありますが，虚証では軽微であることが普通です．しかし本症例では**主訴といえるほどに強い**ので，桂枝湯証で項背のこわばりが強いと考え桂枝加葛根湯としました．

▶ 鑑別処方

● **小青竜湯**
　　太陽病虚実間に用いる方剤である．本症例では鼻水やくしゃみといった水毒傾向がなく，顔色も青白くない点で鑑別した．

● **桂枝麻黄各半湯**
　　太陽病虚実間に用いる方剤である．本症例では顔は赤くもなく，「熱多く寒少なし」の症候もない点で鑑別した．

---

*「太陽の病たる，脈浮，頭項強痛して，悪寒す」

解答　(A)太陽病・虚証　(B)桂枝加葛根湯

- **桂枝二越婢一湯**
  太陽病虚実間に用いる方剤である．桂枝麻黄各半湯と同様に「熱多く寒少なし」の症候がない．口渇がないことも石膏含有方剤である桂枝二越婢一湯の適応を否定する材料となる．
- **葛根湯**
  太陽病実証に用いる方剤である．桂枝加葛根湯とは虚実が異なる．もし葛根湯ならば，無汗で脈も実で，咽喉痛や咳嗽などの炎症症状がもっと強く認められることが多い．

参照 はじ漢十五話 p.58〜81(太陽病)，p.59・80〜81(桂枝加葛根湯症例)，p.64(④太陽病の主な処方と使用上の目標，⑤太陽病の主な処方と構成生薬)，p.72(桂枝加葛根湯)
はじ漢ノート p.22〜25(太陽病)，p.98〜99(かぜ症候群に対する漢方)

▶ コメント　証の併存

本症例では，太陽病証が明らかだと考えたときから，舌や腹部の所見は旧病によるものとして，無視した．もう1つの考え方として，舌のやや暗赤色，右臍傍圧痛(+)などから瘀血，舌の乾湿中間の白苔(+)，腹候で腹力やや充実，右側に優位の胸脇苦満，上腹部中心の両側腹直筋異常緊張(+)，臍上悸(+)などから柴胡剤(柴胡桂枝湯？)の証も併存していた可能性がある．証の併存(併病)治療の第1原則は「先表後裏」である．この例では太陽病つまり表証と，恐らくは少陽病(瘀血と柴胡剤の証)つまり半表半裏証の併存で，表証を優先的に治療し，表から見れば裏の方に位置する半表半裏証への対応を後回しにしたともいえる．いずれにしても表証があるときには，表証の治療を優先するのが原則といえる．

▶ まとめ　初期かぜ症候群(太陽病)に適応となる主な漢方処方と使用上の目標(表1)

初期かぜ症候群(太陽病)に対する方剤の選択は次の3つのステップで考えるとよい．

①太陽病であるかどうか
太陽病の特徴は発熱(自覚的な熱感)を前提とした寒気がすること．悪寒が軽い(悪風)場合は，風に当たると不快な程度のこともあり，問診が大切．脈が浮脈であることも確認する．他の症候としては，後頭部・後頸部のこわばり感や頭重・頭痛があげられる．また，発症してから1週間以内のことがほとんどである．

②虚実を判定する
最も重要なのは自汗(自然発汗)の有無である．自汗があれば虚証〜虚実中間，無汗(自汗なし)は実証．自汗は軽度の場合見落としてしまうこともあるが，患者の背中などを直接手で触って湿り気を確かめることが大切．
また，炎症症状(咳，咽喉痛)の有無も参考になる．自汗と炎症症状を組み合わせると以下のように鑑別できる．無汗で炎症症状が強ければ実証，自汗があり炎症症状がある程度強ければ虚実間，自汗があり炎症症状が軽微なら虚証．もちろん脈が実(強い)なら実証，虚(弱い)なら虚証．ここで，太陽病が確実で，自然発汗が少しでもあれば，実証ではない．

③特徴的な症候を探る
虚実が判定されたら，特徴的な症候から方剤を選択する．本症例では虚証で"後頸部から後頭部にかけてこわばる"という葛根が主治する症状が強いので桂枝加葛根湯となる．

表1 初期かぜ症候群に適応となる主な漢方処方と使用上の目標

漢方的分類	自然発汗	炎症症状（咳嗽咽痛）	方剤	臨床的特徴		代用処方（各常用量を合わせる）
Ⅰ（実）	−	+	大青竜湯	口渇（+）	熱感のためつらがる	越婢加朮湯＋麻黄湯
			麻黄湯	関節痛		
			葛根湯	項や後背部のこわばり		
Ⅱ（虚実間）	+	+	桂枝二越婢一湯	口渇（+）	明らかな熱感寒気はわずか	桂枝湯＋越婢加朮湯
			桂麻各半湯	口渇（−）	明らかな熱感寒気はわずか	桂枝湯＋麻黄湯でも可
			小青竜湯	鼻水，くしゃみ		
Ⅲ（虚）	+	−	桂枝加葛根湯	項や後背部のこわばり		
			桂枝湯	のぼせる傾向		

> **ワンポイントアドバイス** 太陽病であるかは寒気の有無・浮脈で，虚実は自汗と炎症症状（咳・咽喉痛）の有無で区別する．

症例 15

症例演習 初級編

53歳・女性　心窩部痛, 呼吸苦, 手足のしびれ（高血圧の治療希望）　（担当医：古田一史）

現病歴　10年前に血圧が高いといわれ, 一時期降圧剤を服用していた. 昨年転居してから頭痛と胃痛が出現. 自宅の血圧計では 160/100 mmHg 前後ある. 昨年 12月 30日当院内科を受診. カルシウム拮抗薬を服用したが湿疹が出現し中止. 今年 1月 27日他のカルシウム拮抗薬に変更されたが, 血圧は 180/112 mmHg. また頭痛も改善しないため, 2月 5日当科を受診した. 初診時には八味地黄丸料を処方し, 頻尿が改善した. また 6月には手足の火照りとのぼせに対して温経湯を投与し, 手足の火照りが改善した. 7月には祭りを見に行って息苦しくなり, 手がしびれてうずくまってしまったことがある. 10月某日, 午前 11時に美術館にいたところ心窩部が痛み息苦しくなり, 手足がしびれ, 当科に救急車で搬送された.

既往歴　急性肝炎(10歳), 子宮筋腫手術(30歳)

家族歴　父：糖尿病, 母：高血圧性心疾患

身体・検査所見
身長 163 cm, 体重 57 kg, 血圧 160/100 mmHg, 脈拍 71/分・整, 体温 36.1℃, 意識清明, 心音：収縮期雑音あり, 下腿浮腫なし.
動脈血ガス分析(room air)：pH 7.576, pCO$_2$ 28.2 mmHg, pO$_2$ 71.1 mmHg, K 2.2 mEq/l.

漢方医学的所見

(1) 自覚症状
1) 寒がり. 手足が冷える. 腰から下が冷える. のぼせる. 冬はカイロなど必要.
2) 汗をかきやすい. 発作的に汗をかく.
3) 食欲：少し低下している.
4) 睡眠：眠りが浅い. 悪い夢をみる.
5) 排便：軟便傾向.
6) 排尿：回数は多いほうで, 夜間尿は 2, 3回.
7) 軽度の倦怠感あり. 足腰も重い.
8) 何となく落ち着かない. 物ごとに驚きやすい.
9) 動悸, 息切れ, 胸の奥が痛む. ズキズキと脈うつような頭痛が発作的におこる.
10) 肩がこる.

漢方医学的所見

(2) 他覚所見
1) 脈候：浮沈中間, 虚実中間, 弦.
2) 舌候：暗赤色, 腫大(−), 歯痕(±), やや湿潤した白苔軽度(+).
3) 腹候：腹力やや軟弱, 胸脇苦満(−), 軽度の心下痞鞕(+), 心下振水音(−), 心下悸(+), 臍上悸(+), 右臍傍圧痛(+), 小腹不仁(+).

臨床経過
- 来院時, 過換気症候群と診断し, paper bag rebreathing を施行し, 四肢のしびれも速やかに改善した. また漢方医学的病態は(A)と考え, (B)の処方に転方した.
- 以後, 発作もなく血圧も 130/70 mmHg 程度に安定し, 10か月後に短歌の会やコンサートなどの活動も積極的に行えるようになった.

問題　(A)の病態, (B)の処方をお答えください.

症例15　53歳・女性　心窩部痛，呼吸苦，手足のしびれ（高血圧の治療希望）

▶ 処方決定までの思考過程

　本症例をまず陰陽で考えます．寒がりであり，手足や腰から下肢が冷えること，冬はカイロなどが必要であること，しかし一方でのぼせやすいことからどちらかといえば陰証ですが，本格的な陰証ではないと考えます．さらに初診時には冷えが明らかでしたが，八味地黄丸料（陰証，附子含有）投与によりすでに頻尿が改善し，寒も軽減している可能性もあります．よって陽証から陰証への移行期，少陽病＜太陰病くらいではないかと考えます．

　次に虚実で考えると，脈力は虚実中間ですが，腹力は軟弱であることから，虚証と考えました．さらに気血水で考えると，発作的に汗をかいたり，頭痛がしたりすること，何となく落ち着かない，物ごとに驚きやすい，動悸がすることなどから，気逆と考えました．また他覚所見で心下悸があることも気逆を支持する所見と考えました．その他，舌候の暗赤色や，腹候での臍傍圧痛などの所見から瘀血，身体が重い，舌候で軽度の歯痕がみられることより水毒の所見も軽度あると考えました．しかし本症例は過換気症候群をおこすような状態であり，気の異常が病態の中心と考えました．よって本症例は少陽病〜太陰病虚証，気逆が中心の病態と考えました．

　さらに本症例では，驚きやすいことに加えて，眠りが浅い，悪夢をみることが多いなどの自覚症状から精神的に不安定で，安神作用のある竜骨や牡蛎が含有されている方剤の適応ではないかと考えました．そこで鑑別にあがる処方が，実証の方から柴胡加竜骨牡蛎湯，柴胡桂枝乾姜湯，桂枝加竜骨牡蛎湯の3つの方剤となります．この3方剤のなかで，柴胡桂枝乾姜湯，桂枝加竜骨牡蛎湯には桂枝甘草の組み合わせがあり，冷えのぼせに対応しますが，柴胡加竜骨牡蛎湯には桂枝甘草湯の方意は含まれていません．また柴胡加竜骨牡蛎湯と柴胡桂枝乾姜湯は，ともに柴胡剤であり胸脇苦満が使用目標となります．前述の3方剤は，冷えのぼせの有無，虚実ならびに胸脇苦満の有無で鑑別します．本症例では冷えのぼせがあること，虚証であること，腹候で胸脇苦満がないことから桂枝加竜骨牡蛎湯が第1選択薬となります．

　なおうまくいかない場合には，発作性の発汗，更年期の女性などから加味逍遙散も鑑別しなければいけません．また長期的にみていくとすれば，女性であることと，舌が暗赤色で臍傍の圧痛があることから，瘀血の治療も考える必要があると思います．

▶ 鑑別処方

● **柴胡加竜骨牡蛎湯**
　　少陽病実証に用いる方剤である．動悸がすること，方剤中に竜骨・牡蛎を含むことから鑑別にあがるが，本症例は明らかな陽証とはいえないこと，腹候で胸脇苦満がないこと，腹力などから虚証であることで鑑別した．

● **柴胡桂枝乾姜湯**
　　少陽病虚証に用いる方剤である．冷えのぼせなどの気逆の所見や，虚証である点は一致するが，本症例では腹候で胸脇苦満がない点で鑑別した．

● **加味逍遙散**
　　少陽病虚証に用いる方剤である．柴胡桂枝乾姜湯－寒＋熱＋瘀血に用いられる．発作的

解答　(A)少陽病〜太陰病・虚証，気逆　(B)桂枝加竜骨牡蛎湯

に発汗する場合の鑑別処方としてあげられるが，本症例では八味地黄丸が有効だったという既往があり，寒の存在が示唆されるため，熱を主体とする加味逍遙散は鑑別される．

● **甘麦大棗湯**

準少陽病虚証に用いる方剤である．女性で過換気症候群を起こすといったら，必ず鑑別に入らなければいけない処方である．たいした誘因もないのにオイオイと泣き出すということで，俗にヒステリーの薬のようにいわれている．しかし決してヒステリーだけでなく，他からの刺激に対して非常に過敏に反応しやすいタイプに使う．ちょっとしたことですぐに悲しくなって泣いてしまうという人に効くようである．ただし本症例では腹候も合わないし，普段ののぼせもあるので，甘麦大棗湯だけでは無理と考えられる．頓服としては使えるかもしれない．

参照 はじ漢十五話 p.253（⑧気逆に対する主な方剤と使用上の目標），p.254（桂枝加竜骨牡蛎湯）
はじ漢ノート p.50（「気」の変調の分類と主な症状，治療薬），p.52（気逆に対する主な方剤と使用上の目標）

▶ **コメント**

漢方の考える手順としてはじめに陰陽がある．陰陽のポイントとしては，温まると気持ちがよいか悪いかということでみていき，慢性疾患で陽証であれば少陽病期のことが多いし，陰証はひとまとめにして考える．2番目に体内循環要素(気血水)のどこに異常があるかを考える．3番目に主症状や病名を手がかりに適応薬をしぼり込む．実際問題として，たとえば，激しい頭痛で吐き気もくるといえば呉茱萸湯が頭に浮かび，頭が痛くて肩がこるといえば葛根湯とか虚証でいえば桂枝加葛根湯とかが浮かび，あるいは今回の問題でいえば，発作的に汗をかいて，更年期の女性となれば，まず加味逍遙散がまず頭に浮かんできて，あとはそれに連なる類方を頭に浮かべる．そのような見方は，決して邪道ではない．最終的には陰陽だとか虚実だとか気血水だとかそういうもので分けて考えていく．漢方の初学者は，陰陽，虚実，気血水をきちんと考えて処方を選択したほうがよいが，実際に我々が患者をみる場合は，症状に対応するいくつかの処方がまず頭に浮かんで，その次にその処方群を陰陽・虚実・気血水で考え鑑別していく．

この患者の場合は，イライラしたり動悸がしたり発作的に汗をかいたり，という精神不安定な状態，広い意味での自律神経失調症とでもいうようなことが頭に浮かんでくる．驚きやすい，悪い夢をみる，という症状からは竜骨・牡蛎を使いたくなる．実証のほうから柴胡加竜骨牡蛎湯，柴胡桂枝乾姜湯，桂枝加竜骨牡蛎湯が鑑別にあがる．また似たようなものとしては，加味逍遙散があるが，一般的には腹部の動悸があって驚きやすいという場合は竜骨，牡蛎が入ることが多いので，柴胡加竜骨牡蛎湯，桂枝加竜骨牡蛎湯があげられる．柴胡桂枝乾姜湯には竜骨は入っていないが牡蛎が含まれる．

もう1つのキーワードとしては，冷えのぼせの傾向がある．だから気の変調が激しい．初めの3つのうちで冷えのぼせを起こしやすいのは，柴胡桂枝乾姜湯と桂枝加竜骨牡蛎湯である．

陰陽をみると，冷えがあるのであまり陽証ではないと考えられる．症状をもう一度順にみていくと，だるい，足腰が重いというのは虚証でも出現するが，実証でもたとえば柴胡加竜骨牡蛎湯のような精神的に少し不安定な要素があれば，身体の苦痛を訴える．落ち着かない，驚きやすいはさきほどの3つの竜骨・牡蛎の処方でいける．肩こりはこのなかでは柴胡剤でもよいかと思われる．発作的に汗をかく場合は，加味逍遙散を考える．のぼせ

表1 のぼせ（顔の火照り）を中心とした漢方方剤の展開

	血熱の上衝 黄連含有方剤が典型的	瘀血 駆瘀血剤は桂枝含有が多い	竜骨・牡蛎 易驚・悪夢
実↑ ↓虚	三黄瀉心湯 心下痞・便秘 黄連解毒湯 舌暗赤・下腹部圧痛・皮膚症状	桃核承気湯 冷えのぼせ・便秘・少腹急結 桂枝茯苓丸 典型的・代表的駆瘀血剤 加味逍遙散 熱のふけさめ・多愁訴 温経湯 冷えのぼせ・手掌煩熱・唇口乾燥	柴胡加竜骨牡蛎湯 胸脇苦満・心下悸 柴胡桂枝乾姜湯 虚証の柴胡剤・冷え症状 桂枝加竜骨牡蛎湯 表虚証で心下悸

「桂枝は上衝を主る」といわれ，桂枝含有方剤はのぼせ傾向が使用目標になりうる．
苓桂五味甘草湯：真っ赤な顔（酔状），桂枝加桂湯：強い頭痛
陰虚証の"のぼせ"（真寒仮熱）：極端な陰・虚証で出現する．通脈四逆湯証が典型．

を考えると桂枝が入った処方がよいし，発作的なのぼせでは加味逍遙散がいいと思われる．柴胡加竜骨牡蛎湯では強いのぼせはちょっと無理かと考えられる．ズキズキと脈うつような頭痛が発作的に起こるのはのぼせと考えても気の上衝と考えて桂枝の入った方剤でもよい．脈はそれほど弱くないが，腹証では，腹力が弱いことと胸脇苦満がないことから，柴胡剤は考えにくいと思われる．そう考えると加味逍遙散か桂枝加竜骨牡蛎湯だが，冷えのぼせの傾向があるとなると桂枝加竜骨牡蛎湯のほうがよいかと思われる．加味逍遙散は少し柴胡が入っていて，胸脇苦満が軽くあることが多いし，強い動悸から竜骨・牡蛎が必要だろうと考えれば，桂枝加竜骨牡蛎湯になる．

▶まとめ

一般に，のぼせは気逆が中心で，血の上行も考えたほうがよい場合がある．気の上衝（気逆）は桂枝（桂皮）が主治するが，その作用は特に甘草と組んで発揮され（桂枝甘草湯），芍薬はその作用を弱めるために抜かれることが多い．気逆には足の冷えを伴うことが多く，上熱下寒をきたす．また気の動揺には竜骨や牡蛎，さらに茯苓もよく用いられる．以上のいずれをも含まない三黄瀉心湯や黄連解毒湯では，黄連が上熱を鎮めている（表1）．

参考文献 1) 田原英一，他：高齢者の性的逸脱行動に桂枝加竜骨牡蛎湯が有効であった2例．日本東洋医学雑誌 54：957-961, 2003

> **ワンポイントアドバイス** 驚きやすい，悪夢をよくみるなどの症状がある場合は竜骨，牡蛎含有方剤を鑑別する．

症例 16　21歳・女性　月経痛　症例演習　初級編

（担当医：古田一史）

現病歴　7年前から月経痛が激しくなった．月経は1週間以上続き，特に前半は腰のまわりが痛くて，市販の鎮痛剤を4時間おきに服用して多少軽減するが寝込んでしまう．痛みの激しい時は頭がしめつけられる．めまいを伴うこともある．8月7日当科を受診した．

既往歴　慢性副鼻腔炎手術（12歳）

身体・検査所見　身長158 cm，体重47 kg，体温35.7℃．

漢方医学的所見

(1) 自覚症状
1) 寒がり，手足の先が特に冷える．冷えると関節が痛くなる．
2) 食後すぐに眠くなる．
3) 疲れやすく気力がない．
4) ズキズキと発作性の頭痛がする．
5) 皮膚がカサカサになる．
6) 足がむくみやすい．

漢方医学的所見

(2) 他覚所見
1) 顔面は青白い．
2) 脈候：やや浮，弱いが細くて緊張がある．
3) 舌候：暗赤色，腫大（−），歯痕（−），乾湿中間の微白苔（＋），舌尖部の赤み（−）．
4) 腹候：腹力軟弱，両側腹直筋緊張（＋），胸脇苦満（−），心下痞鞕（−），心下振水音（＋），鼓音（−），心下悸（−），臍上悸（−），臍傍圧痛（＋），小腹不仁（−）．

臨床経過

- 初診日：(A)の病態と考え，(B)（エキス製剤）を投与した．
- 1週後：寒気がする．月経はまだきていない．倦怠感は不変．(B)に(C)（生薬末）を加えた．
- 3か月後：月経はまだこない．倦怠感は少しよい．便が柔らかい．尿の回数が増えた．
- 4か月後：月経痛はさほど変わらなかった．
- 5か月後：月経痛は軽くなった．鎮痛剤も2回服用しただけ．月経痛は半減した．日数も5日くらいと短くなってきた．
- 7か月後：月経痛はかなり減った．初日だけ痛むが，鎮痛剤を飲むほどではない．
- 9か月後：月経痛はほとんど感じない．鎮痛剤も使っていない．
- 1年4か月後：東京で就職．しばらく服用していなかったら，また月経痛が強くなった．
- 漢方薬を飲めば痛みは消える．冷えもかなり改善．靴下をはかなくても眠れる．

問題　(A)の病態，(B)の処方，(C)の生薬（末）をお答えください．

▶ 処方決定までの思考過程

　まず陰陽の鑑別ですが，**寒がりで，冷えると関節が痛くなる**，また他覚所見でも**青白い顔**をしていることから陰証と考えました．また虚実では**脈の力も弱く，腹力も軟弱**であることから，虚証と考えました．

　次に気血水では，**疲れやすくて気力がない，食後すぐに眠くなる**ことから気虚，**発作的な頭痛**は気逆と考えられます．経血塊の有無については問診をしていませんが，**月経痛**は一般的に瘀血と考えます．他覚所見で**臍傍圧痛**があることも瘀血を支持します．また**皮膚の乾燥**は血虚と考えます．さらに**月経時のめまいや，足のむくみ**，他覚所見で**緊張のある細い脈や心下振水音**などは水毒と考えます．

　月経周期に伴って症候が出現，あるいは病態が増悪する際には，瘀血の関与が強く考えられます．本症例の場合には，月経痛が主訴ですから瘀血が病態の中心だと考えましたが，自他覚所見より水毒の存在も強く考えられました．

　そこで本症例は陰証，虚証で瘀血，水毒が病態の中心と考えました．

　一方で，冷え性の患者さんの場合には，冷えの部位にも注目することが大事になります．本症例では特に**手足を中心に冷える**ことから瘀血に伴う冷えで，かつ虚証であることから当帰芍薬散や当帰四逆加呉茱萸生姜湯などが鑑別にあがります．当帰芍薬散は，当帰，芍薬，川芎，白朮，茯苓，沢瀉の6つの生薬から構成されていますが，当帰・芍薬・川芎は虚証の駆瘀血薬といえます．また言い方を変えると補血薬ともいえます．症状としては肌が乾燥傾向であったり荒れたりしているなどがあげられます．本症例では"**皮膚がカサカサになる**"という症状がありました．残りの生薬，茯苓・沢瀉・朮には主として駆水作用があります．以上より，手足の先が冷えたりするような冷えがあって水毒があるというときに使う駆瘀血剤で，病位は太陰病くらいです．よって本症例では当帰芍薬散を第1選択薬としました．

　さらに本症例は当帰芍薬散に附子末を加えて奏効しましたが，患者さんのなかには，当帰芍薬散による胃腸障害が出現する場合もあります．本症例では**食後すぐに眠くなる**という症状があります．これは一般的には脾胃の虚，要するに胃腸が弱っている状態と考えられます．ですから当帰芍薬散を使用したいけれども，胃腸障害が出現するとか，胃腸が弱そうで，他覚的に心下痞鞕の所見があれば，人参湯を併用するとうまくいくと思います．

　また，**1週間後の診察の際に，8月だというのに寒気がする，月経がまだきていない，倦怠感は変わらない**と言っていました．**倦怠感**は気虚とも取れますが，**ひどい冷え**があるときには倦怠感を伴うこともよくあります．そこで冷え（裏寒）の改善を目標に修治した附子末を加えました．

　一般的には，女性の月経痛はだいたい冷え性の人に強く出現しますし，冷えると悪化する，逆に温めると痛みが改善します．そこで多くの場合，附子を加えます．

　漢方薬が速やかに奏効する人もいれば，効いていても色々な要素があるために，波打ちながらよくなることもあります．ですから自分が立てた作業仮説（証の見立て）に自信があり，何がしかの所見・症候が改善していれば，全部の所見が改善していなくても，そのまま同じ処方を継続してよいと思います．月経痛のように，毎月1回のイベントに対する治療では，1か月間の経過観察のみでは効果の判定が難しいことがあります．

解答　（A）太陰病・虚証，水毒　（B）当帰芍薬散　（C）附子末

▶ 鑑別処方

● 当帰建中湯

　　太陰病虚証〜虚実間に用いる方剤で，桂枝加芍薬湯の類方である．桂枝加芍薬湯は両側腹直筋の全長にわたる異常緊張や腹満があり，便秘したり下痢したりするときに用いる．これに当帰が加わると当帰建中湯になるが，当帰はその薬効を下のほうに引っぱるような感じがする．すなわち当帰建中湯証では下腹部中心の腹満があったり，一般に下腹部では弱くなる腹直筋の緊張がはっきりと触れる，あるいは上腹部より明らかなことが多い．また虚証の瘀血病態を伴い，臍傍の圧痛を伴うが瘀血塊は触れづらい．したがって，月経痛にもよく使われる処方である．本症例でも腹直筋の緊張があり，鑑別にあがる．また当帰建中湯加附子とすれば冷えにも対応でき，月経痛の頻用処方となる．しかし水毒をさばくことはできないので，本症例では第2候補，あるいは月経痛時の頓服候補となる．

● 芍薬甘草湯

　　少陽病〜太陰病虚証に用いる方剤である．頓服的に使う場合には芍薬甘草湯がよい．冷えがあれば附子を加えて芍薬甘草附子湯とする．この症例でも効果があったかもしれないが，瘀血と水毒があるので，基本的には当帰芍薬散を用いたほうがよいと思われる．

● 当帰四逆加呉茱萸生姜湯

　　少陽病〜太陰病虚証に用いる方剤である．手足の冷えがあり，腹痛があることから鑑別にあがる．しかし水毒は目標となりづらく，月経痛には実際あまり使用されていない．当帰四逆加呉茱萸生姜湯の適応症状としては手足の先がひどく冷え，しもやけができやすいことである．腹候では鼠径部，鼠径靱帯のところの圧痛（鼠径部に沿って外側に向かっていくような感じでぐっと骨盤のほうに向かって押すと，患者さんが痛がる）が，一般的には左側に優位に出現するといわれている．

参照
- はじ漢十五話　p.157（⑬主な駆瘀血剤と構成生薬，⑭主な駆瘀血剤と使用上の目標），p.159〜161（当帰芍薬散），p.187（③芍薬甘草湯とその類方），p.191〜193（当帰建中湯）
- はじ漢ノート　p.58（主な駆瘀血剤の構成生薬，主な駆瘀血剤と使用上の目標），p.113（当帰芍薬散）

▶ まとめ　当帰芍薬散について（図1）

　　芍薬が君薬になる方剤の代表的なものとして芍薬甘草湯があるが，芍薬甘草湯では腹直筋の緊張は大事な所見になる．一方で，当帰芍薬散は当帰，芍薬，川芎，茯苓，白朮，沢瀉の6つの生薬から構成され，芍薬が入っているが，甘草は含まれていない．しかし芍薬が入っているので実際に腹診してみると芍薬甘草湯の使用目標と同様に，ほとんどの場合に腹直筋の異常緊張を認める．当帰芍薬散は『金匱要略』には「婦人懐妊，腹中疠痛．当帰芍薬散主之」*とあるが，要するに女性が妊娠して腹部が突っ張って痛い，それから「婦人腹中諸疾痛．当帰芍薬散主之」**つまり女性に出現する種々の腹痛と書かれている．女性あるいは妊婦には下腹部痛が起こりやすいので婦人と書かれていると思われる．月経とか妊娠などの婦人独特の病態に効くということで，いわゆる月経痛などでもよく使われる薬である．月経痛の性状はキューッとした痛みが多く，その突っ張りをとるためにも芍薬が

---

*「婦人懐妊，腹中疠痛（きゅうつう）するは，当帰芍薬散之を主る」
**「婦人の腹中の諸疾痛は，当帰芍薬散之を主る」

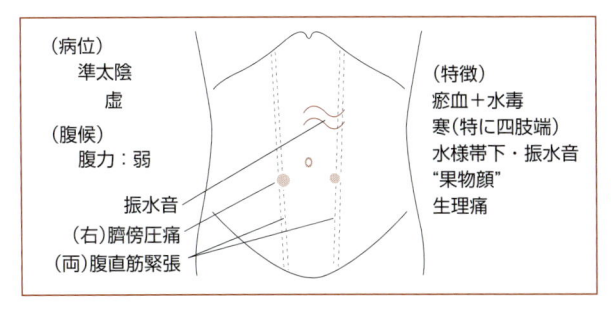

（病位）
　準太陰
　　虛
（腹候）
　腹力：弱
　振水音
　（右）臍傍圧痛
　（両）腹直筋緊張

（特徴）
瘀血＋水毒
寒（特に四肢端）
水様帯下・振水音
"果物顔"
生理痛

図1 当帰芍薬散証のまとめと主な腹部所見
"果物顔"とは，陰性食品である果物を過食などして寒が内在した人の，やや黄色味を帯びた白っぽい顔色・顔貌のこと．小倉重成先生の命名．

入っている本方が有効なのだろうと思われる．

腹候では臍傍の圧痛があるが，桂枝茯苓丸のような，ころっとした瘀血塊は明らかではなく，また多くは左よりは右優位に圧痛を認める．体痛は寒（冷え）を伴う場合には右側に出現しやすいと思われる．逆に，熱がこもった，瘀血の典型的な方剤の証では，痛みはしばしば左に出現しやすい．便秘している人の腹痛は左に多く，冷えて下痢しそうなときの腹痛は右に多い．それから膝でも，左の膝が痛い人は桂枝茯苓丸を使うことが多いし，右の時は八味地黄丸など附子の入ったものを使うことが多い傾向がある．また水毒があって虚証だから胃部にちゃぽちゃぽした振水音が出やすいし，むくみやすい．色白のぽちゃっとした顔つきの'当芍散美人'という言葉もある．当帰芍薬散は元々病位が太陰病くらいの処方なので，附子との相性もよい方剤である．

当帰芍薬散の応用はたくさんある．女性だけではなく男性にも適応となる機会はたくさんある．我々の経験では，たとえばネフローゼ症候群とか腎炎の患者の処方には桂枝茯苓丸か当帰芍薬散をよく用いる．ほとんどの慢性疾患で駆瘀血剤を使うが，桂枝茯苓丸と当帰芍薬散は駆瘀血剤の両横綱でこの2方剤は多用している．他に当帰芍薬散は補血の作用もあるので，皮膚の乾燥したアトピー性皮膚炎などに使うこともある．

参考文献
1) Akase T, Onodera S, et al：A comparative study of the usefulness of Toki-shakuyaku-san and an oral iron preparation in the treatment of hypochromic anemia in cases of uterine myoma. J Pharm Soc Jpn 123：817-824, 2003
2) 稲永和豊，他：老年期認知障害の当帰芍薬散による治療効果；多施設共同研究．Prog Med 16：293-300, 1996
3) 福島武雄，他：脳血管障害後遺症に対するツムラ当帰芍薬散の臨床効果．臨床と研究 71：1065-1070, 1994

> **ワンポイントアドバイス** 月経痛で陰証・虚証で水毒があれば当帰芍薬散を考える．

症例 17　23歳・女性　倦怠感と稀発月経

症例演習　初級編

（担当医：古田一史）

現病歴　2～3年前から，身体がだんだん弱くなってきたような気がする．かぜをひきやすく，肩こりと冷え性が強い．体力もなくなった．外出してもすぐに疲れて横になってしまう．月経も1年ほど前から，2～3か月に1回くらいになった．母親が心配して当科につれてきた．

既往歴
小児喘息(4歳)，肺炎(14歳)

家族歴
父：慢性気管支炎

身体・検査所見
身長 153 cm，体重 46 kg，血圧 116/72 mmHg，体温 35.9℃．
検査成績：CMI Ⅲ領域(準神経症領域)．

漢方医学的所見

(1)自覚症状
1) 暑がりで寒がり，腰から下や，手足が冷える．冬から春先まで電気毛布が必要．のぼせる．
2) 食欲：良好．
3) 睡眠：非常に寝起きが悪く，目が覚めない．いつも眠気がある．
4) 排便：1回/日，普通便．
5) 排尿：薄い尿が頻回．
6) 非常に疲れやすい，かぜをひきやすい．
7) しめつけられるような頭痛がする．
8) いつもため息をつきたくなる．

漢方医学的所見

(2)他覚所見
1) 語勢は弱く，蚊の鳴くような声．顔面紅潮(＋)．浮腫(－)．四肢厥冷(＋)．
2) 脈候：沈弱．
3) 舌候：暗赤色，腫大(－)，歯痕(－)，湿潤した薄い白苔(＋)，舌尖部の赤み(－)．
4) 腹候：腹力軟弱，両側腹直筋緊張軽度(＋)，胸脇苦満(－)，心下痞鞕(－)，心下振水音(－)，鼓音(－)，心下悸(－)，臍上悸(－)，臍傍圧痛(－)，小腹不仁(－)．

臨床経過
- 初診時：(A)の病態と考え，(B)を煎じ薬で投与した．
- 1週後：倦怠感は変化なし．しかし「寝る前に漢方薬を飲むと，手足の先が温まる」．生薬(C)を2gから4gに増量した．
- 2週後：今年はかぜをひかない．頭痛も軽減している．月経は発来せず．冷えはやや改善か，横ばい．煎じ薬はまったくからくない．生薬(D)を6gから7gに増量．
- 4週後：冷えもとれて，倦怠感も改善．CMI Ⅲ領域→Ⅱ領域(準正常領域)に改善．
- 8週後：「煎じ薬をからいと感じるようになった」．生薬(D)を6gに戻す．
- 12週後：月経発来，月経痛軽度あり．
- 16週後：煎じ薬を飲むと，熱くなる．茯苓四逆湯に転方．この後，受診中断．
- 1年後：再び倦怠感を主訴に来院．煎じ薬(B)を処方．
- 1年2か月後：倦怠感軽減し，再び「からく感じる」．茯苓四逆湯から食欲低下を目標に六君子湯に転方し，治療終了となる．

問題　(A)の病態，(B)の処方，(C)(D)の生薬をお答えください．

▶処方決定までの思考過程

　まず本症例を陰陽で考えてみるために，「暑がりですか？　それとも寒がりですか？」と質問すると，暑がりの寒がりという回答でした．これは体温調節がうまくできない状態であり，陰陽ではなく，虚証と考えます．そこで，それ以外の自覚症状で考えてみると，腰から下肢や，手足が冷える，若いのに冬どころか春先まで電気毛布が必要であることや，薄い尿が頻回に出ることから寒の存在が明らかで，陰証と考えました．しかし顔がのぼせるとのことであり，他覚的にも顔面が紅潮していました．よってそれほど高度の陰証ではないのかもしれません．また一方で，高度の陰虚証（厥陰病）の場合でも，「陰極まって陽」とでもいうのでしょうか，顔がのぼせて，顔面が紅潮する場合があります．ですからこれらの情報から陰証とは思いますが，これだけでは太陰病程度なのか厥陰病なのかの判断はできません．

　そこで次に虚実について考えてみます．自覚症状で暑がりの寒がりであること，また他覚所見で，語勢は弱く，蚊の鳴くような声であり，脈が沈弱であることから非常に虚状が強いと考えました．そう考えると，太陰病ですと陽証から陰証への移行期であり，ここまで高度の虚証であることはないため，本症例は厥陰病と考えました．

　次に気血水では，疲れやすい，かぜをひきやすいなどは気虚，常にため息をつきたいなどは気うつと考えましたが，それ以外に血や水の異常を示唆する所見は認められませんでした．CMIで神経症に分類されることからも気の異常が病態の中心と考えました．

　以上より本症例は厥陰病虚証で，気虚，気うつの病態と考えました．そこで漢方医学的には高度の陰虚証であり，熱薬として附子はもちろん，虚状に対応する乾姜を含有する四逆湯（類）が適応になると考えました．そのなかで特に鑑別にあげられる方剤としては，茯苓四逆湯と通脈四逆湯があります．茯苓四逆湯は，四逆湯証にして煩燥するもの，高度の陰虚証で気虚の病態を改善する方剤とも考えることができます．それに対して通脈四逆湯は甘草，乾姜，附子の3つの生薬から構成される四逆湯の中の乾姜を倍加した方剤です．茯苓四逆湯と同様に，倦怠感や四肢の冷えが非常に強く，脈は沈弱なときに用いますが，茯苓四逆湯よりもさらに虚状が強い場合に用いられます．また茯苓四逆湯と比べ，さらに虚状が強いためにかえって赤ら顔だったり，微熱があったり，一見陽証にみえる場合があります．そこで本症例の場合，高度の陰虚証なのに，顔面紅潮などもあることから通脈四逆湯の適応病態と考えました．

　また本症例の経過のなかで，通脈四逆湯に対する味覚の変化についての記載がありますが，からくないといわれた場合には，附子ではなく乾姜を増量します．本症例では乾姜を1g増量しただけで，月経が発来したり，倦怠感が明らかに軽減しました．また逆にからいといわれたり，服用後，カーッと暑くなってしまう場合には乾姜を減量したり，少し元気になったと判断し，茯苓四逆湯へ転方します．本症例は，茯苓四逆湯もからくなり，食欲だけ改善しないとのことで六君子湯に転方し，治療終了となりました．

解答　(A)厥陰病・虚証　(B)通脈四逆湯　(C)附子　(D)乾姜

▶ 鑑別処方

● **小建中湯，黄耆建中湯**

太陰病虚証で桂枝加芍薬湯に膠飴を加えたものが小建中湯である．腹直筋が張っている割に，腹力が弱く，元気がないものに用いる．しかし本症例のように立てないほどのひどい状態は小建中湯証にはない．またこれほどの虚状と寒が存在すれば，黄耆と附子も入れて黄耆建中湯加附子とすることも考えられるが，さらに虚・寒が強いと考え，通脈四逆湯とした．

● **苓姜朮甘湯**

準太陰病虚証に用いる方剤である．腰の周り，時には大腿までスースーと冷えるのが特徴である．痛みの性状は重だるいといった感じであり，あまり強い倦怠感は訴えない．本症例に附子が入ると構成生薬では似るが，切れ味では，通脈四逆湯に及ばない．また苓姜朮甘湯の適応病態にのぼせはない．

● **真武湯**

少陰病虚証水毒を目標として用いる方剤である．本症例では水毒を示唆する所見に乏しい点で鑑別ができる．また小倉重成先生から伝えられた真武湯の口訣に「困すれども窮することなし」とある．それは"困るけれども，困りきることはない"という意味に解釈できる．それに対して本症例は，若いのに外出もままならず，困りきって母親に病院に連れてこられた点で，鑑別ができる．

● **桂枝人参湯**

太陰病虚証に用いる方剤である．胃腸障害があり，のぼせ，頭痛などの表証を差し挟む場合に用いられるが，本症例では食欲もあり，他覚的に心下痞鞕の所見がない点で鑑別できる．

> 参照　はじ漢十五話 p.207・210（通脈四逆湯），p.208（⑤甘草乾姜湯と類方）
> 　　　はじ漢ノート p.44～45（陰証期とその治療）

▶ コメント

甘草乾姜湯に附子が加わると四逆湯になる．このときには甘草4に対して，乾姜3で附子が入る．『傷寒論』では強人（強い人）では乾姜と附子を増やしなさいと書いてあるが，間違いであろうと思われる．というのは，このなかで乾姜を増やすと通脈四逆湯になってしまうからである．

この症例ではとにかくものすごく弱っている．20歳代の若者なのにクタッとしてしまう．頑張れば外出はできるだろうが，それを支える気力やエネルギーがない，という感じである．これだけ極端に気力が衰えてしまうと，四逆湯でも間に合わなくなる．もっと弱ってくると，四逆湯の乾姜を2倍にした通脈四逆湯が適応になる．ここまでくると非常に虚していて，妙にのぼせてくるということがある．本当の熱があるのか？　いわゆる陽証でのぼせているのか？　と考えてしまうが，脈は沈・弱であるし，だるくて立っていられないし，家に帰ってきたとたんにバタンとのびてしまうということなので，ここまできてのぼせもあるとすると，通脈四逆湯しかないかなということになる．この通脈四逆湯に関しても『傷寒論』には必要ならば乾姜の量は甘草の2倍くらいまで増やしなさいという記載がある．それを参考にして附子を増やさないで乾姜を増やしている．ここが1つのポイントだったと思われる．乾姜というのはただ温めるだけではなくて，補いながら温めてい

くという作用があるので，元気をつけるときに冷え切っていればこれで温めていく．その後で，元気が出てきて茯苓四逆湯にしたが，これは甘草4，乾姜3，附子に茯苓が8g，人参が2gの量で入る．四逆湯に茯苓と人参を加えたものである．通脈四逆湯が飲めなくなったということは，冷えが取れて元気が出てきたということである．経験的に，回復してくるとからくて飲めなくなってくる．無理に服用するとピリピリして，かえって胃が焼けたりする．通脈四逆湯で乾姜を減らしたけれどもそれでも飲めないということであり，まだ身体がひどくつらいことを煩躁と考えて，茯苓四逆湯にしているわけである．通脈四逆湯の特徴は，これだけ極端に身体が弱って寒も存在するのに，かえってのぼせてしまう．これを虚熱という．本当の熱ではなくて，嘘の熱である．通脈四逆湯と茯苓四逆湯はエキス製剤にはない．しかし，一応知っておいたほうがよい．その上で，エキス製剤ではどうするかというと，苓姜朮甘湯のエキスでは甘草2g，乾姜4gになっている．人参湯では甘草と乾姜はほぼ等分で3g入っている．したがって，エキス製剤で用いる場合は，苓姜朮甘湯に附子を入れたものが，ちょうどよいかもしれない．ただ，この症例ではちょっと間に合わなかったかもしれない．これくらい症状がひどくなってくるとあまり妥協が許されない．余分な構成生薬が入ると，薬方の効果・切れ味が弱くなってしまう．茯苓四逆湯になると少しゆとりができてくる．これに朮をいれると，四君子湯（茯苓，人参，白朮，甘草）という気を補う処方の方意を含むことになる．しかし，通脈四逆湯になると，まずスパッと効かさなければならない．ただし，あまり長く使う処方ではない．よくなってくれば，茯苓四逆湯になる．本当はこの辺までくると生薬を使って治療したほうが楽しいかなと思える（初級編症例6図1を参照）．

【乾姜について】

　乾姜はただ温めるだけではなくて補っていくのだが，面白いのは合わない人（陽証あるいは，それほど寒がない病態）が飲むと胸焼けが起きたり口の中がひりひりしたり，時に膀胱炎の症状が出たりということがある．ところが，陰虚証で弱っているときにはおいしく飲める．

　今回の症例のように飲んでいるうちに段々冷えが取れて，元気が出てきたら乾姜がからくて飲めなくなってくる．これはよく経験することである．この辺が乾姜の面白さである．我々の経験した例でも多くの場合は通脈四逆湯がからくて飲めなくなったら，茯苓四逆湯や人参湯あるいは附子理中湯に転方している．そういう場合は，それまでなかった心下痞鞕が出てきたりすることもある．人参湯に附子が入ると附子理中湯で，甘草，乾姜，附子が入るから四逆湯に近く，この附子理中湯も大変使い勝手のよい処方である．

　茯苓四逆湯をエキスで作るときは，苓姜朮甘湯に加工附子末を加えてもいいのだが，小倉重成先生は真武湯と人参湯のエキスを混ぜて代用されていた．

　この茯苓四逆湯や通脈四逆湯などが本格的な陰証の世界である．夏ばては意外に陰虚証のことがある．陰虚証は生体の反応力を出せない状態であるから，そういう人は暑さの刺激に対しても抵抗力がないので，見かけ上は暑くてのびてしまう．そういう人は冬になって体が冷えると抵抗力がないから今度は冷え切ってしまう．そういう症例では，漢方的に虚状が強く裏寒があると考え，夏でも四逆湯類が適応となる．

> **ワンポイントアドバイス**　陰極まって陽の病態には通脈四逆湯を考える．

症例 18 　症例演習　初級編
41歳・女性　無気力，易疲労感
（担当医：三潴忠道）

> **現病歴**　家族検診で血小板無力症と診断されている．月経は順調で月経痛もなく，期間は5～6日だが出血量は多く，時に凝血塊を混ずる．中間期出血と排卵痛がある．やや黄色の帯下あり．気力がわかず，ひどく疲れやすく，よくめまい感がする．体調が悪いと，平素に増して皮下出血を生じやすい．鉄剤を服用中．

既往歴　ダグラス窩膿瘍(38歳)．第2子出産時に輸血し，その後肝炎(非A・B・C)になったが治癒(29歳)．

家族歴　両親は従兄弟同士，同胞は兄1人，姉2人(うち1人は乳児期に死亡，1人は血小板無力症)．子どもは男女1名ずつで健康．

身体・検査所見　身長159 cm，体重49 kg，血圧106/80 mmHg，脈拍73/分・整，体温36.7℃，血小板 $12.6 \times 10^4/mm^3$，Hb 11.6 g/dl．

漢方医学的所見

(1)自覚症状
1) 寒がりであり風にあたると寒気がし，冷房は嫌い．特に手足が冷え，熱い風呂が好き．
2) 汗はあまりかかない．
3) 食欲：やや低下．
4) 睡眠：良好．
5) 排便：1回/2～3日．普通便で，腹満などの症状はない．
6) 排尿：正常．
7) 口渇：温かい飲み物は好きだが，冷水は好まない．
8) 皮膚はやや乾燥しやすく，痒みが出現しやすい．
9) 浮腫はない．

漢方医学的所見

(2)他覚所見
1) 皮膚の艶がなく，四肢に皮下出血斑が散在する．
2) 脈候：やや沈，やや虚．
3) 舌候：暗赤色，腫大(－)，歯痕(－)，乾湿中間の白苔中等度(＋)，舌尖部の発赤(－)．
4) 腹候：腹力軟弱で，腹直筋の緊張は全長に及ぶが弱い．左胸脇苦満(±)，心下痞鞕(－)，心下振水音(－)，鼓音(－)，心下悸(－)，臍上・下悸(＋)，両臍傍圧痛：右(＋)，左(±)，左のさらに1横指下に(＋＋)(いずれも硬結を触れず)，小腹不仁(－)．

臨床経過
- 初診日：(A)の病態と考え，(B)を投与した．
- 2週後：「排卵期の出血と疼痛がなく，冷えも軽減し調子がよい」．その後も本方を中心に処方しており，多少の症状の消長はあるものの，元気に過ごしている．

問題　(A)の病態，(B)の処方をお答えください．

▶ 処方決定までの思考過程

　まず，病態が陰証か陽証か，次に虚実を考えます．**寒がりで，熱い風呂を好むこと**などから寒が主体の病態で，**脈が沈**は病位が裏にあることを示す指標になることからも，陰証でよいと考えます．また，**疲れやすく，脈が虚状で，腹壁の緊張も弱く**，虚証と考えられます．なお，脈が沈で陽証ですと陽明病も考えられますが，陽明病は原則として寒がなく実証で，本症例では寒の存在と虚証であることから否定的です．

　次に，気血水について考えてみます．本症例では**気力がなく疲れやすいこと**は，気虚の可能性が考えられます．また**月経血の凝血，排卵時の疼痛と出血，皮下出血，舌の暗赤色，下腹部の圧痛**は血の流通異常である瘀血の存在を示唆します．さらに**皮膚の枯燥**は虚証の瘀血あるいは血虚（血の作用不足）で説明できます．しかし，本症例では**尿利が正常で浮腫や水様性異常分泌物などもなく**，めまい感はあるものの明らかな水毒徴候は認められませんでした．また気虚の存在も疑われますが，瘀血（血虚）を思わせる症候が上回ります．

　そこでまず，陰虚証で用いられる瘀血の治療方剤（駆瘀血剤）で特に出血傾向のある病態に適応となる芎帰膠艾湯を主とし，寒が強いと考えて附子を加えて芎帰膠艾湯加附子を処方したところ，良好な結果が得られました．

　なお腹診で**左臍傍下斜め2横指のさらに1横指下に圧痛**を認めましたが，我々はこれを芎帰膠艾湯証に特徴的な所見として重視しています．

▶ 鑑別処方

● **当帰芍薬散**
　　準太陰病虚証に用いる方剤である．駆瘀血剤あるいは補血剤として鑑別にあげられる．しかし本例では水毒徴候に乏しく，当帰芍薬散は第1選択とはなりづらい．また，特徴的な腹部圧痛も参考とした．

● **四物湯**
　　準太陰病虚証に用いる方剤である．補血剤の代表である四物湯は芎帰膠艾湯から補血薬を抽出して派生した方剤と考えられているが，単独で使用されることは稀である．出血傾向があることからも，芎帰膠艾湯を第1選択と考えた．

● **十全大補湯**
　　準太陰病虚証に用いる方剤である．本症例は血虚のほかに気虚の存在も考えられる．実際，その後の経過中に気虚の代表方剤である四君子湯に四物湯も含有するこの十全大補湯を用いた時期があった．しかし，陰証あるいは虚証であれば気血両虚でなくとも元気のないことが多く，また本症例の示した徴候からは瘀血の存在を示唆する点が多かったため，まず瘀血を中心に考えて方剤を選択した．

● **柴胡桂枝乾姜湯**
　　少陽病虚証に用いる方剤である．冷えを伴い，軽度の胸脇苦満（胸脇満微結），腹動などからは候補となる．しかし本症例は寒（冷え）が強く，明らかな陰証であり，また血虚の症候が強く，出血傾向があることなどから，第1候補とはならない．

　　　　　　解答　（A）太陰病・虚証，瘀血（血虚）　（B）芎帰膠艾湯加附子

症例演習　初級編

> 参照
> 📖 はじ漢十五話　p.157（⑬主な駆瘀血剤と構成生薬，⑭主な駆瘀血剤と使用上の目標），p.166〜167（芎帰膠艾湯），p.172（㉘瘀血の腹部症候（圧痛点・しこり））
> 📓 はじ漢ノート　p.58（主な駆瘀血剤と構成生薬，主な駆瘀血剤と使用上の目標），p.59（四物湯，十全大補湯），p.60（瘀血の圧痛点）

▶ まとめ　駆瘀血剤の使用目標と腹候（図1，表1）

　漢方医学には独特の診察法があり，そのなかでも日本において発展した腹診法は比較的客観的で修得しやすい手技である．瘀血病態においては下腹部に圧痛が出現することが多く，按圧すると痛みが放散するのが特徴的である．瘀血の圧痛は左右臍傍の斜め下2横指に最も出現しやすく，実証ではしこりを触知する．芎帰膠艾湯では左右の臍傍圧痛の他に，多くの症例で左臍傍圧痛点の下1横指に，しこりを伴わない他の部位よりも強い圧痛点を認める（図2）．

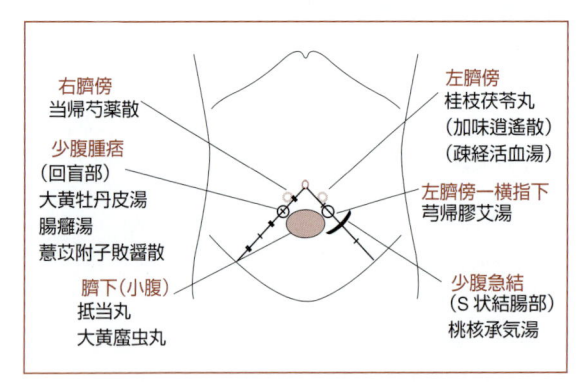

図1　主な瘀血剤の証で出現しやすい特徴的な圧痛

表1　主な駆瘀血剤と使用上の目標

虚実	方剤	六病位	主な使用目標
実	桃核承気湯	準陽明	便秘傾向，冷えのぼせ，赤ら顔，にきび・「肉顔」，少腹急結
実	大黄牡丹皮湯	準陽明	便秘傾向，顔色不良，腰以下重い，痔，少腹腫痞
実	腸癰湯	準陽明	大黄牡丹皮湯証で便秘せず，卵巣・大腸疾患
実	桂枝茯苓丸	少陽	駆血剤の代表，頬に赤味，婦人病，虚血性疾患
虚	加味逍遙散	少陽	柴胡桂枝乾姜湯－寒＋熱＋瘀血，熱のふけさめ，舌暗赤
虚	疎経活血湯	少陽	痩せ気味・赤ら顔，（左半身）筋肉痛，腹直筋緊張
虚	芎帰膠艾湯	準太陰	血虚，易皮下出血，切迫流産，痔出血，左下腹圧痛
虚	当帰芍薬散	準太陰	血＋水毒＋冷え，水様帯下，生理痛，右臍傍圧痛
虚	薏苡附子敗醤散	準太陰	腸癰，右下腹の圧痛，皮膚枯燥，エキス剤なし

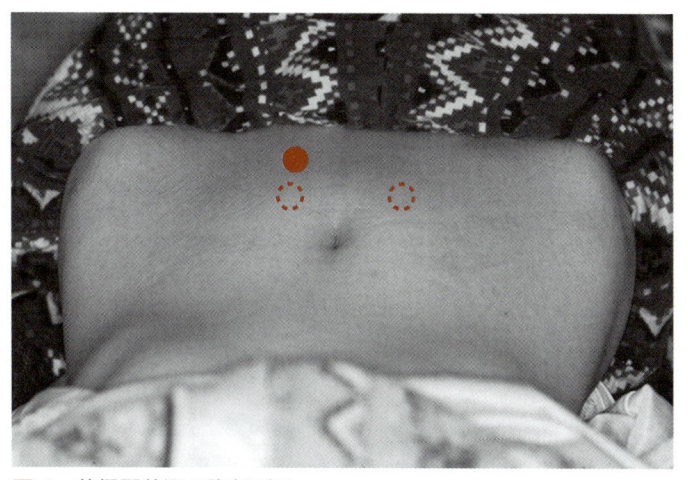

図2 芎帰膠艾湯の腹部所見

陰虚証であり，腹力は弱くやや舟底状に凹んだ感じが多い．瘀血の圧痛点としては，一般的に出現しやすい臍の両側斜め下方2横指（◯印の部位）よりも，左の斜め下の下方（●印）に強い圧痛点を認めることが多い．この写真はアトピー性皮膚炎（35歳，女性）の腹部である．本方は出血傾向を目標に，痔や女性の各種不正性器出血などにも応用される．

参考文献
1) 岩淵槙助：芎帰膠艾湯による機能性子宮出血の効果．日本東洋医学雑誌 50：883-890, 2000
2) 吉川裕康，他：特発性顕微鏡的血尿に対する芎帰膠艾湯と柴苓湯の臨床効果．漢方と最新治療 6：55-58, 1997

> **ワンポイントアドバイス**　虚証の瘀血または血虚で出血傾向があれば芎帰膠艾湯．腹診で左臍傍下斜め2横指のさらに1横指下に圧痛があれば確実．

症例 19　59歳・女性　頭痛

症例演習　初級編

（担当医：木村豪雄）

現病歴　中学生の頃から頭痛に悩まされていた．頭痛の性状は，拍動性である．頭痛がおこりそうな時に市販の鎮痛剤を服用するとなんとかおさまる．6月に当科を受診した．なお頭痛の性状としてはズキズキとして，しめつけられるような痛みであり，夕方や人混みの中にいると出やすい．

既往歴　右乳癌手術（42歳）

身体・検査所見　身長 168 cm，体重 57 kg，血圧 160/89 mmHg，体温 36.0℃．

漢方医学的所見

(1) 自覚症状
1) 少し寒がり．風呂は好き．上半身は温かいが，足元がちょっと冷える．
2) あまり汗をかかない．
3) 食欲：良好．
4) 睡眠：寝つきが悪い．悪い夢をみる．
5) 排便：1回/日．
6) 排尿：6～7回/日．夜間尿1回．
7) 口渇なし．
8) 下肢の浮腫なし．

漢方医学的所見

(2) 他覚所見
1) 顔色良好．顔面色素沈着あり．上熱下寒あり．
2) 脈候：浮沈中間，やや弱．
3) 舌候：やや暗赤色，腫大（−），歯痕（−），乾燥した白黄苔中等度（+）．
4) 腹候：腹力中等度，両側腹直筋緊張（−），胸脇苦満（−），心下痞鞭（−），心下振水音（−），鼓音（−），心下悸（−），臍上悸（−），両臍傍の硬結があり圧痛（左 ++，右 +），小腹不仁（−）．

臨床経過
- 初診時：(A)の病態と考え，(B)を投与した．
- 14日後：「薬は飲めた．特に変わりはない」．
- 42日後：ひどい頭痛はない．
- 77日後：頭痛はまったくない．
- 108日後：調子がよい．背中が痛くて血圧が上がったことがある．その時に軽い頭痛があった．
- 4か月後：調子がよい．頭痛はない．

問題　(A)の病態，(B)の処方をお答えください．

▶ 処方決定までの思考過程

まず陰陽を考えます．暑がりですか，寒がりですかとお聞きすると，**少し寒がりで，お風呂は好き**とのことでした．一方で，**上半身は温かいが足元がちょっと冷える**．以上より少し陰証の傾向はありますが，本格的な陰証ではないと考えます．

次に虚実を考えます．**脈力はやや弱**でしたが，**腹力は中等度**であったことから，虚実中間前後と考えました．

気血水では，**悪夢をみる**などから少し気逆などの精神不安定な所見がありました．また**舌の暗赤色や両臍傍の圧痛，特に左臍傍に圧痛を伴うしこり**を触れたことから，瘀血の所見は明らかでした．

本症例では陰陽では本格的な陰証ではないこと以外には十分な情報が得られませんでした．そこで気血水で瘀血の病態が中心と考えられ，硬結を伴う瘀血の圧痛点があったことから，まずは桂枝茯苓丸を選択することとしました．その結果，頭痛がとれました．

結果から振り返りますと，陰陽で迷う時は，陰陽をスキップして考えてもいいのかもしれません．そして，気血水を重視していって，それから振り返って，陰陽で大きな矛盾がないかを考えてみてもよいのかもしれないと考えます．また桂枝茯苓丸は少陽病のやや実証に使うのが典型的ですが，瘀血が明らかであれば，実際にはかなり幅広く使える薬だと考えています．特に臍傍に認めた瘀血塊は局所的には実と考え，実証の駆瘀血剤が適応になるとも考えられます．

▶ 鑑別処方

● **柴胡桂枝乾姜湯**

少陽病虚証に用いる方剤である．熱薬である乾姜を伴い，冷えの傾向もある．一般には腹力が中等度より弱く，軽度の胸脇苦満（胸脇満微結），臍上・臍下の腹動などを認め，不眠などの精神不安，軽度の上熱下寒傾向があり，口唇の乾燥，首から上に汗をかきやすいような場合に適応する．本症例では，精神不安などもあり，鑑別すべき候補にあげられるが，他覚的に胸脇苦満の所見がなかったこと，あまり汗かきでないことから鑑別した．

● **呉茱萸湯**

準太陰病虚証に用いる方剤である．寒がりで心下痞鞕があり，頭痛の程度がひどく，頭痛が強いときには嘔吐を伴う場合に用いる．本例では，他覚的所見で心下痞鞕がないことと，嘔吐を伴うような激しい頭痛ではない点で鑑別した．

● **葛根湯**

太陽病実証に用いる方剤である．後頸部・首・（肩）のこりを伴う，主に筋緊張型頭痛に用いる．本例は頭痛が拍動性でむしろ血管性頭痛であり，後頸部のこりもなかったこと，虚実間かやや虚証という点で第1候補にはなりにくい．

● **三黄瀉心湯**

少陽病実証に用いる方剤である．上熱の傾向で心下痞・便秘を伴う場合の頭痛に用いる．本症例では上熱下寒はあるものの，便秘もなく，他覚的に心下痞の所見もなかったため選択しなかった．

解答　(A)少陽病・虚実間，瘀血　(B)桂枝茯苓丸料

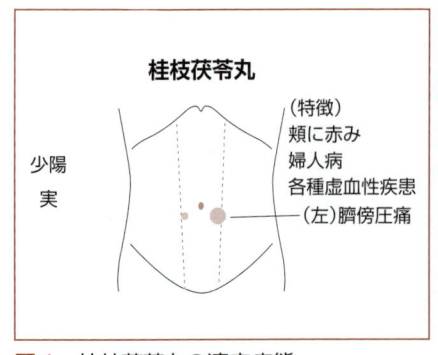

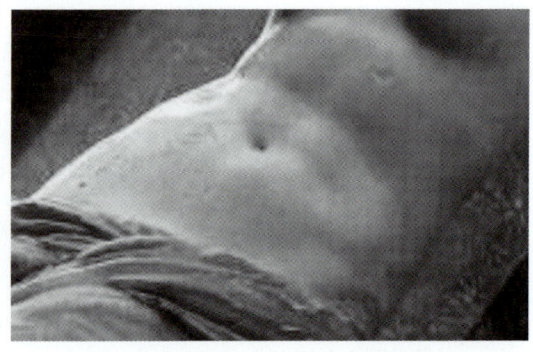

図1　桂枝茯苓丸の適応病態

桂枝茯苓丸は典型的には少陽病の実証に適応となる，典型的な駆瘀血剤である．腹候として，臍の左右斜め下方に圧痛を伴う硬結を触知し，左側が優位なことが多い．硬結(瘀血塊)は臍の下の左右に隆起性に観察され，「ミロのヴィーナス」の下腹部(写真)などはその典型である．

参照
- はじ漢十五話 p.153～159(桂枝茯苓丸)
- はじ漢ノート p.58(主な駆瘀血剤の構成生薬，主な駆瘀血剤と使用上の目標)，p.60(瘀血の圧痛点)，p.112～115(女性のための漢方)

▶コメント

証の判定には，大きく分ければ次の3つがある．
1) 全体(証)の陰陽(虚実・寒熱・表裏)
2) 気血水の異常
3) 特徴的な症状や病名によく用いる方剤の列挙

どれから考えてもよいが，陰陽が最も重要で，陰陽に最も関連する寒熱は重要である．次いで，気血水の異常である．しかし実際の臨床では，特徴的な症状や病名によって頻用される方剤がまず頭に浮かび，その方剤証(適応病態)を陰陽や気血水(の異常)によって鑑別していくことも多い．筋緊張性中心の葛根湯や桂枝加葛根湯，上衝による桂枝加桂湯や苓桂五味甘草湯，血の上衝による黄連剤，心下の寒を伴う桂枝人参湯や呉茱萸湯などが候補になる．しかし本症例では，頭痛以外では瘀血所見のみが明らかであり，しかも腹力や臍傍の瘀血塊があることからは実証の傾向であり，典型的な桂枝茯苓丸証が考えられた(図1)．そこで陰陽を振り返ると，足の冷えも桂枝茯苓丸証としての冷えのぼせ傾向とも考えうるので，第1選択となる．これに月経周期に伴う頭痛の消長でも伴えば，さらに自信をもてるが，閉経後の症例ではわかりにくかった．

なお，桂枝茯苓丸証は少陽病のやや実証が代表的ではあるが，瘀血の硬結のような局所の実状があれば，虚実は比較的幅広く用いられる．

▶まとめ　頭痛の漢方治療

頭痛に対する頻用処方を考えてみる．第1には筋緊張を伴う頭痛で(表1)，項背つまり脊椎棘突起の両側に沿ったこわばりであれば葛根の入った方剤，第7頸椎棘突起中心の項と心下にしこりがあって虚証なら桂枝去桂加茯苓白朮湯，実証では大陥胸丸がある．また側頸部や肩，肩甲骨中央付近のこわばりを伴えば柴胡剤が多い．柴胡剤には駆瘀血剤が合方されることも多いが，本例では桂枝茯苓丸単独で頭痛に有効であった．

表1　首や肩こりの頻用処方

Ⅰ．項部中心（〜後頭部・背）			
	病位	虚実	使用目標
葛根湯	太陽	実	剛痙，項から背（時に腰まで）
桂枝加葛根湯	太陽	虚	葛根湯証にして虚
栝呂桂枝湯	太陽	実	柔痙，口唇乾燥
桂枝去桂加茯苓白朮湯	太陽	虚	項強，心下満微痛，尿量減少
大陥胸丸	少陽	実	心窩部と項が硬く膨隆，便秘
Ⅱ．側頸部中心（〜肩）			
柴胡剤（大柴胡湯，小柴胡湯など）	各々の使用目標に従う		
駆瘀血剤（桂枝茯苓丸，当帰芍薬散など）			

　第2には上衝による群で，顔の火照りや拍動性の頭痛では黄連含有方剤や駆瘀血剤などを用いる（初級編症例15表1を参照）．黄連を含まない方剤では，気逆を抑える作用をもつ桂枝（+甘草）含有方剤が多い．虚証で気逆が強いときには苓桂味甘湯や桂枝加桂湯などが用いられる．第3には水毒による頭痛で，雨天や湿度に伴う頭痛では五苓散が有名だが，その他に茯苓沢瀉湯や半夏白朮天麻湯なども候補となる．その他，頭痛で有名な方剤としては，心下の寒に上逆を伴う呉茱萸湯や桂枝人参湯がある．実際の臨床では，個々の症例においても種々の要素が入り混じり，適応となる方剤も多くは気血水の複数の異常に対応しており，それほど明確には区分しにくい．頭痛に対しても，方剤の選択には陰陽虚実や気血水の異常などを重視し，基本を忘れずに運用すべきである．

参考文献
1) 阿部靖之，他：橈骨遠位端骨折による手指，手関節腫脹に対する桂枝茯苓丸の効果．痛みと漢方 12：62-65, 2002
2) 太田博孝，他：月経困難症への桂枝茯苓丸の月経時短期投与法．産婦人科漢方研究のあゆみ 17：48-50, 2000
3) 中村哲朗：Gn-RHアナログ療法における桂枝茯苓丸の投与効果．産婦人科漢方研究のあゆみ 17：36-39, 2000
4) 西口欣広：出産後の巨大腟壁血腫に桂枝茯苓丸が著効した1症例．漢方医学 33：350, 2009

> **ワンポイントアドバイス**　陰陽で迷った時には，気血水の異常から方剤を絞り込む．

症例 20	症例演習　初級編 **66歳・女性　眼瞼違和感**

（担当医：三潴忠道）

現病歴　8月下旬に1週間おきに虫（ヤスデ）に刺され，3回目（9月3日，1か月前）に右膝を刺された後，発赤・腫脹してきたため皮膚科を受診．蜂窩織炎と診断されて薬を処方された．その後，左眼に瘙痒感が出現し，9月14日，近所の眼科を受診したところアレルギー性眼炎といわれた．点眼薬を処方され症状は軽快しつつあるが，初めてアレルギーといわれて驚き，10月1日体質を改善しようと当科を受診した．

既往歴　急性乾性肋膜炎（32歳），脳梗塞（54歳）

身体・検査所見　身長160 cm，体重55 kg，血圧132/78 mmHg，脈拍89/分・整，体温36.2℃，両側眼瞼結膜の充血が明らか．眼球結膜は軽度充血，手指振戦なし．検査成績は特記すべきことなし．

漢方医学的所見

(1) 自覚症状
1) 暑がりで寒さには強い．
2) 汗かきで冬でも歩行時や食事時に全身から汗をかく．汗は上半身に多い傾向．盗汗や発作的発汗はない．
3) 食欲：良好．
4) 睡眠：良好．
5) 排便：1回/日．
6) 排尿：1日7〜8回．夜間尿なし．
7) 口渇：よくのどが渇き，冷たい飲物を好む．

漢方医学的所見

(2) 他覚所見
1) 顔面は赤みあり．手足は温かい．皮膚は汗で湿っているが，皮疹などの異常はない．
2) 脈候：弦やや大．
3) 舌候：紅舌．腫大（−），歯痕（−），乾燥した白苔中等度（＋）．
4) 腹候：腹力中等度〜わずかに軟，両側腹直筋緊張（−），胸脇苦満（−），心下痞鞕（−），心下振水音（−），鼓音（−），心下悸（−），臍上悸（＋）．左臍傍圧痛（＋），小腹不仁（−）．

臨床経過

- 初診時：（A）の病態と考え，（B）を投与した．
- 1週後：眼症状消失し（ただし点眼薬併用中），口渇が軽減した．近医（眼科）では10月になって眼炎は軽快しはじめたとのことである．その後も同処方を継続し口渇・自汗・尿利が減少しつつある．

問題　（A）の病態，（B）の処方をお答えください．

▶ 処方決定までの思考過程

　まず，病態を大きく陰性か陽性かでみます．本症例の場合は暑がりで顔色もよい，寒さには強い，手足も温かいというようなところから，陽性の病態＝陽証と考えます．そして陽証を太陽病，少陽病，陽明病の3つに分けますが，太陽病の場合にはしばしば熱性疾患の初期に起こりやすく，悪寒に続いて発熱してくることがあります．本症例では発症してから1か月以上が経過しており，悪寒はなく熱感だけで，太陽病とは違うようです．また暑がり，熱感，眼が赤いといった熱状が，少陽病の場合には夕方になると明らかになるというように，日内変動がありますが，本症例ではそれもありません．それで仮に陽明病と仮定しますと，陽明病は，陽証のいわば極期で，熱の固まりのような，身体の芯から熱がある（裏熱）病態ですから，一般には悪寒などはなく，暑い一方です．本症例の病態は熱候が非常に強いので，陽明病ではないかと考えます．ただし典型的な陽明病は，しばしば腹満や便秘など，下部消化管の症状を伴いますが，本例ではそのような腹部症状は伴っていないので，典型的な陽明病ではありません．

　次に陽明病，あるいは陽明病に近いもので消化器症状がないとしますと，白虎湯類，すなわち白虎湯，白虎加桂枝湯，白虎加人参湯の3方剤が候補となります．この白虎湯類の使用目標は，非常にのどの渇きが強くて水をがぶがぶ飲み（煩渇），自然発汗（自汗）傾向が明らか，尿利もよい（尿自利）のが特徴的です．この場合の口渇は，強い裏熱を冷ましたいためなので，冷たい水分を好みますし，また多量に飲むのですが浮腫を伴うことはあまりありません．

　さて，この症例では舌の赤さも裏熱の存在を思わせますし，白虎湯類を候補として考えました．白虎湯類の三主徴は上記のように煩渇，自汗，尿自利で，これだけですと白虎湯が候補となります．それに対して，白虎湯に桂枝を加えた白虎加桂枝湯は，桂枝の作用として気の上衝を抑えますので，使用目標としてはのぼせる傾向があり，下半身よりは上半身の方が暑かったり自汗が多い傾向にあります．また桂枝の，薬効を表に導く作用から，関節疾患などにも応用されます．白虎加人参湯は白虎湯に人参を加えています．人参というのは津液を潤したり，胃腸の働きを整えたりする作用があり，使用目標としては心下痞鞕があります．症状としては，のどの乾きが非常に強い（大煩渇）のだけれども顔色などは赤くない場合に適応となります．本症例の場合には，どちらかというと上半身の方に汗が多い，顔色も非常によいということがありますので，少しのぼせる傾向があるのではないかと考えて，白虎加桂枝湯を選びました．

　白虎加桂枝湯を処方して，眼の症状は初診から1週間後にはほとんどなくなるくらいに改善しました．またもともと暑がり・汗かきで，ご飯を食べても体中から汗がでるということでしたので，そのまま同じ処方を10か月続けていたところ，夏になっても食事中の吹き出るような汗は出なくなりました．

▶ 鑑別処方

● 白虎加人参湯

　　陽明病実証に用いる方剤である．白虎湯類の3方剤のなかでは最も口渇が強く，汗が出

解答　（A）陽明病・実証　（B）白虎加桂枝湯

やすい，尿利もよいが，あまり顔色が赤くない場合に用いる．大煩渇で飲水が多量のためか，心下部に振水音を認めることがある．また人参の作用からも推測できるが，皮膚の枯燥や心下痞鞕も適用の目標となる．本症例では，皮膚の枯燥や心下痞鞕がなく，少しのぼせる傾向もあったため，鑑別した．

● **桂枝二越婢一湯(加黄耆)**

　　準太陽病虚実間に用いる方剤である．結膜中心の炎症で表に近い部位での変化から，薬効を表に導くともいわれる桂枝含有方剤も考えられる．自汗傾向があり，熱が主体で口渇を伴うとすれば，太陽病(典型的な表証)に用いられる桂枝二越婢一湯が候補となる．ただし，急性熱性疾患の初期(太陽病)ではなく，皮膚疾患であるので黄耆などの加味が必要であろう．本例では，桂枝二越婢一湯にしては，自汗傾向が強く，冬でも暑くて汗をかくほど熱候も強すぎ，強い口渇もあって，典型的な白虎湯類の使用目標が揃っていることから，第1選択とはならない．

● **黄連解毒湯**

　　少陽病実証に用いる方剤である．三焦(体幹の上・中・下，全身)の熱に用いるものである．舌に湿った汚い黄色い苔が生えたり，心下痞や，下腹部に横断する圧痛などを認めるが，本症例ではそのような所見を認めなかった．また口渇を伴うことは少なく，皮膚の荒れを伴うことがある．本症例では口渇も認めており，鑑別した．

参照　はじ漢十五話　p.182(⑦白虎湯類)
　　　はじ漢ノート　p.34～35(陽明病とその治療)

▶ コメント① 　承気湯類と白虎湯類の違い(図1)

　　大承気湯を代表とする承気湯は陽明病に属し，燥屎といって乾燥したコチコチの大便が消化管内に詰まった状態が典型的である．つまり，消化管内に熱をもった毒が溜まり，腹は臍を中心に硬く膨満し，多くは便秘を伴うといった，裏実の病態である．急性熱性疾患では高熱が持続して稽留熱を呈し，熱臭を伴う汗が吹き出る．この少し浅い病態として，甘草を含有する調胃承気湯などがあり，少陽病に属するが便秘であることが多く，やはり消化管主体の病態である．いずれも瀉下剤により毒を駆逐する．別の意味で承気湯類より少し浅い病態が白虎湯類の証であり，消化管まで深くはないが身体内部に強い熱がこもった病態で，消化器症状を呈さない．しかし，身体内部のうつ熱のため，冷たい飲料を好んでのどの渇きが強く，飲んだ冷水は温められて体表から吹き出したり，尿として排泄される．この身体内部の熱を冷ます生薬としては，石膏が代表的であり，口渇が使用目標となる．知母も熱は冷ますがその作用は石膏ほどではなく，同時に潤す作用も持っている．白虎湯類には3種あるが，その特徴と鑑別は「処方決定までの思考過程」に述べられているとおりである．

▶ コメント② 　口渇について

　　「のどが渇きますか？」と尋ねると，のどが乾燥している場合も「はい」と返事をされる．この場合は，水分を飲みたいというよりも潤わす程度，口に含みたい程度である．本来の口渇は乾燥(dry)ではなく，飲水したい(thirst)状態である．口渇の有無の問診は，それでも微妙なことが多いが，温かい飲み物より冷たいほうを好むときには，口渇があることが多い．「温かいお茶と，冷たいお茶があったら，どちらが美味しそうですか？」といった

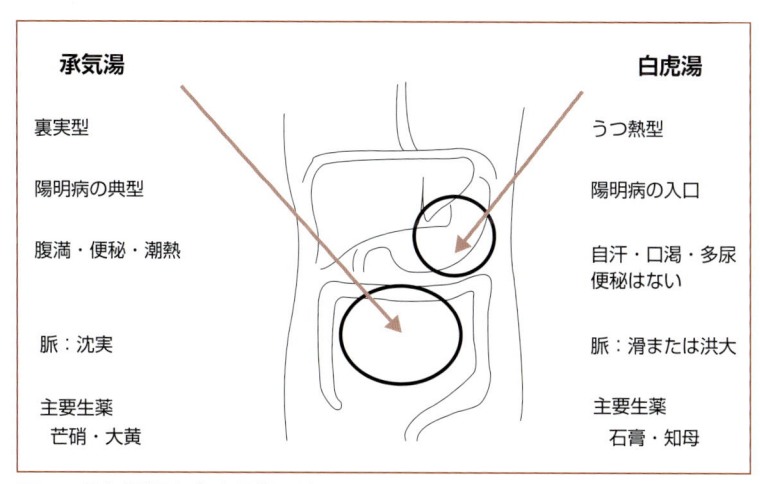

```
承気湯                          白虎湯

裏実型                          うつ熱型

陽明病の典型                     陽明病の入口

腹満・便秘・潮熱                  自汗・口渇・多尿
                                便秘はない

脈：沈実                         脈：滑または洪大

主要生薬                         主要生薬
 芒硝・大黄                        石膏・知母
```

図1 承気湯類と白虎湯類の違い

質問が有効である．

　口渇の原因には，大きく分けて熱と水毒がある．

　熱による口渇は，裏あるいはそれに準じた身体の内側に熱がこもり，それを冷やすために特に冷たいものを好む．また，暑がりや舌質の赤さなど，ほかに熱候を示す所見がある．多くは石膏（含有方剤）が適応となる．

　水毒による口渇は，心下の振水音や下肢の浮腫，尿不利などの水滞所見を伴うことが多い．おそらくは水分の偏在により部分的に，たとえば血管内は脱水となり，渇中枢が作動するのではないだろうか？　多くは沢瀉などの利水薬を含有する方剤が用いられる．

参考文献　1) 橋本すみれ，他：線維筋痛症に対し白虎湯類加味方が著効した症例．日本東洋医学雑誌 60：171-175, 2009

ワンポイントアドバイス　口渇，自汗，尿自利は白虎湯類が代表的．

症例 21

症例演習 初級編

18歳・男性　腹痛，下痢

（担当医：犬塚　央）

> **現病歴**　4年前から朝に牛乳や冷たいもの，油っぽいものを摂ると腹痛，下痢がみられるようになった．便は1回でスッキリ出きらず，しばらくしてまた便意を催すため，授業中に便所へ行くこともあった．夕方になると腹痛，下痢は少し改善するが，飲食物を多く摂ることができない．症状が続くため，漢方治療を希望して受診した．

既往歴　花粉症（12歳以降）

家族歴　父：肺癌

身体・検査所見　身長 174 cm，体重 61 kg，血圧 119/64 mmHg，脈拍 51/分・整，体温 35.9℃．

漢方医学的所見

(1) 自覚症状
1) 少し寒がり．冬は足先が冷える．熱い風呂が好き．
2) 汗をかきやすい．寝汗をかく．手のひらに汗をかく．
3) 食欲：良好だが，食べる量は少ない．
4) 睡眠：良好．
5) 排便：3〜5回/日．水様性下痢．残便感あり，30分くらいで2回目の排便があり，その後はスッキリとして痛みもなくなる．便臭は強くない．肛門部灼熱感なし．
6) 排尿：5〜6回/日．夜間尿なし．
7) 口渇：なし．

漢方医学的所見

(2) 他覚所見
1) 顔色やや不良．下肢の冷えがある．
2) 脈候：やや浮，やや弱，小，遅．
3) 舌：正常紅舌．腫大（−），歯痕（−），乾湿中間の微白苔中等度（＋）．
4) 腹候：腹力やや軟弱，両側腹直筋の全長にわたる緊張（＋＋）（薄いベニヤ板状），両側胸脇苦満（＋），心下痞鞭（＋），心下振水音（＋），鼓音（−），心下悸（−），臍上悸（＋），左臍傍圧痛（＋），小腹不仁（−）．

臨床経過
- 初診時：（A）の病態と考え，（B）を投与した．
- 5週後：3週間分飲んだ頃から下痢が止まり，普通の便になった．腹痛がなくなり，排便回数が1日1〜2回に減ったので，授業中トイレに行くことがなくなった．4週間服用して，自己中断したが，下痢は再燃しなかった．大学進学のため，4週間分さらに追加で処方し，治療終了とした．

問題　（A）の病態，（B）の処方をお答えください．

▶ 処方決定までの思考過程

　まず，陰性か陽性か考えます．本症例の場合は**少し寒がり，熱い風呂が好きであること，また冷たいものを摂取すると下痢になる**ことから，陰性の病態と考えます．
　しかし消化器症状のみがみられていることから本格的な陰証ではなく，太陰病期に属するのではないかと考えました．また虚実で考えると，**脈候がやや弱で，腹力もやや軟弱，寝汗もかく**ことから虚証と考えました．
　次に気血水でみてみますと，**冷たいものを摂取すると下痢になり，食欲はあるものの多い量は食べられない**ことなどから，胃腸の働きが弱いことが推測されます．消化吸収する力は気（後天の気）に関連すると考えられますので，その働きが低下している状態，すなわち気虚と考えます．また，他覚所見で，臍傍圧痛から瘀血，心下振水音から水毒の所見もみられますが，本症例においては，気血水では気虚が中心の病態だと考えました．
　小建中湯は「虚労裏急．悸．衄．腹中痛．夢失精．四肢痠疼．手足煩熱．咽乾口燥．小建中湯主之」*と『金匱要略』に記載されていますが，一般的には，しばしば腹痛を訴えるような，虚弱児の諸症に用いられます．本症例では**胃腸の働きが弱い**ことを虚労，腹証での**薄いベニヤ板状の腹直筋の緊張**を裏急と考え，さらに**腹痛**も伴っていることから小建中湯を選択しました．その結果，3週間で腹痛と下痢が消失しました．
　腹痛，下痢という観点でみると，四逆散，甘草瀉心湯，桂枝加芍薬湯なども鑑別にあげられます．

▶ 鑑別処方

● 人参湯

　　太陰病虚証の方剤である．食欲不振や下痢など消化器症状によく用いられる．一般に冷え性で，脈は弱く，腹部は軟弱で心下痞鞕と心下部に他覚的な冷感をしばしば認めるのが特徴である．本症例にも下痢や胃腸虚弱，心下痞鞕などの所見を認めたが，人参湯証にはあまり強い腹痛はみられず，薄いベニヤ板状の腹直筋の緊張は人参湯よりも小建中湯に特徴的にみられることで鑑別した．

● 四逆散

　　少陽病虚実間に用いる方剤である．両側胸脇苦満があり，腹直筋の緊張も強く，鑑別に迷う点もあるが，本症例の場合，明らかに虚証であり腹直筋の緊張も薄いベニヤ板状であったことで鑑別した．四逆散には芍薬甘草のほかに枳実を含み，腹直筋は厚みをもって緊張しているのが特徴である．

● 甘草瀉心湯

　　少陽病虚証に用いる方剤である．嘔気，嘔吐，下痢，腹鳴，心下痞を目標として用いるが，本症例には嘔気，嘔吐や腹鳴はみられず，また腹直筋の緊張は小建中湯証に典型的であったため，鑑別した．

---

*「虚労，裏急，悸，衄，腹中痛み，夢に失精し，四肢痠疼，手足煩熱，咽乾口燥するは，小建中湯之を主る」

解答　（1）太陰病・虚証　（2）小建中湯

- **桂枝加芍薬湯**

　太陰病虚証に用いる方剤である．腹満，下痢に用い，気血水では気うつが病態の中心である．本症例では，自覚的に腹満感がなく，また他覚的にも鼓音を聴取せず，気虚が病態の中心である点で鑑別した．小建中湯証では，腹満を認めないことが多い．

参照
- はじ漢十五話 p.191（小建中湯）
- はじ漢ノート p.40（陰証の主な治療方剤2），p.41（小建中湯），p.52（主な補気剤と使用上の目標(2)）

▶コメント

　身体を循環して生命現象を支える要素を陰陽に分ければ，気が陽性成分であり，陰性成分に血（液体）がある．出産とは，単なる物体（陰性成分）だけではなく，親からもらった生命力すなわち気を伴った生命体の誕生であり，その故に人々に感動を与える．この生命力は先天の気であり，腰部背側にある"腎"に宿る．この場合の腎は，副腎の方が近い概念であろう．

　誕生後も成長や活動のためには気の補充が必要であるが，その中心は食物の消化吸収であり，担当する臓器としては脾臓（充実臓器）と胃の腑（中空臓器，消化管全体を含む概念）がある．体幹を大きく3つにわけ三焦といい，上部を上焦，および剣状突起から臍辺りまでの部分を中焦，それ以下を下焦という．腎は膀胱とともに下焦の臓腑であるが，脾胃は中焦に含まれる．そこで後天的に気を補う（補気）には，補中（中焦の機能補填）により消化吸収を促進することが重要である．

　桂枝加芍薬湯は腹満などの消化管運動の異常を調整するが，さらに消化管の機能が低下（虚）した場合にはそれにアメ（膠飴）を加えて機能を補う力を増す．すなわち中焦を建て直す（小）建中湯となるが，後天の気を補う補気剤として認識される．そもそも虚弱で生育の悪い小児は，しばしば腹痛を訴えて顔色が悪く黄色っぽい．後世に開発された代表的な補気剤である四君子湯は，心下部の作用を賦活する人参を含有する．人参や黄耆は代表的な補薬であり，両者を含む方剤は参耆剤と呼ばれる．補剤の代表的な存在である補中益気湯も参耆剤である．

参考文献　1）尾崎哲，他：小建中湯の抗うつ作用．新薬と臨床 41：1152-1158，1992
　　　　　2）野上博司，他：成人の不安神経症に対して小建中湯が有効であった2症例．漢方医学 26：230，2002

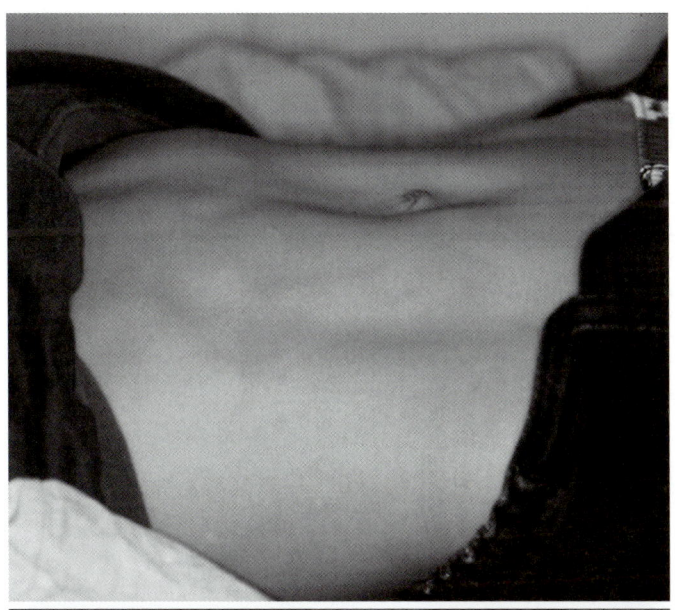

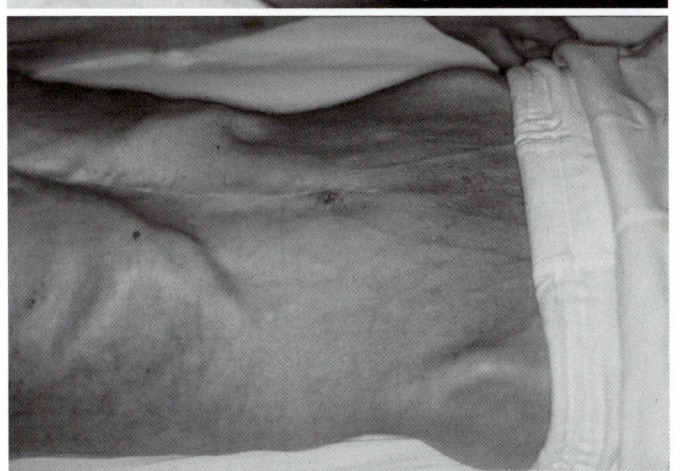

図1 小建中湯証における腹証
腹は全体として陥凹傾向のことが多く，腹力は弱い．その中で腹直筋が全長にわたり緊張しており，その性状は示指の太さぐらいのロープ状，あるいは幅はあるが薄いテープ状のことが多い．写真上段では張っている腹直筋の幅が広いが，それ以外の部分は凹んでいる．触診してみると，腹直筋も薄い．下段は，さらに虚証の黄耆建中湯証の腹候で，腹直筋がうっすらと浮き出て見えるが，腹力は弱く，陥凹しており，皮膚も枯燥している．

> **ワンポイントアドバイス** 胃腸虚弱による腹痛・下痢，腹証で薄いベニヤ板状の腹直筋の緊張を伴うものは小建中湯類を考える．

症例 22　症例演習　初級編
53歳・女性　腰痛
（担当医：木村豪雄）

現病歴　6年前から腰痛を自覚するようになった．痛みは左臀部から下肢外側にビリビリ感を伴う痛みで消炎鎮痛剤を服用しても改善しない．また夏になり暖かくなると痛みが自然と軽快し，一方で秋から冬にかけて寒くなると悪化するとのことで11月に当科を受診した．3年前に整形外科で腰椎椎間板ヘルニア(L4/5)と診断されている．

既往歴　虫垂切除(23歳)，子宮筋腫にて子宮＋右卵巣摘出術(47歳)

家族歴　父：肺癌

身体・検査所見　身長147 cm，体重53 kg，血圧136/83 mmHg，脈拍90/分・整，体温35.9℃．神経学的異常所見なし．

漢方医学的所見

(1)自覚症状
1) 暑がり．風呂は好き．温まると痛みがやわらぐ．冷えで悪化する．
   腰の周りがスースーと冷える．腰から臀部にカイロをあてると痛みが楽になる．
2) 少し汗かき．首から上に汗をかきやすい．
3) 食欲：良好．
4) 睡眠：良好．
5) 排便：1回/日．
6) 排尿：1日5〜6回．夜間尿なし．
7) 口渇：軽度あり．
8) 左下肢がしびれる．
9) 足がむくみやすい．
10) レイノー現象あり．

漢方医学的所見

(2)他覚所見
1) 下肢冷えなし，下腿浮腫なし．
2) 脈候：やや沈，やや実．
3) 舌候：やや暗赤紅舌，腫大(−)，歯痕(±)，乾燥した薄い白苔(＋)．
4) 腹候：腹力やや軟弱，両側腹直筋緊張(±)，左側胸脇苦満(±)，心下痞鞕(＋)，心下振水音(＋)，鼓音(−)，心下悸(−)，臍上悸(＋)，両臍傍圧痛(＋)，小腹不仁(＋)．

臨床経過
- 初診時：(A)の病態と考え，(B)を投与した．
- 8日後：腰痛は少し改善か？　(C)の生薬を3gまで増量する．
- 36日後：調子はよい．足先のみ冷える．
- 77日後：腰痛は以前よりも楽である．時折しびれ感を感じる程度．以降，同処方を継続中．

問題　(A)の病態，(B)の処方ならびに(C)の生薬をお答えください．

▶ 処方決定までの思考過程

　まず，病態を大きく陰性か陽性か考えます．本症例の場合は暑がりとのことですが，温まると痛みがやわらぐこと，冷えで悪化することから陰性の病態（陰証）と考えます．
　次に気血水でみてみますと，レイノー現象，両臍傍の圧痛より瘀血，自覚症状では足のむくみ，他覚的には舌候で歯痕，腹候で心下振水音がみられたことより水毒の所見が認められました．以上より本症例は，陰証で瘀血，水毒の病態と考えました．
　一方で，本症例では腰痛が主訴ですが，腰痛に対する漢方処方を考える場合に，その痛む部位によって処方を鑑別します．八味地黄丸はウエストラインを中心とした痛みであり，苓姜朮甘湯は仙骨付近の高さの痛みや，腰の周りや時に大腿までスースーと冷えるというのが特徴です．また突っぱるような痛みの場合に芍薬甘草(附子)湯を考えます．
　苓姜朮甘湯は『金匱要略』に「腎著之病．其人身体重．腰中冷．如坐水中．形如水状．反不渇．小便自利．飲食如故．病属下焦．身労汗出．衣裏冷湿．久久得之．腰以下冷痛．腰重如帯五千銭．甘草乾姜茯苓白朮湯（現在の苓姜朮甘湯）主之」*と記載され，腰以下に水滞があってさらに寒冷の作用を受けて腰が冷えて重く，時に痛むものに用いるとされています．また苓姜朮甘湯の痛みの性状は重だるいといった感じであり，あまり強い痛みは訴えません．さらに冷えが強い場合や疼痛が明らかな場合には附子を加味します．本症例の場合には陰証で水毒の所見があることに加え，腰痛の性状として，腰の周りがスースーと冷えることから，苓姜朮甘湯を選択しました．さらに冷えると痛みが増悪することから附子を加えて，処方しました．その結果，約1か月後には腰痛が軽減し，苓姜朮甘湯加附子が有効と考えました．

▶ 鑑別処方

● 芍薬甘草附子湯
　少陰病虚証に用いる方剤である．腰から大腿部にかけて坐骨神経痛のように筋が突っ張り痛み，冷えると増悪するような場合に用いる．腹候では両側腹直筋の緊張が特徴である．便秘を伴う場合には大黄を加える．本症例の場合，筋が突っ張るような痛みでないことと，腹候で腹直筋の緊張が強くない点で鑑別した．

● 八味地黄丸
　準太陰病虚実間に用いる方剤である．主にウエストラインを中心とした腰痛に用いられる．他覚所見として腹候では，小腹不仁が特徴的な所見である．また本方証における冷えは，下半身でも特に膝以下が強いことが多い．本症例でも小腹不仁は認められたが，腰痛の部位（臀部）と冷えの部位も腰の周りが中心であったため鑑別した．

---

*「腎著の病，其の人身体重く，腰中冷え，水中に坐するが如く，形（かたち）水状の如くにして，反って渇せず，小便自利し，飲食故の如きは，病下焦に属す．身労して汗出で，衣裏冷湿し，久久にして之を得．腰以下冷痛し，腰重きこと五千銭を帯ぶるが如し．甘草乾姜茯苓白朮湯(注：苓姜朮甘湯)之を主る」

> 解答　(1)太陰病～少陰病・虚証
> 　　　(2)苓姜朮甘湯(加附子)　(3)附子

表1 腰痛に対する頻用処方

方剤	六病位	虚実	使用目標・応用
芍薬甘草湯	少陽—太陰	虚	両側腹直筋緊張，諸筋の異常緊張，結石
芍薬甘草附子湯	少陰	虚	芍甘湯＋寒，坐骨神経痛，便秘：加大黄
芍甘黄辛附湯	太陰	実	脇下偏痛，便秘
八味地黄丸	準太陰	間	下半身・膝以下の冷，小腹不仁， 心下痞鞕，尿利異常，夜間尿，腎虚
牛車腎気丸	準太陰	間	八味丸証にして下腿浮腫顕著
苓姜朮甘湯	準太陰	虚	水毒，腰・大腿の冷え，腰重，尿自利
桂姜棗草黄辛附湯	太陰	間	気分，心下堅大如盤如旋杯，中脘の圧痛
（五積散）	少陽—太陰	虚	腰冷痛，腰股攣急，小腹痛，上熱下冷

＊以上のほか，桂枝茯苓丸，当帰芍薬散などの駆瘀血剤をしばしば兼用する．

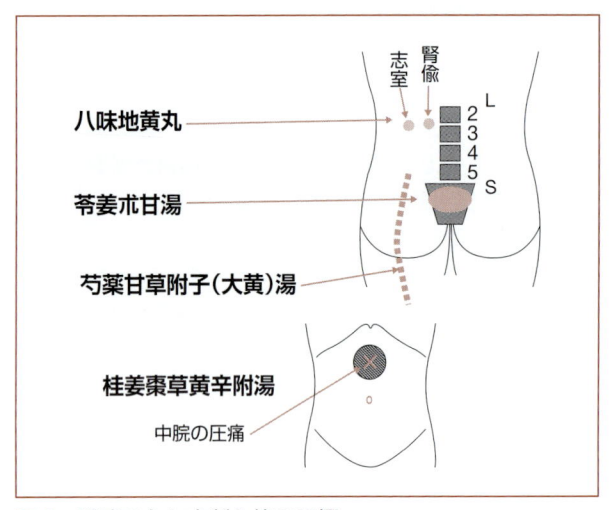

図1 腰痛の主な方剤と使用目標

● 当帰芍薬散

　　太陰病虚証に用いる方剤である．さらに気血水では血と水毒が病態の中心である．本症例も陰証で血，水毒の病態と考えられた．しかし当帰芍薬散は手足の先を中心とした冷えを目標としており，本症例が腰回りを中心として冷えるという点で鑑別した．また時には加附子として，腰痛よりは下腹部痛に用いられることが多い．

参照 はじ漢十五話 p.213（苓姜朮甘湯）
　　 はじ漢ノート p.42（陰証の主な治療方剤 3），p.104〜105（腰痛に対する頻用処方）

▶ **まとめ　腰痛に用いられる主な方剤と使用目標（図1）**

　　八味地黄丸は腰以下の疼痛や冷えに頻用されるが，冷えは膝以下に強く，腰痛は腎兪や志室付近の高さ（ウエスト）のことが多い．苓姜朮甘湯の冷えは腰以下，特に仙骨付近や腰のスースーした冷感が典型的で，疼痛も仙骨や臀部の高さが中心のことが多い．芍薬甘草

附子湯は坐骨神経痛に多用され，引きつれ感(突っ張り，筋緊張)を伴う疼痛に用いられる．その他，腹候で中脘(胸骨剣状突起と臍の中間)に圧痛が強く，時には円盤状に抵抗が触れる際には，桂姜棗草黄辛附湯が適応となるが，ストレスなどで誘発される腰痛に多い．エキス製剤では桂枝湯＋麻黄附子細辛湯に附子末を加える．

参考文献 1) 長坂和彦，他：苓姜朮甘湯加附子による腰痛の治療経験．和漢医薬学雑誌 16：83-89, 1999

> **ワンポイントアドバイス** 腰の周りがスースーと冷えるときには，苓姜朮甘湯を考える．

症例 23　27歳・女性　下痢

（担当医：木村豪雄）

現病歴　3か月前から下痢が続く．年少時より胃腸が弱くて肥れず，牛乳を飲むとすぐに下痢していた．9月に当科を受診した．

既往歴　卵巣嚢腫（23歳）で経過観察中

身体・検査所見　身長168 cm，体重49 kg，血圧106/59 mmHg，脈拍74/分・整，体温36.1℃，腹部平坦・軟，腸蠕動音異常なし，下肢浮腫なし．

漢方医学的所見

(1)自覚症状
1) 寒がり．風呂は好き．手足が冷える．冷房は嫌い．
2) 汗をかきやすい．のどが渇く．
3) 食欲：良好．油ものを食べると胃がムカムカする．
4) 睡眠：眠りが浅い．
5) 排便：3～4回/日，軟便～水様性下痢．便臭は強くない．裏急後重なし．
6) 排尿：7～8回/日，夜間尿2回．
7) 月経は順調だが痛みがつらい（時に鎮痛剤を使用する）．
8) 冷えると腹痛がする（ビールを1日1リットル飲む）．
9) 心窩部が硬くしこりがある感じがある．

漢方医学的所見

(2)他覚所見
1) 脈候：浮沈間，やや弱い．
2) 舌候：やや暗赤色，腫大（－），歯痕（－），乾湿中間の薄い白苔（＋）．
3) 腹候：腹力中等度，両側腹直筋緊張（±），胸脇苦満（－），心下痞鞕（＋），心下振水音（－），鼓音（－），心下悸（－），臍上悸（－），臍下悸（－），両臍傍圧痛（＋），小腹不仁（－）．

臨床経過
- 初診時：(A)の病態と考え，(B)を投与した．
- 1週後：下痢の回数は減った．ビールも減らした．
- 4週後：たまに下痢するくらい．月経痛が軽くなった．
- 6週後：下痢はない．手足の冷えも少なくなった．
- その後6か月間，同処方を継続して治療終了とした．

問題　(A)の病態，(B)の処方をお答えください．

▶ 処方決定までの思考過程

　寒がり，風呂は好き，手足が冷える，冷房は嫌い，冷えると腹痛がする，といった自覚症状からは明らかな冷えがあり，**便臭の少ない慢性の下痢**であることも考えて，陰証と判断しました．虚実は，腹力は弱くはないのですが，明らかな陰証では虚証であるし，脈の緊張がやや弱いことや舌の白苔も薄くて乾燥していないことなども考えれば，虚証と判断します．

　次に，気血水の異常をみてみると，**舌質がやや暗赤色，両臍傍の圧痛**がみられることから瘀血はありそうです．また頻尿は水毒もしくは寒証でみられる症候です．

　全体としてみれば，瘀血症候はあるものの，瘀血が中心の病態とは考えにくい．主訴は慢性の下痢で，**便臭が少なく，裏急後重もない**ことから陰証期の下痢と考えられます．この際，漢方医学的病態としては裏寒が中心だと考えました．さらに陰証の下痢に適応となる方剤の中で，腹診で**心下痞鞕**もあることから人参湯を選択しました．また冷えの程度が強いことから，実際には人参湯に附子を加えた附子理中湯としました．

　人参湯は『傷寒論』には「吐利．頭痛発熱．身疼痛．熱多欲飲水者．五苓散主之．寒多不用水者．理中丸主之」*，「大病差後．喜唾久不了了．宜理中丸」**とあり，また『金匱要略』には「胸痺．心中痞．留気結在胸．胸満．脇下逆搶心．枳実薤白白酒湯主之．人参湯亦主之」***と記載されています．人参湯は，全身の冷えと心下痞鞕を目標として，胃弱や下痢などの消化器疾患や気管支喘息などの呼吸器疾患といった，主に横隔膜前後の疾患に応用されます．

　陰証の下痢の特徴は，全身に冷えがあり，下痢の性状も水様性で便臭も少なく，裏急後重がないことなどがあげられます．本症例の経過は順調であり，冷えの程度に応じて附子を少しずつ増量していくことで慢性の下痢は改善しました．

　なお，陰証の下痢の鑑別処方としては，真武湯，大建中湯ならびに茯苓四逆湯などがあります．

▶ 鑑別処方

● 真武湯

　　真武湯は少陰病虚証に適応となる方剤だが，「陰証の葛根湯」といわれるように，陰証期の代表的な方剤として比較的幅広く用いられる．また構成生薬からみると，芍薬以外の茯苓，朮，附子，生姜は何れも利水薬であり，陰証の水毒に対する代表的な方剤ともいえる．使用目標としては「フラッとする，クラッとする」「雲の上を歩くよう」などといわれ

---

*「吐利，頭痛発熱し，身疼痛し，熱多く水を飲まんと欲する者は，五苓散之を主る．寒多く水を用いざる者は，理中丸之を主る」
**「大病差えて後，喜唾久しく了了（りょうりょう）たらざるは，理中丸に宜（よろ）し」（注：よだれがだらだらと出てくるような病態を指している）
***「胸痺，心中痞し，留気結んで胸に在り，胸満ち，脇下より心を逆搶（ぎゃくそう）するは，枳実薤白白酒湯（きじつがいはくしゅとう）之を主る．人参湯も亦之を主る」

解答　(A)太陰病・虚証，瘀血　(B)附子理中湯

るめまい感・動揺感と，水毒特有の筋ばったような細い脈があげられる．腹候では心下悸があり，振水音を伴いやすい．人参湯と同じく陰証の下痢にも用いられる．本症例では油ものを食べたりすると胃もたれするという消化器症状があり，腹候で心下痞鞕があること，真武湯証でみられる心下悸がなく，身体動揺感や尿量の減少傾向もなく頻尿であることなどから，人参湯を選択した．

● 大建中湯

準太陰病虚証に用いる方剤である．腹力が弱く，腸管の異常蠕動（腸がモクモク動く感じ）や腹中冷（臍を中心とした冷え）を目標とする．大建中湯は下痢にも便秘にも用いられる．本症例では人参湯特有の心下痞鞕があり，腸管の異常蠕動や臍を中心とした冷えがない点で鑑別した．

● 茯苓四逆湯

厥陰病虚証に用いる方剤である．人参湯よりも，さらに虚証に用いる．冷えのため衰弱した状態であり，しばしば全身倦怠感を訴える．茯苓四逆湯は，脈が沈んで極めて弱いことを目標として用いる．エキス剤で用いる場合は人参湯と真武湯を合わせて使用する．本症例では脈の虚状がそれほど弱くないことと，倦怠感がない点で鑑別した．

> 参照　はじ漢千五話 p.213～214（陰証の下痢）
> はじ漢ノート p.44（陰証の主な治療方剤 4），p.45（陰証の主な治療方剤 5），p.108～111（腹痛と下痢の漢方）

▶ コメント　下痢・腹痛の漢方治療

人参湯は，消化吸収の中心である中焦（体幹の中部3分の1，剣状突起から臍辺りまで）をおさめる方剤なので，別名を理中湯といい，その丸薬を理中丸，附子を加えた方剤を附子理中湯と呼ぶ．

図1で，（　）内の方剤名は，下痢を伴うことが少ない方剤である．

寒を伴う陰証の方剤では乾姜を含有することが多く，また附子も多用される．甘草と熱薬の乾姜の二味からなる甘草乾姜湯は，下痢よりも呼吸器疾患を中心に用いられるが，単独で使用されることはほとんどない．甘草乾姜湯に附子を加味しつつ乾姜の比率を増やすと四逆湯，通脈四逆湯などの四逆湯類になり，本格的な陰虚証に適応となって，陰証の下痢の代表的方剤ともいえる．甘草乾姜湯に人参と白朮を加えると人参湯になる．さらに最強の熱薬である附子を加えた附子理中湯は，甘草乾姜附子を含有するので，四逆湯に近い方剤といえる．

大建中湯は乾姜と山椒，附子粳米湯は附子といった熱薬を含み，陰証で腹部の寒が強く，腹痛や消化器症状のある病態に用いる．時に両者を合方することもある．

図2において，人参湯の含有生薬である人参，白朮，甘草は代表的な補気薬である．これに補気薬の茯苓を加え，後世に四君子湯と呼んで補気剤の代表である．これにさらに心下の水毒をさばいて胃の働きを増す陳皮と半夏を加えれば六君子湯となって，君子という名前からもうかがわれるように，病態の寒熱に拘わらず（陰証陽証を問わず）副作用の少ない，上部消化器症状の治療薬となる．しかし人参湯に含まれる乾姜は，人間が誕生後にエネルギーを補給する中心である消化器や，取り入れた栄養を利用するために大気（酸素）を取り入れる肺を温補し賦活する．こう考えれば，乾姜もある意味では強力な補薬といえるが，薬性は熱である．したがって，人参湯は，寒を伴う陰証で虚証に適応し，陽証に用いればかえって胸やけなどを誘発しかねない．また甘草の含有量が多く，偽アルドステロン

図1 下痢・腹痛の漢方治療

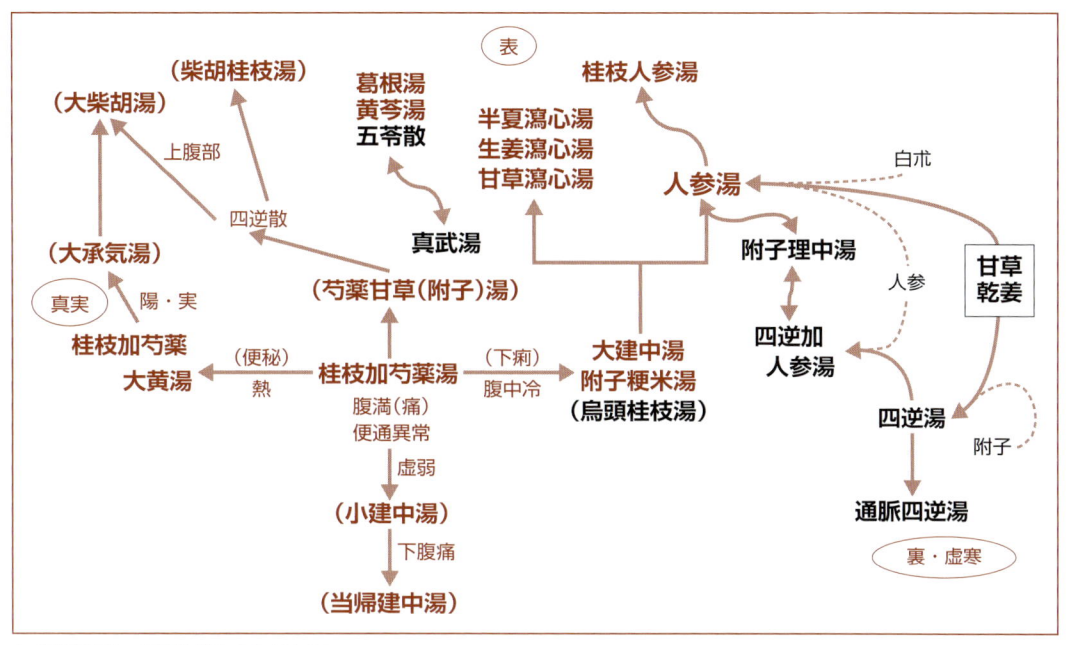

( )内方剤は，下痢を伴うことが少ない
左半分の解説は，初級編症例25および初級編症例3，6，7を参照

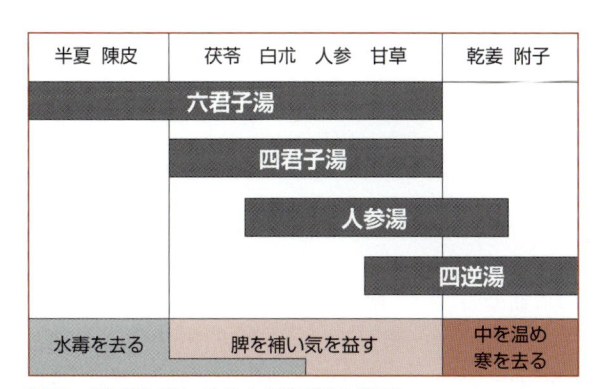

図2 構成生薬からみた補気剤の鑑別

症も誘発しやすい．六君子湯に比べれば適応が難しいが，切れ味の鋭い方剤といえよう．

参考文献
1) Sato Y, et al : Bushi-richu-to raises calcitonin gene-related peptide, substance P, somatostatin, and vasoactive intestinal polypeptides levels in human plasma. J Health Science 53 : 615-621, 2007
2) 盛岡頼子，他：長年の頑固な便秘に人参湯が有効であった2症例．漢方の臨床 47：684-687, 2000

> **ワンポイントアドバイス** 慢性の下痢は冷え（寒証）を疑う．

症例 24　48歳・女性　下痢，食欲低下

症例演習　初級編
（担当医：犬塚　央）

現病歴　3年来の慢性蕁麻疹にて当科通院中．4日前，胃の不快感があり，翌日から頻回の下痢が出現．食欲がなく，時々嘔気があり，下痢も止まらないとのことで，9月30日当科を受診した．

家族歴　父：糖尿病，狭心症，母：高血圧

身体・検査所見　身長150 cm，体重52 kg，血圧120/74 mmHg，脈拍84/分・整，体温36.6℃，心肺音異常なし，浮腫なし．

漢方医学的所見

(1)自覚症状
1) 少し寒がり．膝から下が冷える．のぼせやすい．長湯できない．
2) 汗は普通．
3) 食欲：低下．
4) 睡眠：良好．
5) 排便：水様性下痢6〜7回/日．「お腹がグジグジする」．腹鳴(+)，便臭は強くない，肛門部灼熱感(−)，裏急後重(−)．
6) 排尿：頻尿・夜間尿なし．
7) 肩がこる．目が乾燥する．時々めまいがする．のどは渇かない．
8) 倦怠感なし．

漢方医学的所見

(2)他覚所見
1) 顔色良好，四肢冷(−)，発汗(−)．
2) 脈候：やや沈，やや実．
3) 舌候：高度暗赤色，腫大(−)，歯痕(−)，乾燥した白苔中等度(+)，舌尖部発赤(−)．
4) 腹候：腹力中等度，腹直筋緊張(−)，両側胸脇苦満(+)，心下痞鞕(+)，心下振水音(−)，鼓音(−)，心下悸(−)，臍上悸(+)，臍下悸(−)，左臍傍圧痛(+)，小腹不仁(−)．

臨床経過
- 受診日：(A)の病態と考え，(B)を投与した．
- 7日後：「下痢の回数はすぐに減り，2〜3日で形のある便になった．嘔気がなくなり，食欲も徐々に戻った．もうすっかり回復した」とのことで，治療終了とした．

問題　(A)の病態，(B)の処方をお答えください．

▶ 処方決定までの思考過程

　　まず陰陽について，自覚症状では**少し寒がりだが長湯ができない**ことや，他覚所見で**四肢の冷えや顔色が悪い**といった，明らかな冷え（寒の存在）を疑う症候がないことから陽証と考えました．**足が冷える**とのことでしたが，全身の冷えを疑うような所見はなく，**のぼせやすい**という症状も合わせると，冷えというよりは気逆の病態が考えられました．ただし，下痢に裏急後重がなく，便臭も強くない点は，陰証の可能性も残ります．

　　六病位では，悪寒・発熱といった表証はなく，陽明病を疑うような高度の腹満，便秘などもないことから少陽病期と考え，虚実については，脈力，腹力からやや実証と考えました．気血水では，気逆のほか，**舌の暗赤化，臍傍圧痛**から瘀血の病態も考えられました．

　　処方については，**嘔気，下痢，腹鳴，心下痞鞕**を目標に半夏瀉心湯を選択しました．半夏瀉心湯は少陽病虚実間の薬で，嘔気・嘔吐，下痢，心下痞（心下痞鞕のこともある），腹鳴，腹痛などがみられます．『金匱要略』の条文には「嘔而腹鳴．心下痞者」*と記載されています．嘔吐下痢症によく用いられますが，そのほかにも心下痞，腹鳴，軟便傾向などを目標にさまざまな病態に用いられます．陽証の下痢では，一般に便臭が強く，裏急後重，肛門部の灼熱感などを伴うことが多いですが，半夏瀉心湯の下痢は，陽証であるもののそのような傾向が少なく，腹痛はあっても激しい痛みはあまりみられません．これは，半夏瀉心湯の構成生薬中に熱薬である乾姜が含まれていることと関連しそうです．

　　鑑別が必要な処方として，生姜瀉心湯と甘草瀉心湯（合わせて「3つの瀉心湯」）があげられます．いずれも嘔気・嘔吐，下痢，腹鳴，腹痛，心下痞（鞕）は共通してみられますが，下痢がもう少し頻回であれば甘草瀉心湯が適応になるかと思います．甘草瀉心湯は，3つの瀉心湯のなかでは最も虚証に位置する薬で，半夏瀉心湯のなかの甘草だけを増やしたものです．甘草には「急迫を治す」といって，急性の切迫した症状を緩和する作用があり，半夏瀉心湯よりもっと下痢がひどいとき，典型的には1日何十回という激しい下痢がみられるようなときに使います．嘔気のほかにげっぷや胸焼けがあれば，生姜瀉心湯の適応となります．生姜瀉心湯は，半夏瀉心湯のなかの乾姜を減らし，代わりに健胃作用のある生姜を加えた薬です．

▶ 鑑別処方

● 黄芩湯

　　少陽病実証に用いる方剤である．嘔気や下痢は共通するが，腹痛，裏急後重，排便時の肛門部灼熱感，強い便臭など，熱候の強い実証の病態を呈する点で鑑別できる．黄芩湯は，太陽と少陽の合病で少陽病が病態の中心だが，悪寒・発熱などの表証もみられる．

● 五苓散

　　準少陽病虚実間に用いる方剤である．嘔気や下痢は共通するが，腹鳴，腹痛がみられない点で鑑別した．水毒が中心で，口渇や尿不利がみられる．また，口渇はあるが飲むとすぐに吐く「水逆」が特徴的である．

---

*「嘔して腹鳴り，心下痞する者」

解答　（A）少陽病・虚実間（〜やや実）　（B）半夏瀉心湯

● 葛根湯

　　太陽病実証に用いる方剤である．下痢は共通するが，葛根湯には腹痛はあまりなく，腹鳴や心下痞（鞕）はみられない点で鑑別した．葛根湯は太陽病が主病位のため（太陽と陽明の合病），悪寒発熱といった表証が明らかで，さらに項背部のこりがみられる．下痢よりも嘔吐が中心となれば葛根加半夏湯となる．

参照 　はじ漢十五話 p.124〜129（3つの瀉心湯）
　　　はじ漢ノート p.30〜31（3つの瀉心湯），p.110（下痢に用いられる方剤，陽証の下痢）

▶ コメント　3つの瀉心湯（表1）

　　半夏瀉心湯の構成生薬をみると，小柴胡湯の柴胡の代わりに上熱を冷ます黄連が少量入り，生姜の代わりに熱薬の乾姜がしっかりと入っていて，少陽病の虚実中間証あたりに適応となりそうな感じである．半夏の含量も多く，吐き気や嘔吐が主要な使用目標となる．人参や黄連，黄芩を含んでいることから，心下痞鞕がありそうだが，あまり実証ではないため心下痞程度のことも多い．そのほかに腸の蠕動音の亢進があり，軽度で腹がジュクジュクという程度のことも多い．腹痛・下痢も使用目標となるが必発ではなく，下痢しても陽証であるのに裏急後重や便臭が少ない．

　　これに対して乾姜を減らして生姜（表1では生のしょうがの量）を加えた生姜瀉心湯は，半夏瀉心湯の使用目標に加えて，ゲップや胸やけが中心となる．甘草瀉心湯では，半夏瀉心湯の甘草が増量されただけであるが，下痢が中心となる．これら3つの瀉心湯は，構成生薬のわずかな変化で使用目標が変化する点が，絶妙である．

　　また，3つの瀉心湯は表証を差し挟むことがあり，感染性の胃腸疾患にもしばしば応用される．同様に表証と関連する下痢には（図1），太陽と陽明の合病（主病位は太陽病）である葛根湯を代表とする太陽病の方剤，太陽と少陽の合病（主病位は少陽病）の黄芩湯あるいは黄芩加半夏生姜湯，水毒が絡んだ五苓散，人参湯証に表証が絡んだ'協熱利'の桂枝人参湯などがある．直中の少陰にも用いられることのある真武湯も感染性下痢では鑑別に入るであろうし，当然ながら四逆湯類も可能性がある．

▶ まとめ　腹痛・下痢と方剤（図1）

- 人参湯は，脈の虚状，あるいは四肢の冷感など陰証の徴候がみられる．腹診上，心下痞鞕を認めるのが特徴．桂枝人参湯は，人参湯証で表証を挿み（協熱利），のぼせや熱状がみられる．人参湯証でさらに冷えが強ければ附子理中湯となる．いずれもあまり強い腹痛はみられない．
- 大建中湯は，腹部が軟弱無力で，腸の異常蠕動がみられる．典型例では腹壁から腸管の蠕動を透見できるが，蠕動を自覚するだけのこともある．腹部に冷え（腹中寒）があり，臍を中心として他覚的に冷感を認めることがある．
- 附子粳米湯は，強い腹鳴と激しい腹痛（雷鳴切痛）がみられる．
- 桂枝加芍薬湯は，腹満と腹直筋の緊張がみられる．腹力は強くなく，便臭も強くない．
- 桂枝加芍薬大黄湯は，腹満，腹直筋緊張のほか，強い腹痛（大実痛）あるいは便臭を伴う．
- 四逆散は，腹診上両側の胸脇苦満と，全長にわたる強い腹直筋の緊張を認める．陽証だが少し冷えっぽく（顔色が悪い，手足が冷たいなど），お腹が弱く下痢しやすい傾向がある．また，しばしば抑うつ傾向がみられる．慢性の下痢，あるいは下痢と便秘を繰り返

表1 3つの瀉心湯の使用目標と原典における構成生薬の比較

共通の症候
1）嘔気あるいは嘔吐
2）心下痞（鞕）
3）腹鳴（腹中雷鳴）
4）腹痛・下痢（裏急後重を伴わない）

方剤構成	半夏	黄芩	乾姜	人参	甘草	黄連	大棗	生姜
半夏瀉心湯	半升	三両	三両	三両	三両	一両	十二枚	
生姜瀉心湯	半升	三両	一両	三両	三両	一両	十二枚	四両
甘草瀉心湯	半升	三両	三両	三両	四両	一両	十二枚	

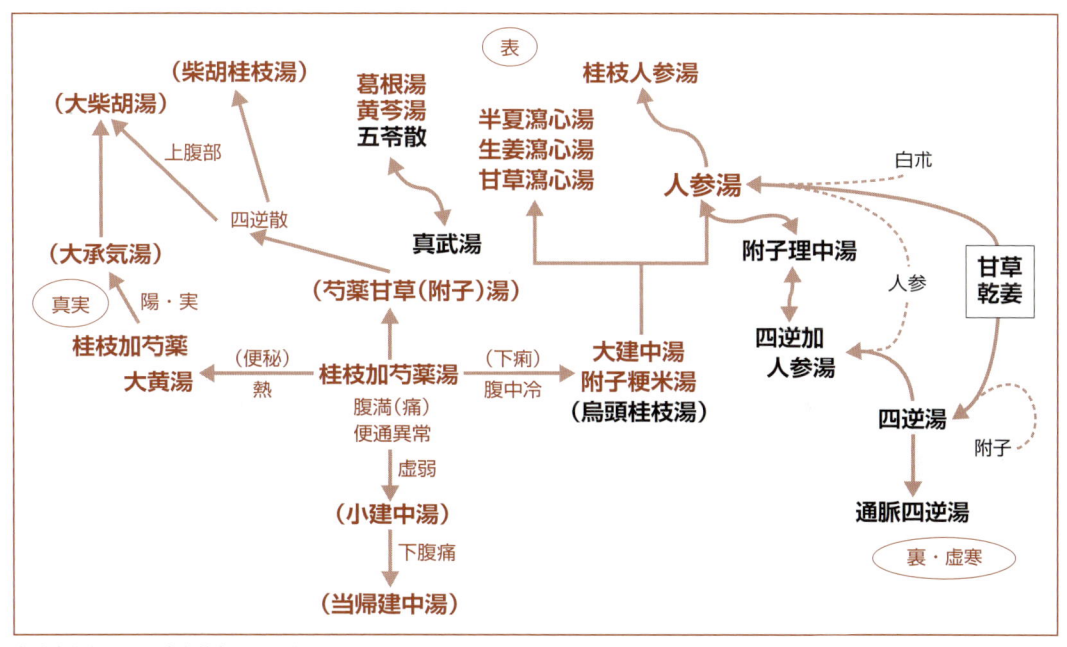

（　）内方剤は，下痢を伴うことが少ない．
図1　腹痛・下痢

すような病態によく使われる．

参考文献
1) 三好秋馬, 他：胃炎（急性胃炎，慢性胃炎の急性増悪）に対するカネボウ半夏瀉心湯エキス細粒の有用性の検討. Prog Med 13：1627-1632, 1993
2) Mori K, et al：Preventive effect of Kampo medicine (Hangeshashin-to) against irinotecan-induced diarrhea in advanced non-small-cell lung cancer. Cancer Chemother Pharmacol 51：403-406, 2003
3) 高井計引：膀胱全摘，回腸導管術後の遷延した腸管不全麻痺に半夏瀉心湯が有効であった1例. 漢方医学 27：29, 2003

ワンポイントアドバイス　陽証の下痢で腹鳴があれば「3つの瀉心湯」を鑑別する．

症例 25　45歳・女性　咳，痰，呼吸苦

（担当医：犬塚　央）

現病歴　4年ほど前から，かぜが長引くと咳や喘鳴が出現していた．今年1月初旬にかぜをひき，その後のどの違和感が持続．2月になり湿性咳嗽と息苦しさが出現．近医で気管支拡張薬，テオフィリン製剤を処方され，やや症状が改善したものの完治せず，体質改善を希望し，2月16日当科を受診した．

既往歴　アレルギー性鼻炎(40歳以降)，帝王切開(41歳)

家族歴　長女：気管支喘息

身体・検査所見　身長156 cm，体重57 kg，血圧98/60 mmHg，脈拍61回/分・整，体温36.7℃，心音・呼吸音：異常なし，浮腫なし．検査成績：IgERIST：386.0 U/ml，RAST：ハウスダスト23.40，ダニ22.00，スギ98.70，イヌ皮屑21.10，ネコ上皮4.48．

漢方医学的所見

(1)自覚症状
1) 暑がりでも寒がりでもない．長湯ができない．
2) あまり汗かきではない．
3) 食欲：良好．
4) 睡眠：良好．
5) 排便：時々便秘する．
6) 排尿：頻尿・夜間尿なし．
7) のどが渇きやすい．
8) 首がこる．腰が痛い．
9) 午前中だるい．

(2)他覚所見
1) 顔面紅潮(＋)，四肢冷(－)，発汗(－)．
2) 脈候：やや沈・実．
3) 舌候：暗赤色，腫大(＋)，歯痕(－)，乾燥した白黄苔中等度(＋)．
4) 腹候：腹力やや強，腹直筋緊張(－)，胸脇苦満(－)，心下痞鞕(－)，心下振水音(－)，鼓音(－)，心下悸(＋)，臍上悸(＋)，臍下悸(＋)，左臍傍圧痛(＋)，小腹不仁(－)．

臨床経過
- 初診日：(A)の病態と考え，(B)を投与した．
- 11日後：「3日くらいで咳が出なくなった」．
- 24日後：「治ったと思って漢方薬をやめたらぶり返した．飲んでいると，よい」．
- 42日後：「咳はまったく出ない．吸入と内服薬をやめてみたが悪化していない」．(B)の服用を続けている．

問題　(A)の病態，(B)の処方をお答えください．

▶ 処方決定までの思考過程

　本症例は，西洋医学的には現病歴，現症から遷延したかぜ症候群もしくは感冒を契機に発症した気管支喘息と考えられました．漢方医学的に，まず証の陰陽では，自覚症状では**暑がりでも寒がりでもない**ということですが，**長湯できないこと，顔面紅潮があること，四肢の冷えがない**ことから陽証と考えました．六病位では悪寒・発熱といった表証はなく，陽明病を疑うような高度の腹満，便秘などもないこと，さらに主訴の**咳，痰，呼吸苦も横隔膜周辺の症状**（半表半裏に典型的）と考えられたため，少陽病期と考えられました．虚実については，脈力，腹力からやや実証と考えました．気血水では，**舌の腫大，湿性咳嗽**からは水毒，**舌の暗赤化，臍傍圧痛**からは瘀血，**心下悸，臍上悸，臍下悸**からは気逆の病態が考えられました．

　ところで遷延したかぜ症候群に対する鑑別処方で，湿性咳嗽もみられることから柴胡剤と半夏厚朴湯の合方が最も考えられました．しかし腹部所見で**胸脇苦満がない**ことから，柴胡剤は否定的と考えました．また**咳嗽，呼吸苦に加えて，口渇や顔面紅潮**があったことから，麻杏甘石湯や越婢加半夏湯が鑑別にあがりました．さらに本症例では，嘔吐を伴うような激しい咳き込みがなかったことから麻杏甘石湯を選択しました．また，**本方の服薬を中断すると症状が再増悪**したことからも有効と考えました．

　一方で本症例は急性疾患でしたので，瘀血（舌質の暗赤・臍傍の圧痛）や気逆（腹動）の所見は処方を選択するにあたり，無視しました．今後ご本人が体質改善を希望されているという観点では，瘀血を改善することも必要ではないかと考えます．

　麻杏甘石湯は少陽病実証の方剤で，感冒後の気管支炎や気管支喘息に用いられます．『傷寒論』の条文には「汗出而喘．無大熱者」*という記述があります．本方は一般的には汗が出て，口渇があり，喘鳴を伴う湿性咳嗽を目標に用いられます．また熱は高い場合もあり，そうでない場合もあります．それに対して本症例では**自汗傾向は明らかではありませんでしたが，口渇，喘鳴を伴う湿性咳嗽**を目標として麻杏甘石湯を選択し，有効でした．麻杏甘石湯の構成生薬は麻黄，杏仁，甘草，石膏の4味からなりますが，麻黄に含まれるエフェドリンには鎮咳作用，気管支拡張作用のあることが知られています．本症例においても麻黄の気管支拡張作用が有効であったと考えます．しかし麻黄は，虚弱な人や胃腸の弱い人に使うと，身体がだるくなったり胃を悪くしたりすることがあるため，注意が必要です．

▶ 鑑別処方

● 越婢加半夏湯

　準少陽病実証に用いる方剤である．熱候が強く口渇を伴う点は共通するが，痙攣性に激しく咳込んで顔が真っ赤になって発汗を伴い，ついには嘔吐するほどである．咳嗽の激しさによって鑑別する．『金匱要略』には「咳而上気．其爲肺脹．其人喘．目如脱状．脈浮

---

*「汗出でて喘し，大熱なき者」

解答　(A)少陽病・実証　(B)麻杏甘石湯

大」**とある．ただし咳き込んでいないときには脈は必ずしも浮いていない．

● 麦門冬湯

少陽病虚証に用いる方剤である．咳込みや，痰は共通するが，痰は多くなく，乾燥して切れにくい傾向がある．また，「口渇」ではなく口やのどの「乾燥」がみられ，咳も乾性咳嗽を目標とする．のどが乾燥傾向で，張りついた痰が取れにくく，そのために咳き込むようなイメージである．咳嗽の性状で鑑別できる．

● 柴朴湯

少陽病虚実間に用いる方剤である．小柴胡湯と半夏厚朴湯の合方．のどにゴロゴロと痰が絡んで切れにくく，咳が出る．呼吸苦も共通するが，強い熱候はなく，口渇は伴わない．腹診上胸脇苦満がみられる．本症例では胸脇苦満がなく，口渇がある点で鑑別できる．

● 小青竜湯

太陽病虚実間に用いる方剤である．咳，痰，呼吸苦は共通するが，水毒が明らかで，水様鼻汁や心下振水音がみられる．また，陽証であるものの「寒」もあるため，顔色が悪いことが多く，この症例のように「赤ら顔」ということはない．また本症例では水毒を示唆する所見に乏しい点で鑑別できる．なお，小青竜湯の脈は水毒特有の小(細い脈)である．

● 木防已湯

少陽病実証に用いる方剤である．呼吸苦や口渇を伴う点は共通するが，咳というよりは喘鳴が主で，腹診上は心下痞堅が特徴的．本例では咳が主で心下痞堅がない点で鑑別できる．

● 麻黄附子細辛湯

少陰病虚証に用いる方剤である．咳，痰，呼吸苦は共通するが，少陰病で明らかな寒があり，四肢の冷えや全身倦怠感などがみられる．よって本症例では陰陽の違いで鑑別ができる．

参照 はじ漢十五話 p.234（④主な駆水剤と使用上の目標（胸内型）），p.237（⑦水毒を伴う上気道炎に対する方剤群），p.238（⑧強い咳嗽に対する方剤群）
　　　はじ漢ノート p.32（強い咳嗽に対する方剤群），p.66（主な駆水剤と使用上の目標（胸内型））

▶ コメント　咳の漢方治療

一口に咳嗽といっても，種々の場合がある．

太陽病（表証）では咳嗽が出現することが多く，まず太陽病期の方剤の鑑別となる．

少陽病期には，特に急性熱性疾患であれば柴胡剤の鑑別が基本で，慢性疾患でも柴胡剤はしばしば使用される．これに，湿性咳嗽であれば半夏厚朴湯の合方，乾性咳嗽であれば麦門冬湯の合方が一般的である．しかし，激しい咳き込みとともに喀痰が多ければ，まとめの解説にもあるように越婢加半夏湯，麻杏甘石湯，小青竜湯などの麻黄剤が候補となる．麻杏甘石湯や小青竜湯は，必ずしも咳き込むほどの強い咳嗽がなくても使用される．麻黄は表に近い部分の，実証に対する利水剤であり，結果として炎症や咳嗽に用いられる．ただし桂皮を含まない越婢加半夏湯や麻杏甘石湯は，典型的な表証である太陽病には用いない．太陽病で用いる大青竜湯や麻黄湯は桂皮を含有している．

陰証になると，明らかな冷え症状を伴いながらのどのチクチクした炎症症状を伴う麻黄

**「咳して上気するは，此れを肺脹と為す．其の人喘し，目脱状の如く，脈浮大」

附子細辛湯や，呼吸困難などの急迫に用いる甘草を含んだ麻黄附子甘草湯などがある．胸満に用いる桂枝去芍薬湯と麻黄附子細辛湯の合方である桂姜棗草黄辛附湯は，剣状突起と臍の真ん中(中脘)にある圧痛が適応の決め手となる．人参湯は甘草乾姜湯を内包し，胸痺に用いられる方剤で，心下痞鞕を目標に心下の冷えがあれば呼吸器疾患などでもしばしば有効である．

　少陽病期以降においては，しばしば発作時の症候をよく問うて吟味することも大切である．たとえば平素は赤ら顔や自汗，口渇を認めなくても，発作(増悪)時にそれらの症状があれば越婢加半夏湯や麻杏甘石湯などを頓服や予防的に使用して有効である．また明け方や夕刻，寒冷刺激に遭うと症状が誘発されるときには乾姜含有方剤，のどの乾燥感に続いての咳には滋潤作用のある麦門冬湯など，鼻水やくしゃみなどが初期症状であれば小青竜湯や麻黄附子細辛湯などの駆水剤，痰が絡んだりのどが詰まった感じで始まる咳き込みには半夏厚朴湯などが候補となりうる．もちろん，前提として陰陽虚実は重視しなくてはならない．

▶まとめ　強い咳嗽と方剤(表1)

表1　強い咳嗽に対する方剤群

	薬方	目標と鑑別
実	越婢加半夏湯	激しい咳嗽→嘔・目脱，のぼせ，発汗，口渇 応用：越婢加朮湯＋半夏厚朴湯(？)
	麻杏甘石湯	喘咳(乳幼児では嘔吐)，自汗，口渇，熱性症状
	小青竜湯加石膏	小青竜湯証にして熱候強く，口渇 応用：小青竜湯＋桔梗石膏 　　　さらに実→小青竜湯＋麻杏甘石湯
虚	麦門冬湯	発作性・乾性咳嗽→逆上，咽喉乾燥 咽の奥に痰が張りついたようで咳き込むが，痰が切れると一時楽になる
	竹葉石膏湯	麦門冬湯より虚証，口渇，皮膚枯燥(エキス剤なし)
	滋陰降火湯	発作性・乾性咳嗽，就寝後の咳逆，のどがテカテカと乾燥がひどく，赤い
	桂枝加厚朴杏子湯	表虚，自汗，就寝後の咳逆・犬の遠吠え様

・小青竜湯加石膏は，小青竜湯よりやや実証で熱候を伴う．小青竜湯より脈が強く，咳やのどの痛みも強い傾向があり，口渇がみられる．エキス剤では，小青竜湯に桔梗石膏を加えて用いる．
・竹葉石膏湯は，麦門冬湯より虚証で口渇やのぼせがみられる．
・滋陰降火湯の咳は乾性咳嗽である．麦門冬湯よりも口やのどの乾燥が強く，咽頭壁がテカテカと赤く光ってみえる．体液が損耗し身体に熱がこもったような状態である．
・桂枝加厚朴杏子湯は，桂枝湯のような虚証でのぼせや自汗傾向があり，さらに激しい咳き込みがみられるときに使う．咳は就寝後に特に多い傾向がある．

参考文献　1) 溝部宏毅，他：痔に麻杏甘石湯ほか．漢方の臨床 44：847-848，1997

> **ワンポイントアドバイス**　喘鳴を伴う湿性咳嗽には麻杏甘石湯を．ポイントは自汗と口渇．

症例 26	症例演習　初級編

66歳・女性　蕁麻疹

（担当医：田原英一）

> **現病歴**　4月頃から蕁麻疹が時々出始め，8月頃から増悪．特にサウナで汗をかくと必ず出るようになった．主に夕方からが多く，出る場所は一定しない．腫れが強く，赤みはあまり強くないとのこと．朝方に消失することを繰り返し，皮膚科では外用薬と，内服のステロイド剤を処方されたが，服用しなかった．漢方治療を希望して11月に当科を受診した．

既往歴　甲状腺機能亢進症（64歳）

家族歴　父：胃潰瘍，母：リンパ腫

身体・検査所見　身長154 cm，体重50 kg，血圧132/88 mmHg，脈拍72/分・整，体温36.2℃，診察時には皮疹なし．

漢方医学的所見

(1)自覚症状
1) 寒がりでも暑がりでもない．足が冷えることがある．
2) 汗はやや多く，発汗により蕁麻疹が出現．
3) 食欲：良好だが，食後に腹がはることがある．
4) 睡眠：夜間によく目が覚める．
5) 排便：1回/日，普通便．
6) 排尿：5回/日，夜間尿なし．
7) 口渇あり，よく水を飲む．
8) かぜをひきやすい．
9) 胸が詰まることがある．

漢方医学的所見

(2)他覚所見
1) 赤ら顔（−），顔面色素沈着（＋），四肢冷（−）．
2) 脈候：浮でやや実．
3) 舌候：やや暗赤色，腫大（±），歯痕（＋），やや乾燥した薄い白苔（＋），舌下静脈の怒張（＋）．
4) 腹候：腹力わずかに軟弱，両腹直筋緊張軽度（＋），心下痞鞕（＋），心下振水音（−），臍傍圧痛（−），小腹不仁（＋）．

臨床経過
- 初診時：（A）の病態と考え，（B）を投与した．
- 2週後：総合的に蕁麻疹の出現は3/10くらいになった．下着により圧迫される部位の周辺に時々出る．出ない日もあった．
- 6週後：週に1，2回蕁麻疹が出ても広がらない．
- 10週後：この4週間で蕁麻疹は2回ほど出ただけ．薬の量を1/2量に減量．以降，たまに出る程度で経過．
- 6か月後：経過良好にて治療終了とした．

問題　（A）の病態，（B）の処方をお答えください．

▶ 処方決定までの思考過程

　まず陰陽について考えてみますと，足が冷えることがありますが，寒がりでも暑がりでもないとのことから，強い寒はないと考え，陽証と考えました．さらに悪寒・発熱がないこと，便秘もないことから，太陽病，陽明病は否定的で，少陽病と考えました．虚実は脈がやや実で，腹力がわずかに弱ですので分かれますが，虚実中間くらいと考えました．

　次に気血水の異常では，自覚症状では，口渇がありよく水を飲むが，そのわりに排尿回数も5回/日と少なめです．さらに他覚所見から，舌のやや腫大，歯痕がみられ，これらは水毒を示唆する所見と考えました．また舌のやや暗赤化や舌下静脈の怒張は瘀血を示唆する所見です．腹部では振水音が認められず，水毒の根拠としてはやや弱くなりますが，蕁麻疹は局所の水毒とも考えられます．よって本症例は少陽病期，水毒が病態の中心と考えました．一方で，舌からは瘀血の所見も認められましたが，腹部所見で臍傍の圧痛などの所見もないため，瘀血の所見は重視しませんでした．

　陽証の利水剤は五苓散，猪苓湯，苓桂朮甘湯，越婢加朮湯，木防已湯，小青竜湯，茵蔯五苓散，茵蔯蒿湯などがあげられますが，虚実が中間あたりだと，五苓散，苓桂朮甘湯，小青竜湯，茵蔯五苓散などが候補になります．五苓散は『傷寒論』に「若脈浮．小便不利．微熱消渇者．与五苓散主之」「傷寒汗出而渇者．五苓散主之」*と記載され，口渇，自汗，尿不利が使用目標となります．本症例においても口渇がありよく水を飲む割に尿量が少ないこと，汗をかきやすいことを目標として投与しました．その結果，2週間後には10分の3まで蕁麻疹が減少し，6か月後に廃薬となったことから有効であったと判断しました．

　蕁麻疹では五苓散，茵蔯五苓散，茵蔯蒿湯，越婢加朮湯などの利水剤が有効な場合や，小柴胡湯，柴胡桂枝湯，柴胡桂枝乾姜湯，十味敗毒湯などの柴胡剤が有効な場合，葛根湯，香蘇散，桂枝麻黄各半湯などの発表剤が有効な場合，黄連解毒湯，白虎加人参湯，消風散などの清熱剤が有効な場合がありますが，寒冷刺激で誘発される蕁麻疹は麻黄附子細辛湯や真武湯が有効です．

▶ 鑑別処方

● 猪苓湯

　陽明病実証に用いる方剤である．下焦の熱が使用目標の1つで，尿路結石や膀胱炎などに使われることの多い処方だが，時には下痢や不眠に有効なことがあり，また皮膚疾患でも用いられる．本症例では口渇，尿不利の点では候補となるが，猪苓湯は自汗傾向がなく，また下腹に熱候を認めることが多い．本症例では自汗傾向の有無で鑑別した．

● 苓桂朮甘湯

　準少陽病虚証に用いる方剤である．苓桂朮甘湯は立ちくらみ，若年者の起立性調節障害

---

*「若し脈浮，小便利せず，微熱，消渇の者は，五苓散を与え之を主る」「傷寒，汗出でて渇する者は，五苓散之を主る」

解答　(A)少陽病・虚実間，水毒　(B)五苓散

に使われることの多い処方である．腹診で振水音や臍上悸を認めることが多く，のぼせなどの気逆の症状を伴う．本症例ではのぼせをはじめとする気逆の症状に乏しい点で鑑別した．

● **越婢加朮湯**
　　準少陽病実証に用いる方剤である．越婢加朮湯は瘙痒性皮膚炎や浮腫，関節炎などに使用されることが多い処方である．激しい痒みを目標に，強い口渇，熱状が強いときに使用される．本症例では皮疹の性状や全体的な熱状がそれほど強くないと判断したため，第1選択にしなかった．なお五苓散証で関節痛を呈することは稀である．

● **茵蔯五苓散**
　　少陽病〜陽明病実証に用いる方剤である．多くは黄疸に用いられる処方だが，茵蔯蒿の清熱消炎作用に期待して，五苓散証でやや熱候の強いものに用いる．口渇，自汗，尿不利がある．本症例では黄疸がなく，皮疹も熱候が弱いことで鑑別した．蕁麻疹ではしばしば使用される処方である．

● **茵蔯蒿湯**
　　陽明病実証に用いる方剤である．多くは黄疸に用いられる処方だが，構成生薬に大黄が含まれており，便秘も目標となる．さらに口渇，尿不利，黄疸，皮膚瘙痒が茵陳蒿湯の使用目標となるが，本症例では便秘がなかった点で鑑別した．

参照 📖はじ漢十五話 p.220〜221（五苓散）
　　　📖はじ漢ノート p.62〜67（水の異常とその治療）

▶ **コメント**

　　五苓散は駆水剤の最も代表的な方剤であり，少陽病期の虚実間からやや実証を中心に幅広く用いられる．水毒により出現しやすい症候，病態で，口渇と尿不利，そして多くは自汗傾向（あるいは発汗異常）の三主徴があったら一度は鑑別すべき方剤だともいえる．適応としては，嘔吐下痢症，鼻炎，暑気あたり，浮腫，めまい，乗り物酔い，腎疾患，糖尿病，頭痛など，数えあげればキリがない．陰陽虚実と三主徴を軸に，多くの水毒関連疾患に適応となる．

　　本症例は提示された内容からは手がかりが少ないように思える．しかし実際に患者を前にすると，以外に証がみえてくることがある．お年寄りなのに水分を多く取り，汗もかく．飲む割に排尿回数が少ない．主治医は，はて，五苓散の三主徴が揃うなあ，と感じたであろう．そう考えれば，蕁麻疹も熱より腫脹が強く，水毒の一部とも考えうるし，薬効を表に導くといわれる桂皮を含有する方剤である五苓散が皮膚疾患に有効であってよい．しかし，比較的高齢者であって小腹不仁も認められ，足の冷えもあるので八味地黄丸証も考えられるし，口渇も（少し強すぎるとは思うが）八味地黄丸証の一部ととらえられなくもない．ただ，八味地黄丸は老人性瘙痒症などには用いられるものの，発赤や腫脹を伴うような皮膚疾患にはあまり用いられず，むしろ悪化因子となることが多い．こんな臨床経験や知識が瞬時に頭をよぎったかもしれない．

　　鑑別で最も迷うのは，茵蔯五苓散かと思う．局所の発赤や多少の熱候はあったと考えられるので，もし五苓散で効果が不十分であれば，投与してみる価値はある．しかし，迷ったときには単純な処方から試みたほうがよい．茵蔯蒿湯となれば，上熱傾向や便秘など，もう少し全身的な熱候が感じられるであろう．

　　前述の思考過程としては順を追って解説しているものの，実際の臨床現場ではこんなふ

うに，瞬間的に処方を決めた可能性を感じる．

　方剤のもつ適応症，すなわち方剤の証に習熟すると，その方剤のもつ雰囲気や性格，たとえていえば人における人格（方格という）がみえてくる．それを言葉で説明すれば陰陽虚実や気血水，経験的な使用目標などと長くなるが，要するに五苓散証のイメージが身体に染みついてくる．時には患者を一目みて，「ああ，五苓散証みたいだな」と，直感するようになるのかと思う．こんな方剤が少しずつ増えて，陰陽虚実や気血水（の異常）といった座標軸による証の空間に散りばめられていくと，漢方の診察がもっと楽しくなるのではないかと，夢見ている．

参考文献
1) 中村宏志，他：糖尿病患者における起立性低血圧に対する五苓散の効果．Diabetes Frontier 11：561-563, 2000
2) 灰本　元，他：慢性頭痛の臨床疫学研究と移動性低気圧に関する考察（五苓散有効例と無効例の症例対照研究）．フィト 1：4-9, 1998
3) Yamada K, et al：Effectiveness of Gorei-san（TJ-17）for treatment of SSRI-induced nausea and dyspepsia；preliminary observation. Clin Neuropharmacol 26：112-114, 2003
4) 鈴木邦彦，他：五苓散が有効であった花粉症の三症例．漢方の臨床 56：853-857, 2009

> **ワンポイントアドバイス**　飲む割に，尿量が少ないときには五苓散を考える．

症例 27 79歳・女性　くしゃみ，鼻汁，下肢の冷え，全身倦怠感
症例演習　初級編
（担当医：犬塚　央）

現病歴　高血圧，慢性気管支炎などに対して柴朴湯を内服していた．今年7月下旬，悪寒，発熱，くしゃみ，鼻汁が出現．感冒薬と抗菌薬を内服して解熱したが，くしゃみと水様の鼻汁が持続．その後さらに下肢の冷えと身体がだるい，足に力が入らないといった症状が出現．8月20日家族に付き添われて当科を受診した．

既往歴　虫垂切除術（28歳），子宮後屈手術（34歳），胆嚢摘出術（50歳）

身体・検査所見　身長154 cm，体重66 kg，血圧153/80 mmHg，脈拍84/分・整，体温36.0℃，心音・呼吸音：異常なし，神経学的異常所見なし．

漢方医学的所見

(1) 自覚症状
1) 悪寒はないが，冷たい風にあたりたくない．顔がボーッとして熱感がある．頭が重い．
2) 口渇(−)，自汗(−)．
3) 咽頭痛・咳・痰(−)．
4) 食欲：やや低下．
5) 睡眠：良好．
6) 排便：便秘なし．
7) 排尿：やや頻尿傾向．
8) 全身倦怠感あり．

漢方医学的所見

(2) 他覚所見
1) 顔色不良，下肢冷(＋)，発汗(−)．
2) 脈候：沈，やや弱．
3) 舌候：暗赤色，腫大(−)，歯痕(−)，湿潤した微白苔(＋)．
4) 腹候：腹力やや弱，腹直筋異常緊張(−)，左胸脇満微結(＋)，心下痞鞕(−)，心下振水音(−)，心下悸(−)，臍上悸(−)，臍下悸(−)，左臍傍圧痛(＋)，小腹不仁(＋)．

臨床経過
- 受診日：(A)の病態と考え，(B)を投与した．
- 9日後：「だいぶ元気．犬の散歩に行っている．くしゃみと鼻汁が止まった．足が冷えなくなった」．
- 「横になる時間が短くなった」（家人）．

問題　(A)の病態，(B)の処方をお答えください．

症例27　79歳・女性　くしゃみ，鼻汁，下肢の冷え，全身倦怠感

▶処方決定までの思考過程

　この方は元来元気で血色もよく，慢性気管支炎に対して陽証の方剤である柴朴湯を投与していました．しかし今回は，顔色が悪く，全身倦怠感を訴え，足が冷たく，脈力も弱くなっていたことから，本格的な陰証である少陰病へ落ち込んでいるのではないかと考えました．少陰病は，その大綱として『傷寒論』に「少陰之病．脈微細．但欲寐也」*，すなわち「脈が弱く，身体がだるくて横になりたがる」と定義されていますが，本症例はその典型であったと思われます．また気血水では，くしゃみ，水様鼻汁から水毒が考えられました．よって本症例は少陰病虚証で水毒の病態と考えられましたが，その病態に用いる方剤としては，真武湯，麻黄附子細辛湯，小青竜湯加附子などがあげられます．

　麻黄附子細辛湯は，『傷寒論』に「少陰病始得之．反発熱．脈沈者．麻黄附子細辛湯主之」**と記載され，急性熱性疾患の初期において，「直中の少陰[1]」の代表的な方剤とされています．具体的には悪寒，発熱，咳嗽，咽頭痛，鼻汁，四肢の冷え，全身倦怠感などが目標とされ，老人や虚弱者のかぜにしばしば用いられます．麻黄附子細辛湯の悪寒発熱は，太陽病のそれとは違い，熱感を伴ったり高熱が出たりするようなことはなく，悪寒は，身体の表面がゾクゾクするような「寒気」ではなく身体の芯から「冷える」感じで，特に足が冷えるという方が多いようです．構成生薬の麻黄には消炎・鎮痛・鎮咳作用，附子・細辛には身体を温める作用，麻黄・附子・細辛には利水作用があり，これらは証を理解する上での参考になります．

　そのほか，舌の暗赤化，臍傍圧痛，小腹不仁から瘀血や腎虚も考えられましたが，このような病態がかぜの症状と関わることはあまりないため，処方を選択する際の目標とはしませんでした．

▶鑑別処方

● 真武湯

　少陰病虚証に用いる方剤である．くしゃみや鼻汁はなく，むしろフラッとするようなめまい感，動揺感や頭冒感が目標とされる．脈の浅いところに木綿糸のような細い筋張りを触れることが多い．

● 小青竜湯

　太陽病虚実間に用いる方剤である．悪寒はあっても明らかな冷えはなく，脈は浮いていてナイロン糸を張ったような緊張感がある．しばしば心下に振水音を認める．本症例とは陰陽の違いで鑑別した．

---

[1] 直中の少陰：急性熱性疾患において，太陽病を経ずいきなり少陰病で発症する病態．体力が弱いため闘病反応が不十分となり，病気が一気に陰証まで進行するものと考えられる．
 *「少陰の病たる，脈微細，但寐んと欲するなり」
**「少陰病，始めて之を得て，反って発熱し，脈沈の者は，麻黄附子細辛湯之を主る」

解答　(A)少陰病・虚証，水毒　(B)麻黄附子細辛湯

- 小青竜湯加附子

    準少陰病虚証に用いる方剤である．くしゃみや鼻汁はみられるが，倦怠感は通常みられないことと，脈力も麻黄附子細辛湯ほど弱くない点で鑑別した．
- 苓甘姜味辛夏仁湯

    準太陰病虚証に用いる方剤である．明らかな冷えはなく，倦怠感もみられない．
    胃腸虚弱の傾向がある．
- 柴胡桂枝乾姜湯

    少陽病虚証に用いる方剤である．明らかな冷えはなく，倦怠感もみられない．
    腹候上，胸脇満微結と腹動がみられ，精神不安や肝気亢進（イライラ感）などを伴う．

参照 はじ漢十五話 p.204（②表証と水毒に関連する治療方剤，麻黄附子細辛湯），p.237（麻黄附子細辛湯）

はじ漢ノート p.42〜43（陰証の主な治療方剤—表証と水毒に関連して），p.66〜67（小青竜湯のなかま），p.99（陰証のかぜ症候群）

▶ コメント　のどチクのかぜと直中の少陰

　この症例は遷延した感冒だった．感冒初期には太陽病が多く，1週間前後以降では少陽病へと移行し柴胡剤が適応となる，というのが典型的な臨床経過である．しかし，1週間以上を経ても太陽病であることがあり，このように遷延した太陽病の多くは桂枝二越婢一湯や桂枝麻黄各半湯など虚実間の方剤が適応となる．また，老人や虚弱な人では，感冒の初期から陰証であることがあり，これを"直中の少陰"と呼ぶ．この場合，太陽病の悪寒が"寒気（さむけ）"であるのに対し，陰証では"冷え"が中心であることが鑑別の要点である．

　直中の少陰に対する方剤としては麻黄附子細辛湯が最も代表的である．麻黄附子細辛湯について，私は学生時代に藤平健先生から高齢者や虚弱者の「のどチクのかぜ」によく効く，と教わった．その使用目標は，寒さや寒風にあたるとすぐにのどがチクチクとして，かぜをひく．そして治りが悪く，時には1か月以上も長引く．あるいは冬の間中，治ったと思うとまたかぜをひく．これを参考に，麻黄附子細辛湯は，本症例のように遷延した感冒にも応用できるし，鼻炎や喘息のような慢性疾患でも有効である．私の伯父，伯母は「マブシン」と呼んで，冬季には随分と有難がっていた．

　直中の少陰に有効な方剤として，ほかには真武湯があるし，小倉重成先生は茯苓四逆湯も用いられていた．また，のどチクのかぜについて，陽証では桂枝麻黄各半湯証であることが多いようである．麻黄を含む麻黄附子細辛湯の証では陰虚証といえども炎症をきたしやすく，のどチクが目標となるのであろうが，必ずしものどが痛くなくても，陰証で鼻水などの水毒の症候があれば候補となる．

▶ まとめ(表1)

表1 水様鼻汁で鑑別を要する主な方剤

方剤	脈候	使用目標・応用
小青竜湯	小・緊 ナイロン糸	太陽病＋水毒(寒)，心下振水音
柴胡桂枝乾姜湯	浮沈間 中・緩・弱	舌：淡白，薄い湿白苔 腹：弱，舟底様，胸脇満微結，腹動 頭汗・盗汗，口唇乾燥，悪夢，鼻閉
苓甘姜味辛夏仁湯	やや浮 大・緩・弱	小青竜湯証で胃腸虚弱
麻黄附子細辛湯	小・弱 "絹糸"	直中の少陰，のどチク，足冷

注）このほかに，五苓散(口渇，自汗，尿不利が目標)や小半夏加茯苓湯(水様の後鼻漏)なども用いられる．

参考文献
1) 本間行彦, 他：かぜ症候群に対する麻黄附子細辛湯の有用性；封筒法による比較試験. 日本東洋医学雑誌 47：245-252, 1996
2) 伊藤博隆, 他：鼻アレルギーに対する麻黄附子細辛湯の薬効評価；鼻閉症状の臨床効果について. 耳鼻咽喉科臨床 52：107-118, 1991
3) 馬場 錬, 他：喉頭アレルギー症例に対する麻黄附子細辛湯の有用性について. アレルギーの臨床 21：640-644, 2001

> **ワンポイントアドバイス** 老人や虚弱者のかぜは，陰証に陥っていないか疑ってみる必要がある．

症例 28　64歳・女性　ふらつき

（担当医：木村豪雄）

現病歴　昨年3月から動作時にクラっとする感じが出現．左耳鳴あり．耳鼻科，神経内科などで診察を受けたが異常なし．地震(動揺)感，斜行(まっすぐに歩きにくい)感，並んで歩いている人に寄りかかりそうになるような不安定感はない．8月から食欲不振のため，補中益気湯エキスを内服中．1月当科紹介受診となる．

既往歴　顔面神経麻痺(63歳)

身体・検査所見　身長151 cm，体重56 kg，血圧124/78 mmHg，脈拍82/分・整，体温36.1℃，心肺異常なし，神経学的異常所見なし．

漢方医学的所見

(1) 自覚症状
1) 脚が冷える．
2) 食欲：低下．
3) 排便：異常なし．
4) 排尿：異常なし．
5) 気持ちが沈む，焦燥感におそわれる，些細なことが気になる．
6) 身体が重い(だるい)，腰や膝に力が入らない．
7) 目がまわる，立ちくらみがある．
8) 目が充血する，耳鳴りがする．

漢方医学的所見

(2) 他覚所見
1) 顔面：顔色やや良好，口唇暗赤(＋)．
2) 脈候：わずかに浮，やや数，やや細．
3) 舌候：暗赤色，腫大(－)，歯痕(－)，乾燥した薄白苔(＋)．
4) 腹候：腹力やや軟，両側腹直筋緊張(＋)，胸脇苦満(－)，心下痞鞕(＋)，心下振水音(＋)，鼓音(－)，心下悸(－)，臍上悸(＋)，臍下悸(－)，臍傍圧痛(－)，小腹不仁(＋)．

臨床経過
- 初診：(A)の病態と考え，(B)を投与した．
- 1週後：薬は飲みやすく，ふらつきは1/2くらいに減少し，外を歩けるようになった．ベタヒスチンメシル酸塩を3Tから2Tに減量．
- 3週後：忙しかった日の翌日一時増悪したが，その後またよくなっている．
- 5週後：ふらつきはほとんどない．

問題　(A)の病態，(B)の処方をお答えください．

▶ 処方決定までの思考過程

　　　　脚の冷えは陰証とも思われますが，顔色やや良好，目が充血することから，上熱下寒と考えました．排尿・排便は異常なし，腹力やや軟でしたので，虚実中間から虚証と思われます．気持ちが沈む，食欲不振，身体が重い（だるい），焦燥感などはそれぞれ気うつ，気虚，気逆などが考えられますが，主訴であるふらつき（動作時にクラっとする感じ），目がまわる，立ちくらみ，振水音（水毒）などは水毒徴候と思われます．以上のことから，極度の冷えはなく，どちらかといえば陽証（少陽病）で，水毒と気の失調を主とする病態と考えました．主訴は水毒症状と考えるべきですので，特に動作時のふらつきを目標に苓桂朮甘湯としました．もともと補中益気湯を服用していましたので，胃腸虚弱の水毒症状に用いられる半夏白朮天麻湯も鑑別にあげられると思われましたが，補中益気湯は食欲不振に対して有効であったので，そのまま併用しました．

　　　　めまいについては水毒と考えて治療することが多いようです．回転性めまいではエキス剤にはありませんが，少陽期で虚実間証の沢瀉湯が第1選択になります．陰証で浮動感，斜行感，地震のような感じのときには真武湯を考えます．ほかに尿利異常，下痢を伴うこともあります．真武湯のめまいについては藤平健先生が真武湯の7徴候として，そのうちの1つ，2つがあれば用いてよいとしています．

　　　　苓桂朮甘湯は準少陽期で虚証．起立性めまい，上衝，心下悸，心下振水音などがしばしばみられ，水毒に気逆を兼ねた病態と考えられます．小児では起立性調節障害，仮性近視などにも応用されることもあり，また女性によくみられる貧血による動悸，ふらつきに四物湯と合わせて（連珠飲）用いられることもあります．眼疾患の多かった江戸時代には加減してよく用いられました（明朗飲など）．以上の水毒によるめまいについては「立てば苓桂，回れば沢瀉，歩くめまいは真武湯」と覚えると忘れにくいでしょう．

　　　　その他，水毒以外では少陽病期の1徴候としてのめまい（目眩）がみられることがあり，柴胡剤が有効で，腹候その他を参考に虚実に合わせて処方します．またのぼせの徴候の1つとしてめまい感が出現することがあり，心下痞，顔面紅潮，便秘などを参考に三黄瀉心湯なども考えられます．さらに水毒所見は重複しますが，瘀血・血虚の徴候としてめまい感が生ずることがあり，当帰芍薬散（沢瀉湯の方意を含む）が用いられることもあります．

▶ 鑑別処方

● **五苓散**
　　　　準少陽病虚実間に用いる方剤である．口渇，自汗，尿不利を目標に浮腫，嘔吐，下痢，めまいなどに用いられる．しばしば胃部で振水音を聴取する．

● **沢瀉湯**
　　　　準少陽病虚実間に用いる方剤である．回転性めまいには第1選択だが，エキス剤にはない．症状が激しく嘔気を伴う場合は，冷やして少量ずつ服用することも臨機応変の策である．

● **真武湯**
　　　　少陰病虚証に用いる方剤である．冷えがあり，下痢などを伴うこともあり，浮動感，斜行感，地震のような感じを訴える場合は第1選択である．

　　　　　　　　　　　　　　解答　（A）少陽病・虚証〜虚実間，水毒，気逆　（B）苓桂朮甘湯

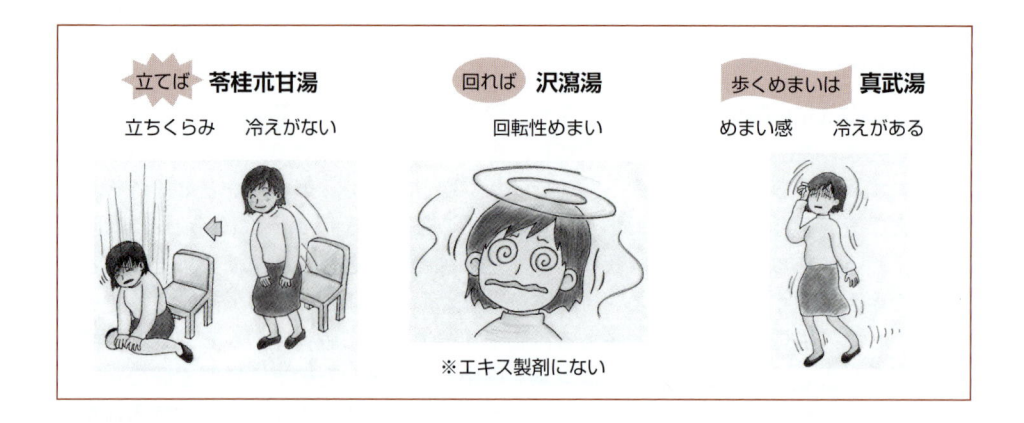

立てば **苓桂朮甘湯**	回れば **沢瀉湯**	歩くめまいは **真武湯**
立ちくらみ　冷えがない	回転性めまい	めまい感　冷えがある
	※エキス製剤にない	

参照　📖 はじ漢十五話 p.222（苓桂朮甘湯）
　　　📓 はじ漢ノート p.42（陰証の主な治療方剤3），p.62～67（水の異常とその治療）

▶ コメント

　水毒（水滞）の主要徴候は，主に3つに分けられる．第1に水の停滞で，浮腫や体腔の病的な水分貯留，炎症や腹水，胸水，振水音，関節水腫などがある．沢瀉含有方剤にしばしば出現する口渇は，水分分布の異常により局所的に脱水の部分が出現するからであろうか？　第2に水分の異常分泌で，鼻水や水様の喀痰・帯下などのほか，尿不利といった尿利異常，水様下痢なども含まれる．第3には内耳がらみで，本症例のようなめまい・めまい感，耳鳴りなどが出現することがある．そのほか雨降り前や湿度が高いときに，頭痛などの症候が出現あるいは悪化する場合も水毒を疑う．

　本症例で用いた苓桂朮甘湯は，茯苓と朮の利水薬に，気の動揺に対する桂枝甘草湯が組み合わせられており，水毒を気がかき回している病態もうかがわれる．しかし，構成内容が類似している茯苓沢瀉湯と異なり，実際には動悸やのぼせ症状が強く出ることは少ない．経験的には，立ちくらみ（起立性のめまい・低血圧）の第1選択薬である．めまいに対する鑑別（表1）としては，「処方決定までの思考過程」に述べられている通りである．

▶ まとめ　真武湯の7徴候（藤平健）

1. 歩いていてクラッとする，あるいはフラッとする．
2. 雲の上を歩いているみたいで，なんとなく足もとが心もとない．あるいは地にしっかり足がついていないような感じがする．
3. 誰かと一緒に歩いていると，何で私に寄りかかるのかと言われたりすることがある（寄りかかり）．
4. 真っすぐ歩いているつもりなのに横にそれそうになる（斜行感）．
5. 真っすぐ歩こうとするのに横にそれる（斜行）．
6. 座っていたり，腰掛けていて，ときにクラッとして地震かなと思う（地震感）．
7. 眼前のものがサーッと横に走るように感じるめまい感がある．

表1 めまいに用いられる方剤

方剤	六病位	虚実	主な使用目標
五苓散	準少陽	間	口渇，自汗，尿不利，水逆，吐瀉，胃部振水音
沢瀉湯	準少陽	間	回転性眩暈
苓桂朮甘湯	準少陽	虚	起立性眩暈，上衝，心下悸，胃部振水音
真武湯	少陰病	虚	めまい感，尿利異常，下痢，時に表証（＋）
茯苓沢瀉湯	準太陰	虚	多彩な症状，嘔吐，口渇，頭痛，動悸，腹痛
半夏白朮天麻湯	太陰病	虚	冷え性，胃内停水，めまい，頭痛，嘔吐，食後疲れて眠くなる

茯苓：筋惕肉潤（fasciculation），小便不利，心下悸，煩燥
白朮・蒼朮：組織の水をさばく

参考文献 1) 後藤博三, 他：苓桂朮甘湯が奏効した貧血を伴ったオーバートレーニング症候群の2症例. 日本東洋医学雑誌 49：839-844, 1999

> **ワンポイントアドバイス** 立ちくらみを伴うめまいには苓桂朮甘湯．

症例 29　49歳・女性　頭痛

（担当医：古田一史）

症例演習　初級編

> **現病歴**　30年前から鍋を被っているような頭重感と，時にこめかみがズキンズキンとする頭痛に悩まされる．近医でアスピリンをもらって服用していた．最近は仕事でストレスがたまると吐き気を伴った頭痛がし，吐いてしまう．11月20日当科を受診した．

既往歴　虫垂炎（17歳），痔疾手術（37歳），C型慢性肝炎・インターフェロン治療（43歳）
家族歴　父：脳梗塞
身体・検査所見　身長160 cm，体重55 kg，血圧130/80 mmHg，脈拍75/分・整，体温36.0℃．

漢方医学的所見

(1) 自覚症状
1) 寒がり．手足が冷える．冷房は嫌い．冬は電気毛布が必要．熱い風呂が好き．
2) 汗はあまりかかない．
3) 食欲：良好．
4) 睡眠：良好．
5) 排便：1回/日．
6) 排尿：5〜6回/日，夜間尿2回．
7) 口渇：なし．口が粘るとか口が苦いということもない．
8) 月経：不順あり，月経痛なし．
9) 疲れやすい．肩がこる．
10) 非常にイライラしたり，怒りっぽい．
11) 胸焼けがしやすい．胃もたれがする．
12) 少しむくみやすい．

漢方医学的所見

(2) 他覚所見
1) 脈候：やや浮・虚実中間．
2) 舌候：暗赤色，腫大（−），歯痕（−），乾湿中間の白苔（+）．
3) 腹候：腹力やや軟弱，左腹直筋が上腹部で緊張（+），両側胸脇苦満（±），心下痞鞕（±），心下振水音（−），鼓音（−），心下悸・臍上悸（+），右臍傍圧痛（±），小腹不仁（±）．

臨床経過

- 初診時：易疲労感や肝の高ぶりを思わせる症状（イライラしやすい，怒りっぽい）もあり，柴胡桂枝乾姜湯を処方．
- 2週後：「頭痛が激しくて眠れない，顔がむくむ」．心下痞があるため桂枝去桂加茯苓白朮湯を処方．以後，真武湯や半夏白朮天麻湯を処方したが一進一退だった．
- 翌年8月8日：「みぞおちが重苦しい，手足が冷房で冷え，頭痛が悪化する」というため，(A)の病態と考えて(B)を処方した．
- 8月22日：頭痛はまったく出なくなった．
- 9月5日：体調はよい．アスピリンを飲まなくてもよくなった．
- 10月30日：「寒いと頭が重い感じがする」というので，(B)に附子を加えた．
- 翌年1月19日：体調がよいというので治療終了とした．

問題　(A)の病態，(B)の処方をお答えください．

▶ 処方決定までの思考過程

最初に受診されたときに疲れやすいということも訴えていました．てきぱきと仕事をして，家に帰るとぐったっとしてしまう．決して朝起きたときからぐったっとしているわけではありません．こういう疲労感は柴胡桂枝乾姜湯証に特徴的な症状で，"非常に頑張り屋で，どんどん動くのだが本当にバタンキューで疲れ切ってしまう"タイプと言えます（表1）．

また，非常にイライラしやすい，怒りっぽいという肝気の高ぶりを考えさせる症状がありました．患者さんの目をみても，今にもキレそうな感じがしました．そうなると柴胡剤を考えますが，腹診してみると腹力はやや弱で，胸脇苦満も弱い，心下痞鞕も弱い，臍上悸があるという所見でしたので，虚証と考えて最初は柴胡桂枝乾姜湯を出しました．柴胡桂枝乾姜湯証で出現しやすい症候の1つとして口乾がありますがそれがなく，口が粘るとか口が苦いとかの症状もなかったので，そこは合いません．

これが大はずれで，2診目では頭痛が激しく夜眠れない，今度は顔がむくんできて，心下痞も出現しました．そこで桂枝去桂加茯苓白朮湯を処方しました．この処方は少し水毒傾向で，心下痞があって，頭とか項（うなじ）が痛いというのが使用上の特徴で，服用したところ，顔の腫れはひきました．頭痛には少し効き，2週間のうち10日くらいは頭痛が軽かったと言われました．

それから1か月ほどして，また頭痛がひどくなってきて，そのうちめまいを訴えるようになりました．自覚症状のなかに寒がり，手足が冷えるなどの冷え症状がありましたので真武湯を処方しました．真武湯は頭痛とまではいかなくても，水毒で頭がボーとするとき（頭冒感）にも使います．それでもまだ頭痛はあって，1日に2，3回くらい頭痛とか頭重感におそわれるということでした．

胃もたれもあって，むくみやすいという水毒傾向，めまい感もあるということで，次に半夏白朮天麻湯を投与しました．しかしこれもあまり効果がありませんでした．

そうしているうちに3月にアレルギー性鼻炎が始まってきて，頭痛よりもそちらのほうがつらいということで5月くらいまではアレルギー性鼻炎の治療をしていました．

8月8日に診察したところ，みぞおちが重苦しい，手足が冷房で冷える，特にすごく手が冷たくなる，その時に頭痛がするということだったので，これは寒におかされると頭痛がすると考えて，呉茱萸湯を処方しました．すると，ぴたりと頭痛がなくなりました．頭痛のためにNSAIDsもよく服用していたのですが，9月にはいってNSAIDsも飲まなくてよくなりました．10月になって，寒くなってくると少し頭痛がするということで，呉茱萸湯に附子を加えました．その後翌年の1月19日まで頭痛がなく，アスピリンも飲まなくてよくなって終診にしました．

呉茱萸湯は，胃が冷えて心下に水毒（濁飲）がある，言いかえると，食べたものなどが冷えて停滞し，一種の水毒となって上に突き上げて頭痛が出現する病態に使う一番代表的な方剤です．頭痛がひどくなると吐く，吐くと少し楽になるというのが特徴です．本症例では最初から呉茱萸湯の頭痛でもよかったかもしれません．ただ呉茱萸湯は冷えが強くておこる頭痛ですが，実際に患者さんをみたときには冷えよりもイライラなどから柴胡剤を使うような病態と考えました．頭痛だけで考えるならば呉茱萸湯はもう少し早く思い浮かんだ処方だと思いますが，全体像をみて考えていき，以上のような経過になりました．

解答　（A）太陰病・虚証　（B）呉茱萸湯

▶ 鑑別処方

● **太陽病の方剤（葛根湯，桂枝加葛根湯，桂枝加桂湯）**

『傷寒論』の条文に「太陽之爲病．脈浮．頭項強痛．惡寒」*とある．よって太陽病の方剤は頭痛に使える．特に頭痛が主症状の場合，実証でいけば葛根湯，虚証になれば桂枝加葛根湯．この場合は寒気（悪寒）がなくてもよい．慢性疾患に使うときには太陽病の薬とはいいながらも，急性熱性疾患としての特徴のところははずして考えてよい．後頸部の棘突起の両脇のところを中心としてくる頭痛（経絡で言うと太陽経に沿った上のほう）である．ツボでいうと風池・風府．たいていは首のうしろがこってつっぱった感じのような頭痛である．証が合えばその場で（エキス製剤であれば白湯に溶いて）一服飲めばすっと治る．

エキス製剤にはないが，気の上逆がひどい頭痛では桂枝加桂湯．これは桂枝湯をシナモンティーで溶かして飲むと方意は近くなる．

だいたい急に出現した頭痛というのは，後頸部のこりを伴っていることが多く，多くは太陽病の方剤が適応となる．

● **三黄瀉心湯，黄連解毒湯**

少陽病実証に用いる方剤である．のぼせてきて頭痛がする，桂枝加桂湯よりもっと力強い，気がのぼせるというより血が突き上げてくるようなのぼせに用いる．いずれも黄連が入った方剤であるが，便秘があれば三黄瀉心湯が候補になる．便秘がなくて瘀血の要素が強くなってくると黄連解毒湯が適応となる．これらは熱を伴った血の上昇であるから，冷服（冷やして服用する）したほうが有効なこともある．

● **桂枝人参湯**

太陰病虚証に用いる方剤である．胃が冷えてきて生じる頭痛で考えると人参湯が候補となるが，人参湯だけで頭痛に使うことは少ない．人参湯証にのぼせがあると桂枝人参湯になる．これは藤平健先生が「恊熱利」（表証のような熱がありながらも陰証のような下痢をする，感冒性の下痢などで少し熱っぽいが裏急後重のない，陰証特有の下痢をする，その際心下痞鞕もある）の患者に桂枝人参湯を使ってみたら慢性頭痛が治ったというのが元になって使われている．慢性頭痛によく使う．

● **五苓散**

少陽病虚実間を中心に用いる方剤である．水毒という観点から考えると五苓散があげられる．この症例では"少しむくみやすい"という症状があったし，桂枝去桂加茯苓白朮湯がやや効果があったことから，水毒も関係はあると思うが中心の病態ではないと考えた．五苓散証の特徴である口渇や尿不利も本症例では認められなかった．

参照　はじ漢十五話　p.246（主な補気剤と使用上の目標(1)）
　　　はじ漢ノート　p.46（陰証の主な治療方剤 6），p.47（呉茱萸），p.50（主な補気剤と使用上の目標(1)）

▶ コメント

頭痛という病名で方剤を並べると鑑別として述べられているような方剤があげられるが，これで治らない頭痛もたくさんある．瘀血による頭痛で桂枝茯苓丸を使ったり，また柴胡桂枝乾姜湯を使ったり，やはりその時にみた症候（証）にあわせて処方をたてていかないといけない．漢方を学び始めた最初，漢方って効くのかなと思っているときに，「頭痛

---

*「太陽の病たる，脈浮，頭項強痛して，悪寒す」

には呉茱萸湯」のように病名から考えて使って効くと，ああ漢方って効くんだなと信じられることもある．それはそれでよいが，ある程度まで勉強が進んだら，きちんと脈・舌・腹候などの症候を全部とらえて，この処方は頭痛に使うとはどこにも書いてないが証（漢方医学的な病態）が合っているので使う，とそこまでいかないといけない．この症例も柴胡桂枝乾姜湯で最初に効いていればよかったが，このように証に従って考えてみれば，私もやはり最初から呉茱萸湯は使わなかったと思う．

【桂枝去桂加茯苓白朮湯について】

桂枝湯の君薬である桂枝を抜くことは考えられない，という説もあったが，藤平健先生が実際の有効例を経験され，誤りではないことがわかった．その特徴は，桂枝湯証のように虚証であるが上衝や自汗傾向は乏しく，心下と項に痞鞕（圧痛を伴うしこり）があることだと考える．水毒による病態で，この実証がひどい首のこりと心下の強い痞鞕を呈する大陥胸丸証で，2方剤は虚実が異なる．

▶まとめ　細野診療所で伝えられている柴胡桂枝乾姜湯の使用目標

表1　柴胡桂枝乾姜湯の応用目標

①身体は衰弱あるいは疲労状態にある
②神経過敏を認める Reizbare schwäche 状
③熱のある場合は往来寒熱状になる
④津液不足傾向にあり口が渇く
⑤胸脇部の不快感がある
⑥動悸，盗汗，頭汗，腹部の動悸を認める
⑦肩凝り（肩甲骨間部）
⑧特徴的な腹証（鳩尾〜中庭の著明な圧痛）
⑨神経質で疲れやすい，気疲れしやすく，人混みの中に出ると非常に疲れる
⑩緊張しやすいが，その緊張が持続しない
⑪咳嗽を認めるときは乾咳になる

膻中
圧痛過敏帯
鳩尾

（中田敬吾：漢方基礎講座処方解説シリーズ④柴胡桂枝乾姜湯．漢方研究 305：162-167, 1997 より一部改変）

参考文献
1) 赤嶺真理子，他：緊張性頭痛に対する呉茱萸湯の有用性．日本東洋心身医学研究 15：36-38, 2000
2) 丸山哲弘：片頭痛予防における呉茱萸湯の有用性に関する研究；塩酸ロメリジンとのオープンクロスオーバー試験．痛みと漢方 16：30-39, 2006
3) 関　久友，他：慢性頭痛に対する呉茱萸湯の効果；封筒法による桂枝人参湯との比較．Pharma Medica 11：288-291, 1993

> **ワンポイントアドバイス**　陰証（太陰病）・虚証で嘔吐を伴う頭痛には呉茱萸湯．しかし全体の病態を考えることも大切．

症例演習

中級編

症例 1　69歳・女性　多関節痛

症例演習　中級編

（担当医：犬塚　央）

> **現病歴**　10か月前から両手関節に痛みが出現．その後，右手指，両肘，右肩，両足関節にも痛みが広がり，時々，手関節の熱感と腫脹もみられるようになった．近医で関節リウマチと診断されたが，漢方治療を希望して当科を受診した．

既往歴	虫垂切除術（20歳），胆囊腺筋症（59歳）
身体・検査所見	身長156 cm，体重37 kg，血圧90/54 mmHg，脈拍72/分・整，体温36.5℃，関節の熱感・腫脹（−），CRP：1.99 mg/dl，MMP-3：299.3 ng/ml．
漢方医学的所見	**(1)自覚症状** 1）少し寒がり．下半身が冷えやすい．冷えると痛み・こわばりが悪化，温めると痛みが改善する． 2）汗をかきやすい． 3）食欲：やや低下．胃がもたれやすい． 4）睡眠：良好． 5）排便：便秘なし． 6）排尿：頻尿・夜間尿なし． 7）疲れたとき，食べすぎたとき，油ものを食べたときに痛みが悪化する． 8）身体が重い．疲れやすい．
漢方医学的所見	**(2)他覚所見** 1）顔面紅潮（＋），四肢冷（−），皮膚乾燥（−）． 2）脈候：沈，細，弱． 3）舌候：暗赤色，腫大（＋），歯痕（−），乾湿中間の白苔少量（＋）． 4）腹候：腹力弱，腹直筋緊張（−），右胸脇苦満（＋），心下痞鞕（＋），心下振水音（−），心下悸（＋），臍上悸（＋），臍下悸（−），右臍傍圧痛（＋），小腹不仁（＋）．
臨床経過	・初診日：（A）の病態と考え，（B）を投与した． ・9日後：「2日目から痛みがすごく楽になった．むくみがとれて指にしわが出てきた．肘と肩も楽になり身体が軽くなった．痛みは初めの半分くらい」と改善傾向を認めた．しかし，「冷えるとやはり悪い」とのことで，生薬（C）を増量． ・25日後：「疲れにくくなった．身体が暖まる感じがする」．「使いすぎると手首が腫れる」というので，（B）の方剤にさらに生薬（D），（E）を追加． ・70日後：「痛みは落ち着いている．飲まないと悪化したので，まじめに飲んでいる」．CRP：0.35 mg/dl，MMP-3：35.1 ng/ml． ・8か月後：「痛みは初めの1/10くらい．手首を使いすぎると悪いが，以前ほど腫れることはない．食欲が出て体重が2 kg増えた」．
問題	（A）の病態，（B）の処方，（C）（D）（E）の生薬をお答えください．

▶ 処方決定までの思考過程

　漢方医学的には，**冷えると痛み・こわばりが悪化し，温めると改善する**ことから寒の存在が考えられました．病位は，表の痛みではありますが悪寒発熱などはなく，温めると疼痛が緩和するという，附子が適応となるような病態であることから少陰病あるいは太陰病かと考えました．虚実については，**脈力，腹力**から虚証と考えました．気血水では，**心下悸，臍上悸**から気逆，**舌の暗赤化，臍傍圧痛**から瘀血，**舌の腫大**から水毒が考えられました．また**関節の腫脹**も，一種の水毒といえます．さらに小腹不仁の所見から，腎虚の所見も認められました．

　処方については，主たる症状のある関節を表と考え，表に作用する太陽病の方剤のなかで，**汗をかきやすい，脈力，腹力**から虚証と考えて桂枝湯を基本方剤と考えました．さらに寒に対して附子を加え，関節の腫脹は水毒ととらえ，利水剤の蒼朮とさらに心下悸も参考に茯苓を加えて，桂枝加苓朮附湯としました．**関節の腫脹に熱感を伴う**こともあるということで麻黄や石膏が必要な病態とも考えましたが，本症例では，平素から**食欲があまりなく胃がもたれやすい**など胃腸虚弱もみられ麻黄により胃腸障害をおこしてしまう可能性があり，また脈などから虚証で麻黄は使用しにくいと考えました．石膏についても**口渇はなく，関節の熱感は時々ある程度**で熱候が強くなかったことと，虚証であることも考慮し選択しませんでした．

　桂枝加苓朮附湯の投与開始2日後から急速に痛みが改善しましたが，**冷えにより悪化する**とのことでしたので，附子を増量していきました．さらに，**関節を使いすぎると腫れる**とのことであったため，利水作用を期待して防已と黄耆を加えました．桂枝加苓朮附湯に防已，黄耆を加えることは，方意としては防已黄耆湯を合方したことになります．防已黄耆湯は，防已，黄耆，朮，甘草，生姜，大棗の6味からなる方剤で，『金匱要略』には「風湿．脈浮．身重．汗出悪風者」*と記載されています．疲れやすく自汗傾向がある場合の関節の疼痛・腫脹，関節水腫などに用いられます．

　その他，瘀血を示す所見もありましたが，今回は表における寒と水毒を中心とした病態であり，桂枝加苓朮附湯のみで十分な改善がみられたため，駆瘀血剤は併用しませんでした．しかし，関節リウマチは慢性疾患であり，病状によっては駆瘀血剤の併用が有用な場合がしばしばあります．

　鑑別を要する主な処方としては，桂枝二越婢一湯加苓朮附，桂枝芍薬知母湯，大防風湯などがあげられます．

▶ 鑑別処方

● 桂枝二越婢一湯加苓朮附

　太陰病虚実間に用いる方剤である．桂枝加苓朮附湯より少し実証で，関節の腫脹が強く熱感を伴う．本方に含まれる麻黄は表に近い部位の実証の炎症（水毒）に，さらに石膏は熱を冷まして（清熱）麻黄の抗炎症作用を強める．しかし本症例は虚証であり，胃がもたれや

---

*「風湿．脈浮にして身重く，汗出で悪風の者」
　　ふうしつ

> 解答　（A）少陰病・虚証　（B）桂枝加苓朮附湯　（C）附子
> 　　　（D）（E）防已，黄耆（あるいは防已黄耆湯の合方ともいえる）

すい点からも麻黄が胃腸障害をおこす可能性があり，除外された．

● 桂枝芍薬知母湯
　　太陰病虚実間に用いる方剤である．関節の変形はあるが，腫脹はなく，熱感は軽度である．皮膚の枯燥や腹直筋の緊張がみられる．本症例では皮膚の乾燥や腹直筋の緊張が認められなかった点で鑑別した．また麻黄含有方剤である点からも，前述のように除外された．

● 大防風湯
　　太陰病虚証に用いる方剤である．関節の熱感や腫脹はあまりない．気血両虚があり，十全大補湯を使いたいような場合の関節痛に用いる．本症例では気虚や血虚の所見に乏しかった点で鑑別した．

● 八味地黄丸
　　太陰病虚実間に用いる方剤である．自覚的な下半身の冷え，他覚所見の小腹不仁より腎虚の所見があるが，多関節痛を主訴とする場合の処方としては第1選択とはならない．膝関節や足関節の関節腫脹，疼痛が残存する場合に併用して使用する場合がある．

参照　はじ漢十五話 p.228〜234（水毒—水の異常を学ぶ(2)）
　　　はじ漢ノート p.64〜65（主な駆水剤と使用上の目標（皮膚・関節型）），p.102〜103（関節リウマチ）

▶ コメント

　　陰証における病位は，その境界が陽証ほど明らかではない．本例も陰証の虚証で，附子を増量して有効であった点，少陰病でよいであろうが，寒の程度が軽ければ（附子の必要量が少なければ）太陰病もいえる．陰証は裏寒が主体で，症候から病位をはっきりと分けることが難しい場合が多い．関節や神経，皮膚などの，主に外胚葉由来の部位は表に属すると考えることが多い．桂枝（桂皮）は薬効を表に導くといわれ，代表的な表証である太陽病には桂枝含有方剤が用いられる．逆に太陽病の適応方剤は，これら表の部位に症候の中心がある病態にしばしば応用される．麻黄も表あるいはその付近における実証の水毒に対応し，黄耆は太陽病では用いないが表の病態にはしばしば適応となる．

　　他の病気でもいえることであるが，この症例のように仮に局所に熱候や炎症があっても，冷えると悪化し温めると軽快する症候は，寒熱では寒と考えられる．その場合の熱症状は虚熱（虚偽の熱）といわれる．最も典型的な虚熱として，厥陰病（特に通脈四逆湯証）でしばしば認められる，のぼせ・赤ら顔がある．

▶ まとめ　主な駆水剤と使用上の目標（皮膚・関節型）

　　関節は表に属すると考えられ，太陽病期に適応となるような桂枝含有方剤を基本に，実証（炎症も強い）であれば麻黄も含有する方剤が使用されることが多い．たとえば虚証では桂枝湯を基本に，寒を伴う関節痛には附子を加え，さらに腫脹があれば間質の水毒をさばいて炎症を抑える朮（特に蒼朮），心下悸・尿不利・筋肉のピクツキなどを目標に茯苓を加える．また防已黄耆湯の合方が抗炎症に有効である（図1）．
（運用例）桂枝湯 → 桂枝加附子湯 → 桂枝加朮附湯 → 桂枝加苓朮附湯（桂枝湯＋真武湯） → 桂枝加苓朮附湯合防已黄耆湯
●越婢加朮湯は，局所が赤く熱っぽく腫れているような状態で，主として急性期に用いる．実証で熱候が強く，口渇や自汗傾向がみられる（初級編症例11参照）．
●桂枝二越婢一湯は，越婢加朮湯よりやや虚証で，熱感，腫脹とも越婢加朮湯ほどは強く

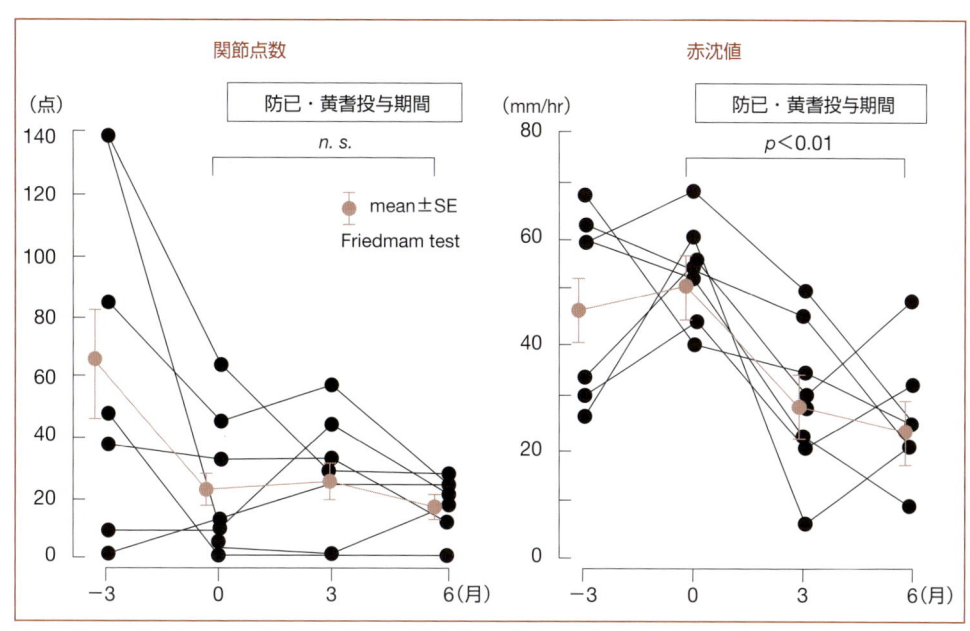

図1 関節リウマチ患者において，基本方剤に防已と黄耆を加えた前後の変化
炎症の軽減（赤沈値の改善）が認められた．

表1 主な駆水剤と使用上の目標（皮膚・関節型）＝関節疾患に頻用

方剤	六病位	虚実	主な使用目標
1）麻黄・桂枝の流れ…太陽病の処方に朮や茯苓（寒があれば附子）を加える			
越婢湯	準少陽	間	熱状，口渇，浮腫，自汗
越婢加朮湯	準少陽	間	越婢湯＋尿不利，浮腫強い
桂枝二越婢一湯	太陽	間	（太陽病参照，加朮附）
桂枝加朮附湯	準少陰	虚	桂枝湯証＋水毒・寒
薏苡仁湯（指掌）	少陽	間	慢性化，他薬不能
越婢加半夏湯	準少陽	実	激しい咳嗽→嘔・目脱
2）防已黄耆湯の仲間			
防已黄耆湯	準太陰	虚	寒・暑ともに弱い，自汗，下肢浮腫 水肥り，ガマ腹，尿不利，不渇
防已茯苓湯	準太陰	虚	防已黄耆湯証類似，無汗，四肢聶々

ない．慢性期で冷えが生じていれば附子を加えて使う．
- 慢性期で熱感が少なく冷えが生じていれば，桂枝加苓朮附湯を使う．
- 薏苡仁湯は，慢性期で附子剤に応じないような関節痛によいことがあるとされている．
- 防已黄耆湯は，疲れやすく自汗傾向がある場合の関節の疼痛・腫脹，関節水腫を目標とする．しばしば太陽病期の処方と合方される．
- 防已黄耆湯証のようで自汗がなく，上腹部に動悸がみられるときは，防已茯苓湯を使う．

> ワンポイントアドバイス　関節は表と考え，典型的な表証に用いる太陽病期の方剤を中心に組み立てる．

症例 2　65歳・女性　舌の痛み

症例演習　中級編

（担当医：犬塚　央）

現病歴　4か月前から，舌の左側と前側に常時ピリピリする痛みが出現した．近医で含嗽薬や抗不安薬などの投与をうけたが改善しないため，8月8日に当科を受診した．

既往歴　虫垂炎(10代)，子宮絨毛上皮腫(36歳)，網膜剥離(55歳)

身体・検査所見　身長152 cm，体重47 kg，血圧135/85 mmHg，脈拍72/分・整，体温36.6℃．

漢方医学的所見
(1)自覚症状
1) 少し寒がり．のぼせなし．
2) 汗はあまりかかない．
3) 食欲：良好．
4) 睡眠：良好．
5) 排便：便秘なし．
6) 排尿：頻尿，夜間尿1回．
7) 舌の痛みは，熱いもの・冷たいもの・甘いものをとったときや，仕事が忙しいとき・イライラしたときに悪化する．
8) 左膝関節痛あり，痔痛あり．
9) 口渇なし．倦怠感なし．

漢方医学的所見
(2)他覚所見
1) 顔色良好，四肢冷(−)，発汗(−)．
2) 脈候：沈，細，緊張中等度．
3) 舌候：やや暗赤色，腫大(+)，歯痕(−)，乾燥した白苔中等度(+)．
4) 腹候：腹力やや弱，腹直筋緊張(+)，胸脇苦満(−)，心下痞(+)，心下振水音(−)，心下悸(+)，臍上悸(+)，臍下悸(+)，両臍傍圧痛(+)，小腹不仁(+)．

臨床経過
- 当初，黄耆桂枝五物湯，加味逍遙散，半夏厚朴湯などを投与したがほとんど改善がみられなかった．
- (初診日より)14週後：「食後胃がもたれる．ゲップが出る」との訴えを参考に，(A)の病態と考え，(B)を投与した．
- 16週後：「舌の痛みが和らいできた．胃もたれとゲップがだいぶよくなった」．
- 19週後：「イライラしたときに痛むことがあるが，そのほかはほとんど痛みを忘れるようになった．胃もたれとゲップがなくなった．この薬にして痔の痛みがずいぶん楽になった」と，舌の痛みの改善とともに胃もたれとゲップ，さらに痔の痛みまで改善した．

問題　(A)の病態，(B)の処方をお答えください．

▶ 処方決定までの思考過程

　　まず陰陽について，自覚症状では少し寒がりとのことでしたが，他覚所見で四肢の冷えや顔色が悪いといった，明らかな冷えを疑う症候がないことから陽証と考えました．

　　六病位では，悪寒・発熱といった表証はなく，陽明病を疑うような高度な腹満，便秘などもないことから少陽病期と考えました．

　　虚実については，脈力，腹力から虚実間程度と考えました．

　　気血水では，心下悸，臍上悸，臍下悸から気逆，舌の暗赤化，臍傍圧痛から瘀血，舌の腫大から水毒の病態が考えられました．

　　処方については，胃もたれ，ゲップ，心下痞を目標に生姜瀉心湯を選択しました．生姜瀉心湯は少陽病・虚実間の薬で，嘔気・嘔吐，下痢，心下痞（心下痞鞕のこともある），腹鳴，腹痛などがみられます．『傷寒論』の条文には「胃中不和．心下痞鞕．乾噫食臭．脇下有水気．腹中雷鳴下利者」*と記載されています．半夏瀉心湯の中の乾姜を減らし，代わりに健胃作用のある生姜を加えた薬で，半夏瀉心湯証＋ゲップ・胸焼けを目標とします．嘔吐，下痢などの消化器症状のほか，心下痞，腹鳴，軟便傾向などを目標にさまざまな病態へ用いられますが，下痢は必ずしもなくてよく，胃が悪く心窩部がつかえ食欲が低下し，胸焼けがして臭気のあるゲップが出るようなときに使えます．

　　今回は舌の愁訴ではありましたが，胃もたれとゲップがあり，さらに心下痞もあったため生姜瀉心湯が応用できると考えました．なお，生姜瀉心湯に含まれる「黄連」には「入心瀉火」**作用があるとされ，さらに「心主舌．在竅為舌」***ともされていることから，多忙やイライラで痛みが悪化することを「肝の陽気亢進→心火上炎」ととらえれば，黄連が治癒機転に有利に働いた可能性も考えられます．そのほか，気逆，瘀血，水毒については，瘀血が痛みとかかわっている可能性もありますが，今回は生姜瀉心湯をまず第1に考え，それらの所見は重視しませんでした．

　　鑑別を必要とする主な方剤は，半夏瀉心湯のほかに黄連含有方剤があげられますが，気うつを伴う症例も多いことから，順気剤の適応についても考慮する必要があります．

▶ 鑑別処方

● **半夏瀉心湯**

　　少陽病虚実間に用いる方剤である．生姜瀉心湯とほぼ同じ使用目標に用いるが，本症例ではゲップを伴っていた点で半夏瀉心湯と鑑別した．なお，半夏瀉心湯の甘草を増量した甘草瀉心湯も口内アフタなどに頻用されるが，ゲップの有無で鑑別される．

● **黄連解毒湯**

　　「三焦の実熱」により顔が赤くのぼせ，イライラや不安，焦燥，不眠など興奮性の精神症状を伴い，腹診上，下腹部の深いところに横断性の圧痛を認める．本症例ではイライラし

---

　*「胃中和せず，心下痞鞕し，食臭（しょくしゅう）を乾噫（かんあい）し，脇下に水気有り，腹中雷鳴し，下利する者」
　**「心に入り火を瀉す」
　***「心は舌を主る．竅（きゅう）に在りては舌となす」

解答　（A）少陽病・虚実間　（B）生姜瀉心湯

● 三黄瀉心湯

　　黄連解毒湯とほぼ同様に鑑別できる．さらに三黄瀉心湯証では便秘傾向がみられるが，本症例では便秘もみられない点で鑑別した．

● 加味逍遙散

　　肩こり，頭重，めまい，動悸，不眠，イライラなど多愁訴で，ホットフラッシュ(熱のふけさめ)が特徴的であり，舌尖部に赤みを伴う．舌痛症にも頻用する方剤の1つで，本症例でも用いたが，胃もたれ，ゲップなどの消化器症状は伴わない．

● 茯苓飲

　　橘皮，枳実，生姜を含有することから胸痺の傾向があり，胸焼けやゲップに対して用いられ，鑑別にあがる．心下部の振水音を伴うことも多いが本例では認めず，胸焼けもなく，また熱刺激で悪化することから黄連含有方剤のほうがよさそうに思われた．

● 香蘇散

　　抑うつ傾向，心気的傾向がみられ，胃腸が虚弱で，食べるとすぐ胃がはるような場合がある．本症例では気うつの所見に乏しい点で鑑別した．

参照

はじ漢十五話　p.124〜132(3つの瀉心湯とその類方)，p.167〜168(加味逍遙散)，p.249〜250(香蘇散)

はじ漢ノート　p.26〜33(少陽病期とその治療)，p.54〜55(気鬱に対する主な方剤と使用上の目標)

▶ コメント　主訴・主症状・主証

　　患者の診察には，主訴を尋ね，多くの症候のなかから主症状を判断し，さらに主証すなわち漢方医学的な病態判断により，最も適した方剤は何かを考える．証の判定には，第1に陰陽(表裏，寒熱，虚実)，次いで気血水の異常，さらに主訴や主症，特異的症候を参考にする．

　　本例ではまず，主訴であり主症状として舌の異常知覚を神経(表)の異常(過敏)ととらえ，その代表的な治療方剤である桂枝や黄耆含有の黄耆桂枝五物湯を用いた．また，舌に熱があるための症状と考え，胸脇苦満はなかったものの少陽病虚証でしばしば舌色が熱っぽく見える加味逍遙散を試みた．さらに，気血水の異常の観点から一種の気うつを疑って半夏厚朴湯も試した．しかし，いずれも無効であった．その後，「食後胃がもたれる，ゲップが出る」に気づいて生姜瀉心湯を用い，有効であった．投与方剤が無効であったたびに証を再考し，ついに著効が得られた．

　　以上の経過から，本症例における主訴は舌痛，主症状は胃もたれとゲップ，主証は少陽病，虚実間〜やや虚証で生姜瀉心湯証であったと考えられる．胃もたれとゲップが初診時からあったとすれば，それが主訴とは無関係だと思ったことになる．あるいは経過中に出現したのであれば，治せないでいるうちに生姜瀉心湯証となり，その全身的なバランスの崩れ(証)を補正することで舌症状も軽快したのかもしれない．一般に，主訴を参考に適応方剤を決めることも多く，それによって思いもかけない副次的な効果を得ることがある．これは一種の良性の副作用，あるいは"漢方のオマケ"ということもできるが，今回はそのオマケこそが主訴であった．

　　なお，痔の薬のように思われている乙字湯がしばしば口唇の腫脹に有効であるが，本症例では舌症状の改善とともに痔も軽快している．これは随証治療の妙味とも受け取れる

が，消化管粘膜と外皮の接点付近には共通した何かがあるように思われる．

▶ まとめ（表1）

漢方方剤は，時として構成生薬のわずかな違いでも適応病態が明らかに異なることがある．3つの瀉心湯は，その典型的な例の1つである．

表1 半夏瀉心湯を中心とする3つの瀉心湯の使用目標と構成生薬

共通の症候
1) 嘔気あるいは嘔吐
2) 心下痞（鞕）
3) 腹鳴（腹中雷鳴）
4) 腹痛・下痢（裏急後重を伴わない）

	虚実	鑑別	原典における方剤構成							
			半夏	黄芩	乾姜	人参	甘草	黄連	大棗	生姜
半夏瀉心湯	虚実間	嘔吐	半升	三両	三両	三両	三両	一両	十二枚	
生姜瀉心湯*	虚	ゲップ，胸やけ	半升	三両	一両	三両	三両	一両	十二枚	四両
甘草瀉心湯**	虚	下痢，急迫症状 精神神経症状	半升	三両	三両	三両	四両	一両	十二枚	

*エキス製剤で用いる場合には，生姜を煮た湯で半夏瀉心湯を溶かす．
**エキス製剤で用いる場合には，甘草湯と半夏瀉心湯をまぜる．

参考文献 1) 宮坂史路，他：生姜瀉心湯で呼吸器症状が改善した気管支拡張症の1例．漢方の臨床 54：759-763, 2007

> **ワンポイントアドバイス** 主訴だけにとらわれず，その他の症候も含めて証を考える．

症例 3　症例演習　中級編
66歳・女性　咳，痰，発熱
（担当医：犬塚　央）

現病歴　18年来の強皮症に肺線維症を伴い，当科通院中．9月中旬より咳，痰と38℃台の発熱が出現．近医で肺炎と診断され，抗菌薬投与，去痰剤，鎮咳剤の内服治療を受けたが，夜間の咳，多量の痰，発熱が続くため，10月21日当科に入院となった．

既往歴　特記事項なし

身体・検査所見
身長147 cm，体重36 kg，血圧140/62 mmHg，脈拍78/分・整，体温38.0℃，心音：異常なし，呼吸音：両下肺野に断続性ラ音（＋），眼瞼結膜：貧血様，両下腿に軽度の浮腫を認める．
検査成績：WBC 7,240/μl（好中球77.4％），CRP 6.6 mg/dl，KL-6 370 U/ml，β-Dグルカン11.18 pg/ml，アスペルギルス抗原陰性，動脈血ガス分析（room air）：PaO_2 62.1 mmHg，$PaCO_2$ 46.9 mmHg，喀痰培養陰性，ガフキー陰性，ツベルクリン反応疑陽性，胸部X線：従来の間質影に加え右下肺野に新たな浸潤影（＋）．

漢方医学的所見
(1) 自覚症状
1) 寒がり．悪風あり．夕方から毎日38℃台の発熱あり，熱感は軽度．
2) 汗はあまりかかない．
3) 食欲：低下．
4) 睡眠：咳のため不眠．
5) 排便：便秘なし．
6) 排尿：頻尿なし，夜間尿1回．
7) 易疲労あり，全身倦怠感あり．
8) 口苦あり，口渇なし，口乾あり，粘稠な喀痰の絡む咳．

漢方医学的所見
(2) 他覚所見
1) 顔面紅潮（−），四肢冷（−），発汗（−）．
2) 脈候：浮，やや細，やや弱．
3) 舌候：軽度暗赤色，腫大（−），歯痕（−），乾湿中間の白苔少量（＋）．
4) 腹候：腹力やや弱，左胸脇満微結（＋），心下痞鞕（−），心下振水音（−），心下悸（−），臍上悸（−），臍下悸（−），右臍傍圧痛（＋），小腹不仁（＋），正中芯（＋）．

臨床経過
- 入院日：抗菌薬については，前医で1か月以上投与されていたため，喀痰の細菌培養と感受性検査判定後に再投与する方針とした．漢方医学的には(A)の病態と考え，(B)を投与した．以後，徐々に解熱し，咳，痰は減少傾向となった．
- 5日目：検査所見より肺結核，非定型抗酸菌症，肺真菌症，間質性肺炎は否定的であり，細菌性肺炎と診断した．WBC 5,070/μl，CRP 5.3 mg/dlと炎症所見の改善もみられ，さらに喀痰からも有意な菌が検出されず，このまま漢方治療単独で経過観察することとした．
- 10日目：口の苦さがなくなり，食欲が回復．
- 16日目：CRP 0.7 mg/dlへ低下．胸部X線写真で，右下肺野の浸潤影消失．

問題　(A)の病態，(B)の処方をお答えください．

▶ 処方決定までの思考過程

まず陰陽について，自覚症状では寒がりということですが，夕方から夜にかけての発熱（往来寒熱）と，口苦，咽乾，食欲低下，発症後の期間から少陽病期の恐らくは柴胡剤の証と考えました．虚実については，脈の緊張度や腹力から虚証と考えました．気血水では，右臍傍に圧痛を認めることから瘀血が考えられました．さらに，小腹不仁と正中芯からは腎虚が考えられました．

処方については，少陽病期の虚証で，胸脇満微結と冷え症状から柴胡桂枝乾姜湯証と考え，粘稠な痰がのどに絡むことから半夏厚朴湯を合方して投与しました．

柴胡桂枝乾姜湯は少陽病期虚証の方剤で，『傷寒論』には「胸脇満微結．小便不利．渇而不嘔．但頭汗出．往来寒熱．心煩者」*と記載されています．腹部は軟弱で胸脇満微結（軽い胸脇苦満）があり，多くは腹動を触知します．少しのぼせる傾向があり，首から上の汗や口唇の乾燥を伴い，その他，動悸，不眠，悪夢，驚きやすいなどの精神不安や，イライラ，易怒性がみられます．陽証ですが，足が冷える，くしゃみや鼻汁が出やすいなどといった，少し冷えっぽい傾向があります．

半夏厚朴湯は少陽病期の方剤で，虚実は中間証を中心に比較的幅広く適応となる方剤です．『金匱要略』の条文に「咽中如有炙臠」**，すなわち「咽に炙った肉でもつかえたような感じ」とあります．今回は，のどに痰が絡むような咳がみられたため，柴胡桂枝乾姜湯に半夏厚朴湯を合方しました．半夏厚朴湯はしばしば柴胡剤と合方して用いられます．

その他，瘀血や腎虚を疑う所見もありましたが，病態が亜急性期の炎症性疾患では適応となることはあまりなく，薬方を選ぶ際の目標とはしませんでした．

一般に，長引いたかぜや肺炎など下気道に炎症が及んだ病態では，少陽病期のことが多く，胸脇苦満を伴っていれば柴胡剤が適応となります．脈力，腹力などから虚実を判定し，柴胡剤を選択していきます．

また，半夏厚朴湯については麦門冬湯との鑑別が必要になりますが，麦門冬湯はのどの乾燥感があり，痰がのどにはりついてきれにくい傾向があります．

▶ 鑑別処方

● **柴胡桂枝湯**

少陽病やや虚証に用いる方剤である．腹力，脈力，胸脇苦満の程度がいずれも柴胡桂枝乾姜湯よりやや強く，上腹部を中心として腹直筋の緊張がみられる．柴胡桂枝乾姜湯のような冷えはなく，上半身を中心にして汗をかきやすい傾向がある．悪風・往来寒熱は共通しているが，虚実の違いで鑑別される．多くは口の乾燥傾向も認めない．

● **補中益気湯**

少陽病虚証に用いる方剤である．虚実はほぼ同じだが，疲れやすい，元気がない，舌の

---

*「胸脇満微結．小便利せず，渇して嘔せず，但だ頭汗出で，往来寒熱し，心煩する者」
**「咽中に炙臠(しゃれん)有るが如し」

解答　(A)少陽病・虚証　(B)柴胡桂枝乾姜湯合半夏厚朴湯

白苔に濃淡があるなどといった気虚の病態がみられる．柴胡桂枝乾姜湯のような冷えはなく，往来寒熱も顕著ではない．本症例では気虚の所見に乏しい点で鑑別される．

- **加味逍遙散**

少陽病虚証に用いる方剤である．虚実は柴胡桂枝乾姜湯とほぼ同じだが，柴胡桂枝乾姜湯のような冷えはなく，むしろ熱が主体で，舌尖部の赤みがみられる．悪風はなく，往来寒熱も顕著ではなく，通常，呼吸器系の炎症には用いられない．

- **麦門冬湯**

少陽病虚証に用いる方剤である．長引いたかぜや肺炎など，下気道に炎症が及んだ病態では単独で用いることは少なく，柴胡剤と合方することが多い方剤である．痰は多くなく，乾燥してきれ難い傾向がある．また，「口渇」ではなく口やのどの「乾燥」がみられ，咳も乾性咳嗽を目標とする．のどが乾燥傾向で，はりついた痰がとれづらく，そのために咳き込むようなイメージである．喀痰の多少と咳嗽の性状で，半夏厚朴湯と鑑別できる．

参照
- はじ漢十五話 p.108～121（柴胡剤の鑑別と運用のコツ）
- はじ漢ノート p.26～29（柴胡剤）

▶コメント　熱性疾患と柴胡剤

遷延した，あるいは亜急性期の急性熱性疾患では，少陽病の柴胡剤が適応となることが多い．思考過程の中でも上述されているように本症例はその代表的な例で，柴胡剤の一覧からの鑑別が軸となる．また呼吸器疾患では，柴胡剤に半夏厚朴湯あるいは麦門冬湯が合方されることも多く，これもセオリーどおりである．このような急性疾患があるときには，瘀血や腎虚といった慢性的な病態は後回しである．これを先急後緩あるいは新病が旧病より先と考えてもよいし，急性疾患の証になったが以前の証の名残がある，と考えてもよい．それにつけても，基礎に重症な病態がある感染症でも，抗菌薬を用いずに治癒するという，漢方治療の力をみた思いがする．入院で生薬を用いた診療を実践していけば，重症あるいは難治性疾患への漢方診療の応用がまだまだ広がるものと考える．

▶まとめ　下気道の炎症に用いる主な柴胡剤（表1）

- 大柴胡湯は柴胡剤のなかで最も実証である．胸脇苦満が強く，脈力，腹力とも充実している．裏の近くまで病邪が及ぶため，便秘傾向で，強い熱候のため舌苔は乾燥し黄色みを帯びている．
- 柴胡加竜骨牡蛎湯は大柴胡湯よりやや虚証で，胸脇苦満もやや軽くなる．腹部に動悸を触れ，柴胡桂枝乾姜湯のような精神不安がみられる．
- 小柴胡湯は虚実中間からやや実証に適応となり，柴胡加竜骨牡蛎湯と虚実は重なる部分があるが，便秘はなく腹動や精神不安はみられない．

- **参考：虚証の柴胡剤の鑑別（表2）**

柴胡桂枝乾姜湯は少陽病期・虚証の代表的な柴胡剤（古方）で，陰陽と虚実はほぼ同等の柴胡含有方剤（後世方）として補中益気湯と加味逍遙散がある．なお，これら後世方の二方剤は，柴胡の含有量が少ない．

表1 柴胡剤

	方剤	脈	舌苔	腹候	(腹力)	特徴・応用
実	大柴胡湯	沈 実	乾燥 黄 白黄		4〜5	強実 便秘
実	柴胡加竜骨牡蛎湯	やや沈 実	乾燥傾向 白		3〜4	強実〜やや実 便秘傾向 精神不安 悪夢・易驚
実	小柴胡湯	弦	乾燥 (やや湿潤) 白		3	往来寒熱 口苦・悪心 肩背・頸項強 手足煩熱
虚	柴胡桂枝湯	浮弦 弱	やや乾燥 微白		2〜3	小柴胡湯＋桂枝湯 かぜの治り際 上腹部痛 てんかん(加芍薬)
虚	柴胡桂枝乾姜湯	やや浮 弱	湿潤 (微白)		2	頭汗・盗汗 上熱下寒・口唇乾燥 神経症状・悪夢 アレルギー性鼻炎
虚	補中益気湯	散大弱	白苔 濃淡	皮膚軟弱		気虚，倦怠感，内臓下垂 口角の白沫，老人の炎症

表2 虚証の柴胡剤と使用目標

方剤	構成生薬	脈	舌候，特徴・応用
柴胡桂枝乾姜湯	柴胡，桂枝，瓜呂根，黄芩，牡蛎，乾姜，甘草	やや浮 やや沈 弱	淡白紅舌・薄い湿白苔 頭汗・盗汗・上熱下寒 口唇乾燥，神経症状・悪夢 鼻炎(鼻閉＋水様鼻汁)
補中益気湯	黄耆，人参，白朮，当帰，陳皮，大棗，甘草，柴胡，生姜，升麻	散大弱	白苔・濃淡，気虚，倦怠感 内臓下垂，口角の白沫 皮膚軟弱，老人の慢性炎症
加味逍遙散	当帰，芍薬，白朮，茯苓，柴胡，甘草，牡丹皮，山梔子，生姜，薄荷葉	やや弦 弱	柴胡桂枝乾姜湯証−寒＋熱＋瘀血 舌質深紅，舌裏静脈怒張 不定愁訴，逍遙熱，更年期

> **ワンポイントアドバイス** 長引いたかぜや肺炎では，柴胡剤の適応があるかをまず鑑別する．

症例 4 　症例演習　中級編
73歳・女性　腹痛，下痢，発熱
（担当医：犬塚　央）

現病歴　血管性認知症で施設入居中．ADL は自立．施設内でノロウイルス感染症が流行していた2月，起床後に悪寒が出現．その後，腹痛とともに粘稠で黄色っぽく，便臭の強い下痢が3回みられた．検温で37.8℃の発熱を認めたため，同日の午前9時45分に当科を受診した．

既往歴　特記事項なし

身体・検査所見　身長148 cm，体重56 kg，血圧150/70 mmHg，脈拍72/分・整，体温37.8℃，心音・呼吸音：異常なし．

漢方医学的所見

(1) 自覚症状
1) 悪寒あり，腹痛・下痢あり．
2) 口渇不明，自汗傾向なし．
3) 食欲：低下なし．
4) 睡眠：不眠なし．
5) 排尿：頻尿なし，夜間尿なし．
6) 倦怠感なし．

(2) 他覚所見
1) 顔面紅潮（−），四肢冷（−），発汗（−），嘔吐（−）．
2) 脈候：浮，実．
3) 舌候：軽度暗赤色，腫大（−），歯痕（−），乾湿中間の白苔少量（＋）．
4) 腹候：腹力弱，腹直筋緊張（＋），胸脇苦満（−），心下痞鞕（−），心下振水音（−），心下悸（−），臍上悸（−），臍下悸（−），臍傍圧痛（−），小腹不仁（＋）．

臨床経過
- 同日10時：(A)の病態と考え，(B)を投与した．
- 12時：腹痛軽減．悪寒消失．通常通り昼食を摂取．
- 15時30分：体温36.0℃．下痢消失．
- 翌朝：軟便あり，再度(B)を投与．以後，発熱，便通異常ともみられず治療終了とした．

問題　(A)の病態，(B)の処方をお答えください．

▶ 処方決定までの思考過程

　まず陰陽についてですが，本症例では**悪寒・発熱**があることから急性熱性疾患の初期と考えました．太陽病と思われましたが，**腹痛や，粘稠で黄色っぽく便臭の強い下痢**を伴っていたことから，単なる太陽病ではなく少陽病の可能性もあると考えました．虚実については，急性疾患の初期であるため腹力は無視し，**脈の緊張度**から実証と考えました．気血水については，**舌の暗赤化**から瘀血が考えられました．さらに，**小腹不仁**からは腎虚も考えられました．

　処方については，陽証の下痢で，腹痛，発熱を伴うことから黄芩湯を選択しました．

　黄芩湯は少陽病期の方剤ですが，『傷寒論』の条文に「太陽興少陽合病．自下利者」*と記載されています．合病とは，病位は1つですが他の病位の症候も存在する病態で，病気の進行が急なときに多いとされています．治療は，主病位に対する1つの方剤で行います．本症例では太陽病と少陽病いずれの症状もみられますが，主病位は既に太陽病期を通り過ぎ，少陽病にまで進行していて，黄芩湯が適応となります．黄芩湯証の特徴としては腹痛，下痢，裏急後重といった症状が中心で，強い熱候のため，排便時の肛門部灼熱感や強い便臭がみられます．嘔吐がみられることも多いのですが，あまり激しくはありません．ただし太陽病にも余韻が残っているため，悪寒，発熱といった表証もみられます．"太陽と少陽の合病"を知っていないと見逃す病態であるといえます．

　この症例では，瘀血や腎虚を疑う所見もありましたが，これらの所見が急性熱性疾患のごく早期にかかわることはあまりないため，漢方薬を選択する際の目標とはしませんでした．

　鑑別を要する主な方剤としては，黄芩加半夏生姜湯，葛根(加半夏)湯，半夏瀉心湯，五苓散，桂枝人参湯などがあげられます．

　本症例はノロウイルス感染症と推定されました．これは冬季の嘔吐下痢症の原因として多く，感染力が非常に強いため，施設内での集団発生がしばしば問題となります．しかし，われわれの経験では，ノロウイルス感染症と思われる症例に黄芩湯を早期から投与すれば，本症例のように軽症かつ早期に回復する例がほとんどであり，漢方治療を行う意義は大変大きいと考えます．

▶ 鑑別処方

● **黄芩加半夏生姜湯**
　少陽病実証に用いる方剤である．黄芩湯よりも嘔吐が激しく，下痢よりも嘔吐が中心となる．

● **葛根(加半夏)湯**
　準太陽病実証に用いる方剤である．「太陽と陽明の合病，自下利す」とあり，病気の主座は太陽病だが，その熱が裏(消化管)に及んで下痢を伴う病態に用いられる．下痢症状は比

---

*「太陽と少陽の合病，自下利の者」

解答　(A)太陽病と少陽病の合病・実証　(B)黄芩湯

表1 傷寒論における合病の記載

太陽與陽明合病者．必自下利．葛根湯主之． 　太陽與陽明合病．不下利但嘔者．葛根加半夏湯主之． 　太陽與陽明合病．喘而胸滿者．不可下．宜麻黃湯．主之．
太陽與少陽合病．自下利者．與黃芩湯． 　　　　　　　若嘔者．黃芩加半夏生薑湯主之．
陽明少陽合病．必下利．其脉不負者．爲順也．負者．失也． 互相剋賊．名爲負也．脉滑而數者．有宿食也．當下之．宜大承氣湯．
三陽合病．腹滿．身重．難以轉側．口不仁面垢．譫語遺尿． 發汗則譫語．下之則額上生汗．手足逆冷．若自汗出者．白虎湯主之．

注)古典では下利とは大便の下痢を指し，小便については尿不利などとする．

較的軽度で，小児などがかぜをひいて便が下痢状になったときなど，しばしば適応となる．下痢よりは嘔吐を伴う場合には半夏を加味する．本症例では葛根湯の目標となる後頸部のこりがないことと，強い腹痛や便臭を伴っている点で鑑別した．

● **半夏瀉心湯**

少陽病虚実間に用いる方剤である．黄芩湯と比べて熱候が少なく，腹痛もあまり強くない．下痢の性状としては水様性下痢で，陽証なのに裏急後重や便臭を伴わないのが特徴である．本症例では明らかな悪寒・発熱がみられることと，便臭を伴う下痢である点で鑑別した．

● **五苓散**

準少陽病虚実間に用いる方剤である．水毒の代表的な方剤であるが，表証を伴うことがある．口渇があるのに，飲んだものをすぐに吐く「水逆」が特徴的で，尿不利を伴う．腹痛はあまりなく，発熱はあっても悪寒を伴うことは少ない．本症例では水毒の症候が乏しい点で鑑別できる．

● **桂枝人参湯**

太陰病虚証に用いる方剤である．人参湯証としての陰証で虚証の下痢の特徴，つまり裏急後重や便臭などは乏しい水様の下痢で，冷えや心下痞鞕を認める．しかし太陽病虚証（桂枝湯証類似）としての悪風や発熱，頭痛などを伴う（恊熱利）．もちろん脈や腹の緊張は軟弱である．老人など，虚弱な人の感冒性下痢症などにしばしば適応となる．本症例とは陰陽の違いで鑑別できる．

参照
- はじ漢十五話　p.126〜130（3つの瀉心湯），p.213〜214（人参湯），p.220〜221（五苓散）
- はじ漢ノート　p.30〜33（3つの瀉心湯，黄連あるいは黄芩を含む方剤），p.46〜47（陰証の主な治療方剤5），p.62（主な駆水剤と使用上の目標1（全身型））

▶ **コメント　合病について**

合病の症例である．合病とは，主たる病位は六病位の内の1か所にあるが，他病位の症候を伴う病態で，治療は主病位に対して行う．本症例では，主病位は少陽病でありながら，太陽病証のような発熱や悪寒を伴い，黄芩湯証であった．黄芩湯は黄芩，芍薬，甘草，大棗の四味からなり，桂枝や麻黄といった太陽病期の重要生薬を含有せず，黄芩という主に少陽病で用いられている生薬が君薬である．すなわち少陽病期の方剤である．その他の合病としては，太陽病と陽明病の合病における葛根湯（太陽病）とその類方，陽明病が

表2 嘔吐下痢症に用いる主要な方剤と鑑別

	嘔吐	下痢	腹痛	発熱	悪寒	項強	口渇	尿不利
黄芩湯	○	○	○	○	○		△	
葛根加半夏湯	○	△	△	○	○	○		
半夏瀉心湯	○	○	△					
五苓散	○	○		△			○	○
桂枝人参湯	△	○	△	△	△			

主病位だが三陽（太陽・少陽・陽明）の合病である白虎湯とその類方の適応証がある．少陽病と陽明病の合病として大承気湯を記載した条文は，古典によっては記載されていないし，実際の症例を経験していない．文体からも本来の条文ではないと思われる（表1）．

合病は，病の進行が急激なため，他の病位に勢いが及ぶ，あるいは通過した病位の残像が残っていると説明できる．

▶ まとめ　急性熱性疾患に伴う嘔吐下痢症に用いる主要な方剤と鑑別（表2）

- 黄芩加半夏生姜湯は，黄芩湯より嘔吐が激しく，下痢よりも嘔吐が中心となる．
- 葛根加半夏湯は，「太陽と陽明の合病」であるが吐き気がする．太陽病が中心のため下痢や腹痛は軽度．
- 半夏瀉心湯は，黄芩湯と同じ少陽病だが，腹痛は軽く腹鳴を伴う．通常，悪寒・発熱はあまり明らかではない．
- 五苓散は，水毒のため口渇，尿不利といった症状がみられる．飲んだものをすぐに吐く「水逆」が特徴．腹痛はあまりなく，発熱はあっても悪寒を伴うことはあまりない．
- 桂枝人参湯は，腹痛，発熱，悪寒などは軽度で，便臭も少なく，冷えや脈の弱さなど陰証の様相を呈する．

参考文献　1）犬塚　央：高齢者施設で多発した嘔吐下痢症に対する黄芩湯の使用経験．日本東洋医学雑誌 60：8-11, 2009

> ワンポイントアドバイス　「腹痛，下痢，発熱」3つそろったら，まず黄芩湯を考える．

症例 5 　79歳・男性　全身の冷え

症例演習　中級編

（担当医：貝沼茂三郎）

現病歴　15年前から狭心症の診断で当院循環器科通院中．今年夏に，身体全体の冷え（特に足先）を強く自覚した．以来，人が暑いと言うときでも，自分は寒いと感じる．冷えが続くため12月5日に当科を受診した．なお循環器科の処方は昨年6月から変更されていない（βブロッカーの投与はない）．

既往歴　脳腫瘍手術（55歳）
家族歴　母：乳癌

身体・検査所見　身長152 cm，体重47 kg，血圧116/66 mmHg，脈拍93/分・整，体温36.1℃，眼瞼結膜：貧血（−），心肺異常なし，腹部：平坦および軟，四肢浮腫（−）．

漢方医学的所見

(1) 自覚症状
1) 寒がり．身体全体が冷える（特に足先が冷える）．冷房は嫌い．ぬるい風呂が好きで，長風呂でのぼせない．衣服を脱いだり，風にあたると寒気がする．
2) 汗をかきやすい．
3) 食欲：良好．食後の眠気なし．
4) 睡眠：寝つきが悪い．睡眠導入剤を服用している．
5) 排便：1回/2日，普通便．酸化マグネシウムを頓用している．
6) 排尿：14〜15回/日．夜間尿なし（スピロノラクトン25 mg/日内服中）．
7) 疲れやすい．怒りっぽい．
8) あかぎれになる．あざになりやすい．毛がよく抜ける．
9) 頭冒感あり．耳鳴がする．乗り物酔いをする．足のむくみなし．

漢方医学的所見

(2) 他覚所見
1) 顔面紅潮（−），顔面色素沈着（−），皮膚の乾燥傾向（−），下肢冷（−）．
2) 脈候：浮，大小間，虚，やや渋．
3) 舌候：淡紅色，腫大（−），歯痕（＋），湿潤した白苔（＋），舌尖部の赤み（−）．
4) 腹候：腹力やや軟弱，両側腹直筋緊張（＋），右胸脇苦満（＋），心下痞鞕（−），心下振水音（−），鼓音（−），心下悸（−），臍上悸（−），臍下悸（−），臍傍圧痛（−），回盲部の圧痛（−），小腹不仁（＋＋），手掌足蹠発汗（−）．

臨床経過
・初診日：（A）の病態と考え，（B）を投与した．
・2週後：「午後になると時々ゾクゾクすることはあるが，冷えはよくなっている」．同処方を継続．
・6週後：「身体の冷えはほとんどよくなった．今後は耳鳴の治療を希望したい」．

問題　（A）の病態，（B）の処方をお答えください．

▶ 処方決定までの思考過程

　まず陰陽の鑑別を行いました．寒がりである，身体全体が冷える，長風呂でのぼせないことから陰証と考えました．虚実では脈候，腹候から虚証と考えました．気血水の異常では，あざになりやすい，毛がよく抜けるなどの症状からは血虚，頭に何かかぶせられたような重さがある，耳鳴がする，乗り物酔いをする，舌所見で歯痕が認められることから，水毒の異常があると考えられました．

　しかし本症例では，血虚や水毒の所見よりも，衣服を脱いだり，風にあたると寒気がする一方で，汗をかきやすい，また脈が浮虚であったことより表虚証と診断し，さらに裏寒があることから，桂枝加附子湯証と考えました．

　桂枝加附子湯は『傷寒論』太陽病上篇が原典で，「発汗．遂漏不止．其人悪風．小便難．四肢微急．難以屈伸者．桂枝加附子湯主之」*と記載されています．太陽病と少陰病の準位（太陽病あるいは少陰病とは言い切れないが，そのあたりの証）の虚証に用いる方剤で，自汗傾向があり虚弱体質で冷え性の人，悪寒が取れない人や四肢の疼痛に用いられます．そこで本症例では桂枝加附子湯を投与したところ，身体全体の冷え，悪寒が消失したことから，同処方が有効であったと考えられました．

▶ 鑑別処方

● 甘草附子湯

　太陰病虚証に用いる方剤である．悪寒があり，身体全体が冷えるのに汗をかきやすい点では共通しているが，特に首の周りがスースーとしていつもタオルを巻いていたり，疼痛などに対して非常に過敏な反応を示すものを目標とする点で鑑別した．本方は桂枝甘草湯の類方で芍薬を含まない方剤であり，気の変調があって，冷え症状や疼痛に対して過敏に反応する病態に適応する．

● 赤丸料

　太陰病やや実証あたりの証に用いる方剤である．『金匱要略』には「寒気厥逆．赤丸主之」**とのみ記載されているが烏頭含有方剤であり，寒（冷え）が強烈だが，冷える割に自汗があることが多く，候補となる．しかし本症例は脈や腹力などから明らかに虚証と考え，第1候補としなかった．

● 八味地黄丸

　太陰病虚実間証に用いる方剤である．自覚症状では下半身特に膝から下の冷えを目標とし，腹診では小腹不仁や心下痞鞕がみられる．本症例では下腿の冷えがあり，小腹不仁も認められたが，表証があることや，口渇，夜間尿がなく，脈が虚であること，湿潤した舌であるなどから鑑別した．

---

*「発汗し，遂に漏れ止まず，其の人悪風し，小便難く，四肢微急し，以て屈伸し難き者は，桂枝加附子湯之を主る」
**「寒気厥逆，赤丸之を主る」

解答　（A）陰証，表虚証　（B）桂枝加附子湯

参照 はじ漢ノート p.42（陰証の主な治療方剤3），p.102〜103（関節リウマチ）

▶ コメント　寒と自汗の併存（表1，図1）

　本症例は虚証で病的な自汗があり，通常は表虚証の存在を疑うのが素直な考え方で，表虚証に対する代表的な方剤である桂枝湯を基本に考える．さらに寒が明らかであるが，いわゆる寒気（さむけ，表寒）ではなく全身的な寒なので，裏寒に対する代表的な熱薬である附子を加え，桂枝加附子湯が第1候補となる．その類方としては，桂枝加黄耆湯や黄耆建

表1　多汗症（表虚証・水毒）

方剤	六病位	虚実	構成生薬	使用目標・応用
五苓散	準少陽	間	沢瀉，白朮，茯苓，猪苓，桂枝	口渇，自汗，尿不利，水逆，吐瀉，胃部振水音
防已黄耆湯	準太陰	虚	防已，黄耆，白朮，生姜，大棗，甘草	寒＋暑がり，自汗，下肢浮腫，水肥，ガマ腹，尿不利，不渇
黄耆建中湯	太陽―太陰	虚	〃　＋膠飴＋黄耆	小建中湯＋疲労衰弱，盗汗皮疹，化膿
桂枝加黄耆湯	太陽―太陰	虚	桂枝湯＋黄耆	表虚証，自汗，熱は弱い
桂枝湯	太陽―太陰	虚	桂枝，芍薬，甘草，生姜，大棗	表虚証，上衝，自汗
桂枝加附子湯	準少陰	虚	桂枝湯＋附子	桂枝湯証＋寒（痛），脱汗
甘草附子湯	準少陰	虚	甘草，白朮，桂枝，附子	肩から寒い全身の冷え，自汗，骨節煩疼（過敏）

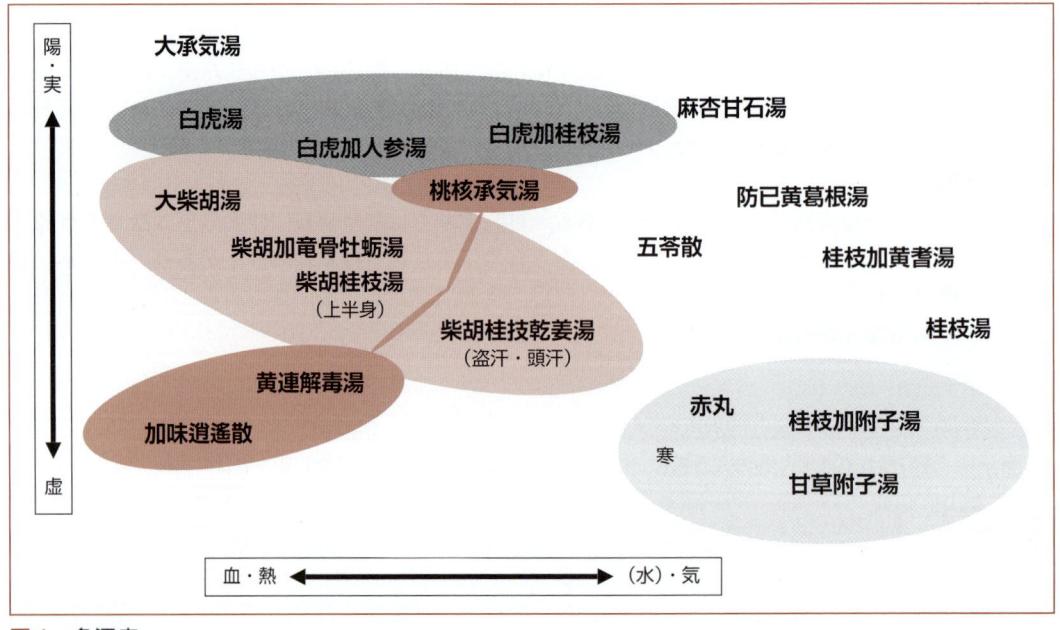

図1　多汗症

（陽・実／虚の軸，血・熱←→（水）・気の軸上に）
大承気湯
白虎湯　白虎加人参湯　白虎加桂枝湯　麻杏甘石湯
大柴胡湯　桃核承気湯　防已黄葛根湯
柴胡加竜骨牡蛎湯　五苓散　桂枝加黄耆湯
柴胡桂枝湯（上半身）
柴胡桂枝乾姜湯（盗汗・頭汗）　桂枝湯
黄連解毒湯
加味逍遙散　赤丸　桂枝加附子湯
　　　　　寒　甘草附子湯

中湯（加附子）なども候補となる．甘草附子湯は桂枝湯類として考えると桂枝去芍薬湯の系列，桂枝甘草を軸に芍薬がない方剤で，ひどく寒がり夜具も首までしっかり覆わないと寒がるくせに自汗傾向，あるいは人の足音でも響くような過敏な疼痛が使用目標となる．寒がりの汗かきに適応となる代表的な方剤としては，桂枝加附子湯，甘草附子湯，赤丸があげられる．その他として，茯苓四逆湯は脱汗にも用いられる．防已黄耆湯証では，暑がりかつ寒がりで汗かきが典型的である．

> **ワンポイントアドバイス** 寒がりの汗かきには，桂枝湯の加味方を考える．

症例 6 25歳・女性　便秘と下痢の繰り返し

症例演習　中級編

（担当医：貝沼茂三郎）

現病歴　昨年1月頃より便秘と下痢を繰り返すようになった．1週間くらい便秘が続いた後に，1日だけ下痢になる．下痢は水様性下痢で，裏急後重あり．1回量は少ないものの，差し込むような腹痛を伴い，1時間に2回，半日で5～6回はトイレに行く．翌日からは便秘が再び1週間くらい続く．便秘時には下腹部に違和感があるものの，腹満感などはあまりない．下痢時には仕事に支障をきたすため7月26日に当科を受診した．

既往歴　小児喘息，アトピー性皮膚炎，帯状疱疹（23歳）

身体・検査所見　身長159 cm，体重57.5 kg，血圧116/72 mmHg，体温36.9℃，脈拍70/分・整，腹部：平坦および軟，圧痛（−），四肢浮腫（−）．

漢方医学的所見

(1) 自覚症状
1) 非常に寒がり．手足が冷える．しもやけができやすい．顔面がのぼせやすい．長風呂はできない．
2) 汗はあまりかかないが，手のひらに汗をかく．
3) 食欲：食欲はないが，なんとか食べている．
4) 睡眠：不眠なし．よく夢を見て，不快な夢が多い．
5) 排尿：8回/日，夜間尿1回．
6) 顔色：いつも赤ら顔だと思う．発作的に頭痛が起こる．
7) 手が冷えて手指が白くなったり紫に変わることがある．
8) お腹がはったり，急に痛くなることがある．
9) 湿疹ができる（特に月経前）．皮膚が乾燥する．よくあざができる．
10) 月経不順なし．
11) 身体が重い．乗り物酔いする．足がむくむことがある．

漢方医学的所見

(2) 他覚所見
1) 顔面：やや紅潮（＋）．
2) 脈候：浮沈間～やや沈，やや小，やや虚．
3) 舌候：やや暗赤色，腫大（＋），歯痕（−），湿潤した白黄苔（＋）．
4) 腹候：腹力中等度，心下部付近中心の冷え（＋），両側腹直筋緊張（＋），胸脇苦満（−），心下痞鞕（−），心下振水音（−），心下悸（−），臍上悸（−），右側臍傍，S状結腸部，回盲部圧痛（＋），小腹不仁（−），左鼠径部圧痛（＋）．

臨床経過
- 初診時：(A)の病態と考え，(B)を投与した．
- 2週後：便秘は3～4日，下痢も1日で軟便となった．皮膚の乾燥も改善．
- 4週後：便通はほぼ1日1回で普通便となる．「夏でも風呂あがりにすぐ手足が冷えて靴下を履き，さらに湯たんぽを使用していたが，いずれも不要になった．今年は初めて夏は暑いとわかるようになった！」．

問題　(A)の病態，(B)の処方をお答えください．

▶ 処方決定までの思考過程

　主訴は**便秘と下痢を繰り返す**ことでしたので，陽証の下痢なのか，陰証の下痢なのかに注目しながら問診しました．**下痢の性状が水様性**で，陰証かと思われましたが，一方で陽証の下痢の特徴である**裏急後重**もあるとのことで，下痢の性状だけでは陰陽を区別できませんでした．

　見た目には元気いっぱいな女性だったので，陰証という感じはしませんでした．しかし，**非常に寒がり**である，非常に**手足が冷える**，**しもやけができやすい**などから，陰証の傾向もあるようでした．一方で，**のぼせやすく**，**長風呂はできない**ことから，四逆湯類を使うような本格的な陰虚証ではないと考えられたので，陽証から陰証への移行期である太陰病期と考えました．また虚実では**脈力や腹力**から虚証〜虚実間証と考えました．

　次に気血水の異常では，**食欲がない**から気虚，**冷えのぼせ**，**発作的な頭痛や不快な夢**から気逆，**レイノー現象**，**しもやけや臍周囲の圧痛**から瘀血，**皮膚の乾燥**から血虚，**乗り物酔いや足のむくみ**，**舌腫大**からは水毒の存在を考えました．気血水いずれの異常も認められましたが，気逆と瘀血が病態の中心と考えました．

　処方を選択する際には，**いつも赤ら顔で，発作的な頭痛がする，レイノー症状がある，急にお腹が痛くなる**ことに注目しました．さらに，赤ら顔で，手掌足蹠の発汗，心下痞鞕はありませんでしたが，**心下部を中心に冷えていること，左鼠径部の圧痛**があったことから，当帰四逆加呉茱萸生姜湯を第１に考えました．

　なお胃のあたりが冷えていて，激しい頭痛がするような場合に用いる代表的な方剤に呉茱萸湯がありますが，本症例では心窩部付近の冷えが強かったことも，呉茱萸を含む本方の根拠となりました（ただし呉茱萸湯証では，下痢や腹痛はあまり伴いません）．本症例では，２週間後には下痢の回数が減り，他覚的な心窩部の冷えも改善していました．有効な印象があり，そのまま続けたところ１か月後には便通もほぼ普通となり，日常の勤務もまったく支障のない状態まで改善しました．

　当帰四逆加呉茱萸生姜湯は，当帰，桂枝，芍薬，大棗，甘草，木通，細辛，生姜，呉茱萸という９つの生薬から構成されていますが，当帰四逆湯に呉茱萸と生姜が加わった方剤です．『傷寒論』の条文に「手足厥寒．脈細欲絶者．当帰四逆湯主之．若其人内有久寒者．宜当帰四逆加呉茱萸生姜湯」*とあります．当帰四逆湯を使うようなとき，すなわち手足厥寒，自覚的に冷えを自覚し，脈が細くて絶えそうな脈をしている状態で，さらに内部・下部の寒冷症状がはなはだしい場合に当帰四逆湯に呉茱萸と生姜を加えた方剤を用いると書かれています．また桂枝湯（桂枝，芍薬，甘草，生姜，大棗）を含有していることからも，上衝傾向があってよいようです．具体的な使用目標について，自覚症状としては手足の冷え，レイノー現象，しもやけ，上熱下寒，他覚的には鼠径部の圧痛や手掌発汗などがあげられます．

　大塚は，当帰四逆加呉茱萸生姜湯が疝気症候群Ａに有効であると報告しています[1]．疝

---

*「手足厥寒，脈細にして絶せんと欲する者は，当帰四逆湯之を主る．若し其の人内に久寒有る者は，当帰四逆加呉茱萸生姜湯に宜し」

解答　（A）太陰病・虚証　（B）当帰四逆加呉茱萸生姜湯

気とは自律神経症状を伴うような腹痛などといった colic pain のことを言いますが，今回の症例でも，下痢のときにキューと痛むような腹痛があることが疝の病態と考えられます．これらのことから，過敏性腸症候群にも当帰四逆加呉茱萸生姜湯が応用できるのではないかと考えます．

　当帰四逆加呉茱萸生姜湯の服用方法に関して，『傷寒論』には「以水六升．清酒六升．和煮取五升．去滓．分温五服」**とあり，酒と水で半々で煮て煎じなさいと書かれています．矢数道明も『臨床応用 漢方処方解説』に「酒服による正しき服用方法によると効果は一層よい．酒のきらいなものや雑病では，普通の煎じ方で3回に分けてのんでもよい」としています．

引用文献　1）大塚敬節：当帰四逆湯と当帰四逆加呉茱萸生姜湯の臨床経験．日本東洋医学雑誌 14：83-87, 1963

▶ 鑑別処方

● 桂枝加芍薬湯
太陰病虚実間〜虚証に用いる方剤である．腹満と腹直筋の異常緊張があり，便秘にも下痢にも用いられるが，寒が明らかであれば附子を加える．過敏性大腸炎に対する漢方薬としては第1候補と考えられているが，本症例においては腹満がない点で鑑別した．

● 四逆湯（類）
少陰〜厥陰病虚証に用いる方剤である．裏寒が強ければ，候補になるが，長風呂するとのぼせてしまうことより，強い裏寒の存在は否定的であり鑑別される．

● 桃核承気湯
陽明病実証に用いる方剤である．冷えのぼせ，便秘を目標として用いる．本症例では気逆，瘀血，便秘がある点では鑑別にあがるが，虚実の違いと桃核承気湯に特徴的なS状結腸部の圧痛がない点で鑑別した．

参照　はじ漢ノート p.38（冷え性について），p.46〜47（呉茱萸と頭痛），p.127（四肢末端型冷え）

▶ コメント

【過敏性腸症候群の頻用方剤】
桂枝加芍薬湯：太陰病・虚証．臍の高さを中心とした腹満と腹直筋の緊張が使用目標．腹満や腹直筋の緊張が下腹部中心であれば当帰建中湯を用いる．寒が明らかであれば附子を加える．

四逆散：少陽病・やや虚証〜やや実証．両側の胸脇苦満がほぼ等しく明らか．腹直筋の全長にわたる太い緊張を触知する．心下痞鞕を認めることも多い．手掌や足蹠が汗ばみやすい．顔色は悪く，抑うつ傾向のことが多い．一見，陰証と間違えやすい．

【当帰四逆加呉茱萸生姜湯について】
全身性強皮症の症例で当帰四逆加呉茱萸生姜湯を使っている患者が，煎じ方を酒煎（飯塚病院では，清酒200 mlと水400 mlを用い，600 Wの電気コンロで40分間煎じ，約300 mlとする）に変えることで明らかに皮膚が柔らかくなった症例も経験している．もと

**「水六升．清酒六升を以って，和して煮て五升を取り，滓を去り，分かち温めて五服す」

もと生姜は生(なま)のしょうがを使うものであると『傷寒論』には記載されている．そこで，煎じるのであれば干生姜(かんしょうきょう．乾燥したしょうが)ではなく，生のひねしょうがを刻んで5～10 g入れると効果的であり，呉茱萸の強い味も緩和される．なお，本方剤の使用目標として鼠径部の圧痛があげられているが，診察時にすべての患者で鼠径部の圧痛を確認すると出現頻度が高く，特異的な目標になるのかを悩んでいるところである．

参考文献 1) 来村昌紀，他：静脈認証システムエラーに当帰四逆加呉茱萸生姜湯が有効であった一例．漢方の臨床 56：1175-1176, 2009

> **ワンポイントアドバイス** 疝の病態には，当帰四逆加呉茱萸生姜湯を考える．

症例 7	症例演習　中級編

57歳・女性　皮膚瘙痒感

（担当医：貝沼茂三郎）

> **現病歴**　4年前から，特に誘因がないのに皮膚がチクチクとして痒い．皮疹を伴わず．痒みは季節に関係なく，朝方に一番症状が強く出現することが多い．また2～3年前から特に症状が強くなっているとのことだった．9月10日に当科を受診した．

既往歴　副鼻腔炎手術（20歳）
家族歴　母：心筋梗塞，妹：肺癌

身体・検査所見　身長161 cm，体重70 kg，血圧145/86 mmHg，脈拍76/分・整，体温36.0℃，身体所見では特記すべきことなし．

漢方医学的所見
(1) 自覚症状
1) 暑がりでも寒がりでもない．冷房は嫌い．熱いお風呂に長く入るのがよい，のぼせない．レイノー現象あり．
2) 非常に汗をかきやすい．動き出すと身体全体に発汗あり．
3) 食欲：良好．
4) 睡眠：良好だが，不快な夢を見ることが多い．
5) 排便：1回/日，普通便．
6) 排尿：4～5回/日．夜間尿なし．
7) 顔色不良なし．口渇なし．お茶が好きでよく飲む．
8) 両手がしびれる．皮膚が痒い．皮膚は乾燥せず，湿疹もなし．
9) 疲れやすい．身体全体が重い（だるい）．瞼が腫れることあり．

漢方医学的所見
(2) 他覚所見
1) 赤ら顔（−），皮膚枯燥（−），下肢冷（−），手掌足蹠発汗（+）．
2) 脈候：やや沈，やや小，虚実中間．
3) 舌候：正常～やや暗赤色，腫大（−），歯痕（−），やや乾燥した微白黄苔（+），舌尖部の赤み（−）．
4) 腹候：腹力軟弱，両側腹直筋緊張（−），胸脇苦満（−），心下痞鞕（−），心下振水音（−），鼓音（−），心下悸（−），臍上悸（+），臍下悸（−），右臍傍・右回盲部圧痛（+），小腹不仁（−），右鼠径部圧痛（+）．

臨床経過
- 初診日：(A)の病態と考え，(B)を投与した．フェイススケール17点．
- 2週後：上肢の痒みがやや改善．
- 4週後：朝や背中の痒みが改善．下肢の痒みあり．エキス剤を希望する．
- 6週後：エキス剤では痒みが増悪した．煎じ薬に戻す．
- 8週後：風呂に入ると痒みが軽減するので，朝に入浴していたが不要になる．
- 12週後：一番困っていた大腿部の痒みが改善された．しかし冷えるとわずかに痒みあり．処方を(C)に変更．
- 16週後：「痒みが本当によくなった」．フェイススケール3点まで改善．

問題　(A)の病態，(B)(C)の処方をお答えください．

症例7　57歳・女性　皮膚瘙痒感

▶ 処方決定までの思考過程

　まず本症例において陰陽の鑑別を行いました．暑がりでも寒がりでもないとのことですが，熱いお風呂に長く入るのが気持ちよく，のぼせないことから陰証と考えました．虚実では，脈候からは虚実間と思われましたが，腹力軟弱や，陰証らしいことからも虚証と考えました．さらに本症例は皮膚の痒みが主訴ですが，皮膚は表に属すると考えられ，また非常に汗をかきやすいことから本症例は表虚証が存在すると考えました．
　気血水では，レイノー現象，臍傍圧痛から瘀血，不快な夢を見る，心下悸などから気逆の所見も認められましたが，手のこわばり，身体全体が重い（だるい），瞼の腫れなどから水毒が中心の病態と考えました．よって本症例は太陽～太陰病虚証，水毒の病態と考えました．そこで桂枝加黄耆湯を投与したところ，痒みが軽減しました．さらに，入浴にて痒みが軽減することから附子を加えたところ，痒みはほぼ消失しました．
　桂枝加黄耆湯は桂枝湯に黄耆を加えた方剤で，『聖剤発蘊』に「治桂枝湯証而自汗盗汗者」*とあります．桂枝湯証で発汗が多いものや，盗汗のあるものに用いられます．黄耆の薬効に表固止汗，利水消腫，補脾益気，托裏排膿などの働きがあることから，湿疹などの皮膚疾患にも頻用されます（表1）．そこで本症例では第1選択としました．
　太陽～太陰病と考えれば，初めから附子を加えたほうがよかったかもしれません（表2）．『金匱要略』には「黄汗之病．両脛自冷……」**と，冷えを伴う黄汗に対して桂枝加黄耆湯を用いると記載されています．そこで，寒の存在が示唆されても水毒による冷えであれば対処できるのではないかと考え，まずは附子を加方せずに経過観察することとしました．特に初心者の場合には，その漢方薬の特徴をつかむために，方剤の加減を行わずに処方することも大切だと考えます．

▶ 鑑別処方

● 桂枝湯
　太陽病虚証，表虚証に用いる方剤である．自汗傾向が主要な使用目標となる方剤である．さらに寒があるので，桂枝加附子湯も考えられる．しかし痒みなどの皮膚症状が主訴であり，水毒の傾向も考え合わせて桂枝加黄耆湯を第1選択とした．

● 防已黄耆湯
　太陰病虚証に用いる方剤である．暑がりの寒がりで自汗傾向があり，典型的には本症例のように肥満（水肥り）タイプに適応となる．膝などの関節疾患への応用が有名だが，黄耆含有方剤として皮膚疾患にも適応となる．本症例でも有力候補だが，暑がりではない点，皮膚症状が主訴であることから，第1候補とはしなかった．

● 補中益気湯
　少陽病虚証，気虚に用いる方剤で黄耆も含有する．また柴胡含有方剤でもあるため，他

---

*「桂枝湯証にして自汗，盗汗する者を治す」
**「黄汗の病，両脛自ずから冷ゆ」

解答　（A）太陽病（表証）～太陰病・虚証，水毒
　　　（B）桂枝加黄耆湯　（C）桂枝加黄耆湯加附子

表1 皮膚疾患の主な治療方剤

方剤群		主要方剤	補血
Ⅰ．清熱剤	石膏剤	白虎湯類 消風散	当帰，芍薬，川芎(熟)，地黄 →四物湯
	黄連剤	黄連解毒湯	温清飲→一貫堂処方
Ⅱ．桂枝・黄耆剤 （表を目標）		桂枝加黄耆湯 黄耆建中湯	帰耆建中湯
Ⅲ．甘草乾姜湯類 （虚・寒証）		人参湯 附子理中湯 茯苓四逆湯 通脈四逆湯	
Ⅳ．柴胡剤 （＋駆瘀血剤）		大柴胡湯 柴胡加竜骨牡蛎湯 柴胡桂枝湯 柴胡桂枝乾姜湯	(合)四物湯 ≒ 小柴胡＋帰耆建中湯
Ⅴ．駆瘀血剤		桃核承気湯 桂枝茯苓丸 当帰芍薬散	芎帰膠艾湯

表2 桂枝加黄耆湯を基本とした方剤の組み立て方

1) 基本方針　桂枝加黄耆湯（黄耆建中湯）
2) 身体全体に冷えがある→(加)附子
3) 熱候（口渇・舌の赤さ）→桂枝二越婢一湯（麻黄・石膏）
4) 皮膚の炎症が強い→(加)荊芥・連翹
5) 皮膚の乾燥が強い→(合)四物湯＊，帰耆建中湯

＊　熟地黄により滲出性の悪化をきたしやすい
＊＊胸脇苦満→柴胡桂枝湯≒小柴胡湯＋桂枝湯
　　　　　　　　　　　　　　　↓＋芍薬（膠飴）
　　　　　　　　　　　　小建中湯類

覚所見で軽度の胸脇苦満（胸脇満微結）も大事な所見となる．本症例では気虚の所見に乏しいことと，他覚所見で胸脇苦満の所見がない点で鑑別した．

● **十全大補湯**

太陰病虚証，気血両虚に用いられる方剤である．桂枝，黄耆が構成生薬に含まれているが，倦怠感などの気虚や皮膚枯燥などの血虚を示唆する気血両虚の所見に乏しいことから鑑別した．

● **桂枝茯苓丸加薏苡仁**

少陽病実証～虚実間，瘀血に用いられる方剤である．湿疹などを伴う場合に用いられる．本症例は自汗傾向があって表虚証が明らかであり，瘀血よりも皮下の水毒が病態の中心であると考え，皮疹がない点からも鑑別した．

参照　はじ漢ノート p.118～120（桂枝黄耆剤）

▶ コメント　黄耆含有方剤の使用目標

　黄耆は皮下の水毒を逐う作用があるとされるが，免疫調整作用もあるといわれ，各種のアレルギー疾患や自己免疫疾患などで応用されている．具体的には，本症例のように表の不調，すなわち発汗異常を含めた皮膚症状や神経の知覚障害（異常知覚）などが使用目標となる．他覚的には皮膚の"手触り"が参考になり，搗き立てのモチのようなフニャフニャあるいはフワフワとして軟弱な感じは1つの使用目標である．ただし，表面が少しザラザラすることもある．稀ではあるがアレルギー反応を呈して，かえって発疹をきたして悪化させたり，肝障害や発熱を惹起することもある．

> **ワンポイントアドバイス**　軽度の皮疹や皮疹を伴わない皮膚瘙痒には桂枝加黄耆湯を考える．

症例 8 　50歳・女性　瘙痒，皮疹

症例演習　中級編

（担当医：三潴忠道）

現病歴　昨年2月頃から瘙痒を伴う赤みを帯びた皮疹が出現．某病院皮膚科を受診し中毒疹と診断された．内服薬と外用剤を処方され，一時やや改善したが，一進一退であった．11月には抗ヒスタミン剤，ステロイド外用剤などで加療されたが，病勢はやはり一進一退であった．本年4月，当科を受診した．皮膚が痛痒くなり，掻くと皮疹になる．

既往歴
子宮筋腫にて子宮・卵巣を全摘（42歳）．その後，切開部付近から今回同様の皮疹が出現し，腹部や下肢を中心に全身に及んだ．「自家感作」と言われた．

身体・検査所見
身長 148 cm，体重 50 kg，体温 36.4℃，血圧 135/81 mmHg，脈拍 75/分・整，赤ら顔，皮膚は点状〜斑状の赤い皮疹が全身に散在．色素沈着を伴う．滲出液や化膿はない．日光過敏はない．

漢方医学的所見

(1) 自覚症状
1) 背中，腰，手足が冷えやすく，しもやけができる．風呂で温まると痒みがひどくなる．風呂はぬるくても熱くても好きではない．
2) 汗：強い自汗はなし．
3) 食欲：良好で過食傾向．
4) 睡眠：寝つき悪く，眠りも浅い．夢は多いが，嫌な夢なし．寝起きも悪い．
5) 排便：便秘して腹満となる．乳酸菌飲料や食物繊維飲料を摂取して排便促進．
6) 排尿：比較的頻回．夜間尿4回．
7) 口渇：なし．
8) 月経はない（術後）．流産歴2回．
9) 身体が重い．かぜをひきやすい．乗り物酔いをする．
10) おできや吹き出物ができやすい．皮膚が痒い．
11) 口内炎がよくできる．慢性的にズキズキやキリキリした頭痛が出現しやすい．

漢方医学的所見

(2) 他覚所見
1) 顔面：赤ら顔．
2) 脈候：沈・実，大小中間，渋（−）．
3) 舌候：暗赤色，腫大（−），歯痕（±），乾燥した白苔中等度（+）．
4) 腹候：腹力は強，やや膨隆，腹直筋緊張（++特に上腹部），胸脇苦満高度（右＞左），心下痞鞕（++），心下振水音（−），心下悸（−），臍上悸（−），臍下悸（−），両側下腹部臍傍の抵抗と圧痛が顕著（左＞右），少腹急結（++），小腹不仁（−）．

臨床経過
- 初診日：（A）の病態と考え，（B）（煎じ薬）を投与した．
- 1週後：便通良好で皮疹も軽減してきた．
- 3週後：身体が痒くなく嬉しい．のどが痛いが悪寒などの他の症候はない．臨時に（C）（エキス製剤）を5日分処方した．
- 7週後：調子はよいが，ある程度から改善しなくなった．
- その後，食事の内容によっても，皮疹の消長がありそうだった．油脂・肉・甘いものを食べないと好転する．

問題　（A）の病態，（B），（C）の処方をお答えください．

症例8　50歳・女性　瘙痒，皮疹

▶ 処方決定までの思考過程

　本症例では第1に，赤ら顔で，下半身優位の冷えはありますが温まることを好みません．この冷え症状は，おそらく冷えのぼせ（上衝傾向），あるいは瘀血による末梢循環の不良によるもので，本来の寒ではないでしょう．舌の乾燥した白苔からも陽証と考えました．また虚実について，脈力・腹力ともに強く，かなりの実証です．六病位では陽証の三病位のいずれかですが，太陽病のような悪寒を伴う熱性疾患の初期ではなく，脈も沈で便秘傾向から，少陽病〜陽明病で実証だと思われます．ただし上腹部中心の心下痞鞕（++）や腹直筋緊張からは典型的な陽明病とはいえず，何よりも胸脇苦満も強いことから少陽病実証の柴胡剤を選択しました．さらに腹動や嫌な夢（神経症状）もないことから柴胡加竜骨牡蛎湯は否定的で，慢性疾患における典型的な大柴胡湯証と判断しました．大柴胡湯証では，舌苔は黄色が典型かもしれませんが，白いこともしばしばだと思います．なお熱候はあるものの口渇がなく，強い自汗もないことから白虎湯などの石膏剤は候補としませんでした．

　次に，気血水についてですが，舌の暗赤，両側下腹部臍傍の抵抗と圧痛が顕著（左＞右）なことから，高度の瘀血が存在すると考えました．皮膚の色素沈着，婦人科の手術歴，流産既往，手足の先の冷えなども瘀血によると考えられます．陽実証の瘀血病態で，上逆傾向で頭痛や口内炎を伴い，さらに少腹急結（++）を認めれば，桃核承気湯証の存在は確実でしょう．なお，少腹急結を左前腸骨棘と臍の中間付近の，圧痛を伴う索状物の存在で確認しています．また左側に膝関節障害の既往があり，瘀血を伴う体痛は左側優位に出現しやすい点からも矛盾しないと思いましたが，考えすぎかもしれません．

　三番目の病名や症状については，柴胡剤や駆瘀血剤で皮膚疾患が好転することはよく経験することで，上記の考察に矛盾しないと考えました．

　みるからに，典型的な大柴胡湯，桃核承気湯の両方剤証が併存していると考えました．

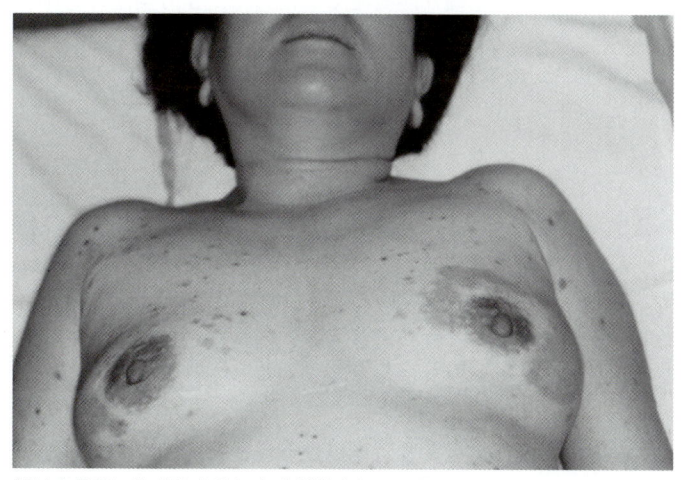

顔は赤ら顔．胸部や上肢に皮疹が散在している．

解答　(A) 少陽病・実証，瘀血
　　　(B) 大柴胡湯合桃核承気湯　(C) 桔梗湯

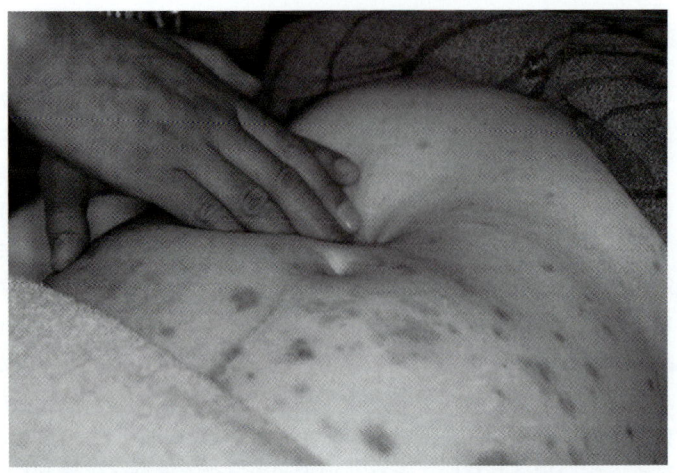

腹部にも一部色素を伴う皮疹が散在している．腹壁は軽く触診すると脂肪のために軟弱に感じるが，さらに深く按圧すると腹力は強い．

　また湯本求眞先生は，「柴胡の証あれば瘀血の証有り，瘀血の証あれば柴胡の証有り」として，柴胡剤と駆瘀血剤は必ずというほど合方されたようです．柴胡剤は上腹部の駆瘀血剤とも考えられ，経験的にも両者の合方は有益なことがしばしばだと思います．ただし便秘は軽度でしたので，大黄は 0.5 g，芒硝は 2.0 g と少なめに使用し，好調でした．しかしある程度から改善しなくなり，瘀血の改善も不足と感じました．そこで，さらに桂枝茯苓丸も合方し，また食養生（脂質，肉，砂糖を避ける）の指導をしたところ，一層改善し，10 か月ほどで治療終了しています．

　なお処方(C)は，のどの痛みのみでほかに新たな自他覚症状がなかったので，桔梗湯の製剤をお湯に溶いて，口に含んでうがいするように服用させましたが，有効でした．甘草湯でもよかったかもしれませんが，基礎が陽実証でしたので，より実証の方剤を，と考えました．

▶ 鑑別処方

● **柴胡加竜骨牡蛎湯**
　　　少陽病実証に用いる方剤である．少陽病実証の方剤で鑑別にあがるが，腹動や嫌な夢（神経症状）もないことから否定的である．

● **桂枝茯苓丸**
　　　少陽病やや実証に用いる方剤である．桂枝茯苓丸証では冷えのぼせはあまり強くないことが多い．さらに少腹急結が決め手となり桃核承気湯を第 1 選択とした．

● **大黄牡丹皮湯**
　　　準陽明病実証に用いる方剤である．大黄牡丹皮湯は駆瘀血剤で便秘があるために鑑別にあがる．同方剤は条文では少腹腫痞とある．少腹急結は左下腹部，少腹腫痞は右下腹部（臍から右前腸骨棘方向に 1/3 付近）でこの症例では少腹急結（＋＋）だった．また大黄牡丹皮湯証では上逆の傾向はなく，顔色はむしろ青黒いような傾向である．

症例8　50歳・女性　瘙痒，皮疹

参照
- はじ漢十五話　P.111〜113（大柴胡湯），P.161〜163（桃核承気湯），P.163（柴胡剤と駆瘀血剤の合方が有効な例）
- はじ漢ノート　P.26〜27（柴胡剤），P.58〜60（主な駆瘀血剤），P.116（皮膚疾患の主な治療方剤）

▶コメント　方剤選択の手順

　方剤の選択（証の判断）の際は，主に3つの観点から考える．第1には陰陽を基本として虚実や六病位，第2には気血水の異常，第3には病名・症状・特異的な徴候などにかかわる頻用処方である．以上の3つのいずれから考察を開始しても，最終的には第1の陰陽（虚実），次いで気血水の異常を重視する．皮膚疾患といえども陰陽・虚実が基本であることには変わりがない．

　本症例では，食養生が悪いと皮疹が再燃，食物に気をつけると好転するという経過であった．漢方薬も所詮はつっかい棒，一に養生・二に薬（小倉重成先生）というべきだと思うのだが，実は処方した医師の腕が悪いことを棚に上げていることもあるかと……？

> **ワンポイントアドバイス**　慢性疾患では柴胡剤と駆瘀血剤の合方が有用なことが多い．

症例 9　39歳・女性　倦怠感，食欲不振

（担当医：木村豪雄）

現病歴　高校生の頃からめまい，やる気がない，朝起きられない，などの症状に悩んでいた．内科や婦人科ではホルモンの異常はないといわれた．3年前から心療内科に通院している．自律神経失調症と診断されて抗不安薬や眠剤を服用している．しかし，身体がきつくて食欲もない．8月に当科を受診した．

既往歴　慢性副鼻腔炎（12歳）

身体・検査所見　身長 163 cm，体重 51 kg，血圧 104/63 mmHg，体温 36.9℃．心肺音異常なし．腹部は平坦・軟．下腿浮腫あり．SDS：58点．

漢方医学的所見
(1) 自覚症状
1) 暑がりの寒がり．風呂は嫌い（入ると動悸がする）．冬は手足が冷える．急に暑くなったり寒くなったりする．冷房は平気．
2) すこし汗をかく．寝汗がある．発作的に汗をかくことがある．
3) 食欲：食欲がない（胃が動かない感じ）．
4) 睡眠：寝つきが悪く，眠りも浅い．
5) 排便：軟便気味．
6) 排尿：頻尿（10回以上/日），夜間尿は多いと3～4回．
7) 月経順調．月経前にイライラする．
8) 疲れやすい．片頭痛がある．足がむくむ．

漢方医学的所見
(2) 他覚所見
1) 脈候：浮沈間でやや弱い．
2) 舌候：暗赤色．歯痕（−）．湿った薄い白苔（+）．
3) 腹候：腹力中等度，腹直筋緊張（+），胸脇苦満（−），心下痞鞕（−），心下振水音（−），左上腹部鼓音（−），両臍傍圧痛（+）．

臨床経過
- 初診：(A)の病態と考え，(B)を投与した．
- 1週後：食欲は出てきた．薬が飲みにくく吐気がした．(B)に(C)をあわせて投与した．
- 3週後：薬を飲むと胃が動く感じがした．まだ食べるともたれる．
- 6週後：しっかりと食べられるようになった．夜も眠れる．朝も起きられるようになった．SDS 46点．
- 10週後：調子はよい．父の看病で忙しい．
- 13週後：食欲良好．眠れている．SDS 38点．冷えもない（昨年の冬は冷えてつらかったけど……）．

問題　(A)の病態，(B)，(C)の処方をお答えください．

症例9　39歳・女性　倦怠感，食欲不振

▶ 処方決定までの思考過程

　まずは陰証か陽証かを判定することが基本です．本症例の自覚症状をみてみますと，**暑がりの寒がり，風呂は嫌い（入ると動悸がする），冬は手足が冷える，急に暑くなったり寒くなったりする，冷房は平気**など，冷えと熱とが混在した状態にあり，陰陽の判定はできません．このような場合は気血水の異常を重視します．**腹力は弱くありませんが痩せていて脈の緊張も弱く，疲れやすい，食欲がない**など虚証で，特に気虚の症候があります．また**頻尿，むくみ**などの水の異常もみられます．主訴は**倦怠感と食欲低下**であり，これも気虚が疑われます．慢性疾患に対する漢方治療の原則は「先補而後瀉」です．冷えがあれば，先に温める（温補），消化吸収機能が低下していれば，先にここを補うこと（結果的に補気）が肝要です．月経前のイライラ，舌質の暗赤，臍傍の圧痛などの瘀血徴候もありますが，駆瘀血剤という瀉の傾向の治療よりは，まずは補って元気にすることが優先されます．この症例では明らかな気虚がありましたが，問診より裏寒の存在は強くないと思われましたので，六君子湯を処方しました．

　1週間後，少し食べられるようになったのですが，吐気が続き，薬が飲みにくいという訴えがありました．胃が動かない感じなどの気滞の症候もあったため六君子湯に香蘇散を合方しました．そうすると倦怠感は軽減し，不眠も改善してきました．約3か月間の治療によって症状はほぼ消失し，SDSもほぼ正常範囲に回復しました．

　六君子湯は『万病回春』に「治脾胃虚弱．飲食少思．或久患瘧痢．若覚内熱．或飲食難化．作酸．属虚火」*とあります．消化機能が低下し，また何かを食べたいとか，飲みたいという意思が少なく，消化機能異常を呈する場合で，気虚による食欲低下に用います．また香蘇散は『勿誤薬室方函口訣』に「此方ハ気剤ノ中ニテモ揮発ノ功アリ」とあり，順気剤の代表的な方剤です．食欲低下に関しては食後すぐにお腹が張ってしまうことを気うつと考えて用い，しばしば有効です．本症例では気虚に加え，気うつに伴うと思われる食欲低下により六君子湯と香蘇散の合方が有効だったと考えます．

▶ 鑑別処方

● 人参湯

　太陰病虚証に用いる方剤である．六君子湯と同じく，食欲低下や倦怠感など気虚を目標とするが，熱薬である乾姜を含む．人参湯の基本病態は裏寒であり，心下や全身の冷えが明らかな場合に用いる．本症例では風呂で温まると動悸がするというように，熱薬が使いにくく，裏寒を示唆する所見に乏しい点で鑑別した．なお，人参湯は甘草の含有量が多く，浮腫などの水毒傾向が強いときには注意を要する．

● 茯苓四逆湯

　少陰病〜厥陰病に用いる方剤である．人参湯よりも全身の冷えと衰弱傾向が顕著な場合

---

*「脾胃虚弱，飲食の思ひ少なく，或いは久しく瘧痢(ぎゃくり)を患ひ，若しくは内熱を覚え，或いは飲食化し難く，酸を作し，虚火(きょか)に属するを治す」

解答　（A）太陰病・虚証　（B）六君子湯　（C）香蘇散

表1 主な補気剤と使用上の目標

方剤	病位	構成生薬	使用目標・応用
人参湯	太陰病	人参，甘草，乾姜，白朮	胃弱，心下痞鞕，下痢，四肢冷，喜唾，胸痺
呉茱萸湯	準太陰	呉茱萸，人参，生姜，大棗	嘔吐，頭痛（嘔吐後軽減），手足冷，吃逆
四君子湯	太陰病	人参，白朮，茯苓，甘草（生姜，大棗）	全身衰弱，面色萎黄，高度貧血，舌苔少，少寒
六君子湯	太陰病	四君子湯＋半夏，陳皮	四君子湯＋痰飲（二陳湯）舌に厚い白苔，嘔吐
茯苓飲	準少陽	茯苓，白朮，人参，橘皮，生姜，枳実	胃部停滞，膨満感，胃内停水，嘈囃，悪心，噯気，尿不利
半夏白朮天麻湯	太陰病	半夏，白朮，茯苓，陳皮，蒼朮，麦芽，天麻，神麴，黄耆，人参，沢瀉，黄柏，乾姜，生姜	虚証，冷え性，胃内停水，めまい，頭痛，嘔吐，食後疲れて眠くなる

補気剤はほとんど脾胃（中焦）の機能を整え活気付ける方剤である．脾胃は後天の気を産み出す中心である．

に用いる．脈の弱さや倦怠感の存在から鑑別にあげられるが，人参湯と同様に裏寒を示唆する所見に乏しい点で鑑別した．

● **補中益気湯**
　少陽病虚証に用いる方剤である．倦怠感や食欲低下などの気虚の所見を目標とする点では共通するが，腹候で胸脇苦満（胸脇満微結）が認められない点で鑑別した．

参照　はじ漢十五話　p.246〜248（気虚の治療方法），p.249〜251（気滞の治療）
　　　はじ漢ノート　p.50〜51（「気」の変調の分類，主な補気剤(1)），p54〜55（気鬱に対する主な方剤）

▶ **コメント**

　六君子湯は，四君子湯に心下の水毒をさばく半夏と陳皮を加えた方剤である（方剤名は主要な構成生薬数を示し，生姜と大棗はオマケ）．君子という名称からわかるように，強い主張をもたず他者を傷つけない，温和であるが重要な生薬から構成されている方剤である．したがって，四君子湯や六君子湯は，適応を誤っても人を傷つけることが少ない．この点，類似処方の人参湯では証を誤れば，熱薬の乾姜があるため口内や胃にしみたり，のぼせたりすることがあるし，甘草も多いために偽性アルドステロン症をきたすこともある．ただし危険を恐れて六君子湯ばかりを使用したのでは，漢方の腕は上達しない．明らかな寒があれば，人参湯の使用を検討すべきである．なお六君子湯は心下の水をさばく作用があり，上腹部の振水音や湿った厚めの舌苔が使用目標とされることもあるが，必ずしも当てはまらない．本症例では心下痞鞕，振水音，厚めの舌苔など，六君子湯証に特徴的な所見に乏しく，気虚と腹部症状から六君子湯を選択した点，実際の症例に接しないとわかりにくいと思われる．なお暑がりの寒がりは，気温変化に対する調節能力の低下と考えれば，虚証が疑われる症候の1つである（**表1，図1**）．

　香蘇散は気うつに対する順気剤であるが，その特徴は閉塞した感じの症状である．典型的な証では，少し食べただけで胃が張って食べられない，左上腹部にガスが溜まる（打診

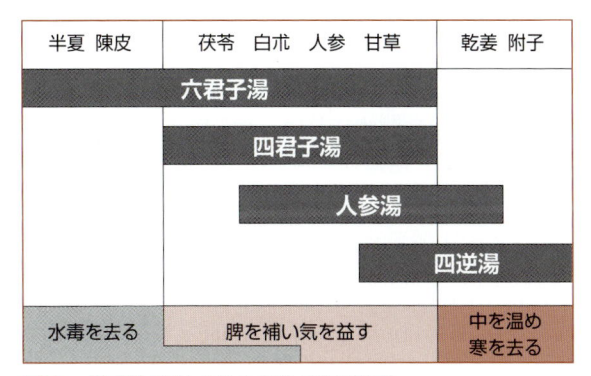

半夏 陳皮	茯苓 白朮 人参 甘草	乾姜 附子
六君子湯		
	四君子湯	
	人参湯	
		四逆湯
水毒を去る	脾を補い気を益す	中を温め寒を去る

図1 構成生薬からみた補気剤の鑑別

表2 気うつに対する主な方剤

方剤	病位	虚実	使用目標と応用
梔子豉湯	準少陽	虚	心中(熱して)懊憹,肩から体が沈む 午前倦怠
半夏厚朴湯	準少陽	虚	咽中炙臠または心下痞,気道感染 COPD,ヒステリー
香蘇散	準太陽	虚	脈沈,唯気重,軽症のかぜ 少し食べると左上腹部膨満感,IBS
女神散	少陽病	やや実	血症,上衝,めまい,多彩な精神神経症状(頭痛,頭重,動悸,腰痛,不眠)

梔子豉湯にはいくつかの処方群がある.
梔子乾姜湯(寒),梔子甘草豉湯(少気),梔子厚朴湯(心煩腹満),梔子生姜豉湯(嘔),梔子大黄湯(枳実梔子大黄湯)など.

上も鼓音を呈する),といった症状を呈することが多い.耳閉感などを訴えることもある(表2).

　胃切除などの消化管術後の食欲不振,時に縫合部の狭窄を伴うが手術適応とまでいかないような症例で,香蘇散と六君子湯の合方が有効な例をしばしば経験する.

> **ワンポイントアドバイス** 気虚による食欲低下には六君子湯,さらに気うつを伴っている場合には香蘇散の合方を考える.

症例 10　症例演習　中級編
38歳・女性　倦怠感，不眠
（担当医：木村豪雄）

> **現病歴**　1か月前に急性腹症（骨盤内炎症）を生じ，子宮内膜症性卵巣嚢胞を指摘された．抗菌薬治療後にダナゾールによるホルモン治療が開始された．その後より全身倦怠感や不眠をきたすようになり，当科を受診した．なお，結婚3年目であり，挙児希望もあった．

既往歴　特記事項なし

身体・検査所見
身長163 cm，体重56.8 kg，血圧88/44 mmHg，体温37.0℃，心肺音異常なし，腹部は平坦・軟，下腿浮腫なし．
SDS：52点，状態・特性不安検査（STAI）：60/59点（ともに非常に高値）．

漢方医学的所見
(1) 自覚症状
1) 寒がりで，腰から足先が冷える．熱い風呂が好きだが長湯できない．冷房は苦手．時にパーッと暑くなる．
2) 汗は少ないが寝汗をかく．
3) 食欲：良好（過食傾向）．口乾はない．
4) 睡眠：眠りが浅く，熟睡感がない．不快な夢が多い．
5) 排便：便秘傾向（1回/3日）．
6) 排尿：頻尿（10回以上/日）．夜間尿は多いと4回．
7) 疲れやすい（午前中が悪い）．気疲れする．肩がこる．頭冒感がある．

漢方医学的所見
(2) 他覚所見
1) 脈候：浮沈間，やや弱．
2) 舌候：やや暗赤色，軽度の歯痕（+），乾湿中間の薄い白苔（+）．
3) 腹候：腹力中等度，腹直筋やや緊張（+），右側に優位な胸脇苦満（+），心下痞（+），心下振水音（+），心下悸（+），両臍傍圧痛（+）．

臨床経過
- 初診時：（A）の病態と考え，（B）を投与した．
- 2週後：「便通がよくなった．冷えも軽減した．不眠は変わらない」．
- 6週後：「体調がよくなってきた．疲れにくくなった．少し眠れる」．
- 14週後：「調子はよい．眠れる」．SDS：29点，STAI：39/29点．ダナゾールを中止した．1か月間，海外留学する．帰国後，再び受診．
- 22週後：調子は落ちついている．治療継続中．

問題　（A）の病態と（B）の処方をお答えください．

▶ 処方決定までの思考過程

　　まずは，本症例が陰証か陽証かの鑑別から行いました．問診から考えると，**腰から下の冷えや冷房が苦手**などから陰証を示唆する自覚症状です．しかし，**時にパーッと暑くなるような上熱下寒**の傾向もあり，陰陽の判定に非常に悩む症例でした．虚実では**腹力は中等度**ですが，**脈力がやや弱い**ことや**寝汗をかくこと**から虚実中間〜やや虚証と考えました．
　　次に気血水の異常では，**疲れやすい，気疲れする，眠りが浅い**などの気虚・気逆の症候があり，他覚的所見でも**心下悸**が確認されたことから精神的に不安定な状態であることが疑われました．また**舌はやや暗赤色**で，**両臍傍圧痛**がみられることより瘀血も存在していました．さらに**頻尿，舌歯痕および振水音**から，水毒も併存するようでした．
　　主訴は**不眠**であり，**眠りが浅く不快な夢が多い**ことから，竜骨・牡蛎あるいは茯苓などが必要と考えました．**胸脇苦満（右側に強い）**があり，**足が冷える**こと，さらに陰陽に迷う症例であることから，陰証と陽証の境目にある柴胡桂枝乾姜湯を選択しました．また瘀血もはっきりしていて婦人科疾患もあることから，最初から桂枝茯苓丸を合方し，**便秘**を考慮して大黄を加えました．駆瘀血剤としては振水音もあることから当帰芍薬散もありますが，水毒傾向よりも瘀血症候が前面にあり，両臍傍の明らかな圧痛や腹力，四肢先端の冷えではないことなどから，桂枝茯苓丸を第１選択としました．
　　柴胡桂枝乾姜湯は，『傷寒論』に「已発汗．而復下之．胸脇満微結．小便不利．渇而不嘔．但頭汗出．往来寒熱．心煩者」*とあり，また『金匱要略』には「治瘧寒多，微有熱．或但寒不熱」**と記載され，微熱が改善しないこじれた感冒や神経症，更年期障害などに用いられます．柴胡桂枝乾姜湯は柴胡剤（古方）の虚証に適応する方剤です．
　　本症例は骨盤内炎症を契機に発症した過敏性情動性衰弱状態と考えられましたが，その後の経過は良好であり，倦怠感と不眠は軽減し，SDS や STAI の結果からも改善傾向が裏づけられております．

▶ 鑑別処方（表１）

- **柴胡加竜骨牡蛎湯**
　　少陽病実証に用いる方剤である．腹力や脈も充実し，強い胸脇苦満，心下悸や便秘傾向を目標とする．症候が揃えばやや虚証でも適応することがあるが，本症例では虚実の違いとともに陰証も疑われるような寒も存在した点で鑑別した．
- **桂枝加竜骨牡蛎湯**
　　太陽病〜太陰病虚証に用いる方剤である．表虚証で胸脇苦満はなく心下悸があり，自汗傾向，易煩驚性や不眠を目標とする．本症例とは胸脇苦満の有無と虚実で鑑別した．

---

*「已に汗を発し，而して復之を下し，胸脇満微結，小便利せず，渇して嘔せず，但頭汗出で，往来寒熱し，心煩の者」
**「瘧，寒多く，微しく熱有り，或は但，寒して熱せざるを治す」

　　　　　　　　　　　　　　解答　（A）少陽病・虚実中間〜やや虚証，瘀血
　　　　　　　　　　　　　　　　　（B）柴胡桂枝乾姜湯合桂枝茯苓丸料加大黄

表1 不眠に対する主な方剤

	方剤	脈	舌苔	腹候(腹力)		特徴・応用
実	大柴胡湯	沈実	乾燥 黄 白黄		4～5	強実 便秘
	柴胡加竜骨牡蛎湯	やや沈実	乾燥傾向 白		3～4	強実～やや実 便秘傾向 精神不安 悪夢・易驚
	小柴胡湯	弦	乾燥 (やや湿潤) 白		3	往来寒熱 口苦・悪心 肩背・頸項強 手足煩熱
虚	柴胡桂枝湯	浮弦 弱	やや乾燥 微白		2～3	小柴胡湯＋桂枝湯 かぜの治り際 上腹部痛 てんかん(加芍薬)
	柴胡桂枝乾姜湯	やや浮 弱	湿潤 (微白)		2	頭汗・盗汗 上熱下寒・口唇乾燥 神経症状・悪夢 アレルギー性鼻炎
	桂枝加竜骨牡蛎湯	準太陽病・虚		「桂枝湯証」にして胸腹に動あるもの		
	酸棗仁湯	準太陰・虚		「虚労虚煩不得眠酸棗仁湯主之」疲れすぎ		

● 加味逍遙散

　少陽病～太陰病やや虚証に用いる方剤である．駆瘀血剤にも分類され，少し熱候があり熱の逍遙感や精神不安がみられる．加味逍遙散証は，柴胡桂枝乾姜湯証で寒がなく，熱と瘀血が加わったものとも考えられる．本症例では舌尖部の発赤など熱を示唆する所見に乏しい点で鑑別した．

参照　はじ漢十五話　p.112(主な柴胡剤とその使い方)，p.117～118(胸脇満微結)，p.156～159(桂枝茯苓丸)

　はじ漢ノート　p.28～29(主な柴胡剤とその使い方)，p.58～59(主な駆瘀血剤)

▶ コメント　虚証と実証の方剤は合方できるのか？

　本症例における柴胡桂枝乾姜湯は虚証の柴胡剤(少陽病)といえるが，桂枝茯苓丸は本来，少陽病の実証を中心とした駆瘀血剤であるので，本症例は虚実のいずれといえるのであろうか．両処方の合方について考えてみる．

　桂枝茯苓丸はやや実証を中心として適応とはなるが，明らかな瘀血の存在があれば虚実は多少幅広く適応となりうる．

　もう1つの考え方として，瘀血病態においては下腹部臍傍の圧痛を伴う抵抗(瘀血塊)に代表されるように，下腹部中心に硬結があれば多くは実証の傾向である．他方，柴胡剤は使用目標としての胸脇苦満に代表されるように，また適応となる少陽病期すなわち半表半

裏では横隔膜前後に所見や症状が出やすいことからも，上腹部の所見が重視される．証の判定には全体の陰陽・虚実が重要であるが，虚実は上腹部と下腹部などのように部分的に差があることもある．

なお，柴胡剤は駆瘀血剤との相性がよく，両剤は特に慢性病態ではしばしば合方される．柴胡剤は上腹部の，桂枝茯苓丸などの一般的な駆瘀血剤は下腹部中心の，血をめぐらせる駆瘀血剤ともいえる．

> **ワンポイントアドバイス** 不眠，不快な夢が多い場合には，竜骨・牡蛎を含有する方剤を考える．

症例 11　53歳・女性　高血圧症

症例演習　中級編

（担当医：田原英一）

現病歴　52歳で閉経後，血圧が上昇傾向となった．近医で検査を受け，高血圧以外は異常なしといわれ降圧剤を処方されたが，西洋薬治療を嫌い，9月に当科を受診した．

既往歴　特記事項なし
家族歴　特記事項なし

身体・検査所見
身長 160 cm，体重 55 kg，血圧 164/94 mmHg，脈拍 82/分・整，体温 36.1℃，眼瞼結膜：貧血（−），黄疸（−），甲状腺腫脹（−），表在リンパ節触知せず，心肺異常なし，下腿浮腫（−）．

漢方医学的所見
(1) 自覚症状
1) 下半身が冷える．顔がほてりやすい．夜寒くて目が覚めることがある．
2) 食欲：良好．
3) 睡眠：眠りが浅い感じ．
4) 排便：やや便秘がち（排便 1 回/2〜3 日）．
5) 排尿：夜間尿（2 回/日）．
6) 痔の傾向がある．
7) 頭の重い感じ，ふらつく感じあり．

漢方医学的所見
(2) 他覚所見
1) 顔面：やや赤ら顔，歯肉，口唇の暗赤化を認める．
2) 脈候：浮沈中間，虚実中間．
3) 舌候：やや暗赤色，湿潤したやや厚い白苔（＋）．
4) 腹候：腹力わずかに弱，胸脇苦満（−），心下痞（＋），心下振水音（−），臍上悸（＋），両臍傍圧痛（＋），小腹不仁（＋）．

臨床経過
- 初診時：（A）の病態と考え，（B）（煎じ薬）を投与した．
- 2 週後：足の冷感が低下したが，ふらつき感，頭重感は変化なし．
- 4 週後：手足の気分のよい温まり感があり，寒くて目が覚めることがなくなった．血圧 146/90 mmHg と改善傾向だった．
- ところが，このあと通院が不規則になり，血圧は 164/94 mmHg，156/96 mmHg と悪化．その後，足の骨折の治療のため，漢方治療は一時中断．
- 翌年 3 月再度受診した際には血圧が 160/100 mmHg と悪化していた．継続的な治療の必要性を患者によく説明した上で，のぼせが顕著で冷えが目立たなかったため，（C）を処方した．
- 2 週後：血圧は 162/100 mmHg と大きな変化がなく，さらに釣藤鈎，綿黄耆，黄柏を追加してさらに 2 週後 148/96 mmHg と低下傾向となり，時に通院が断続的になりながらも，その後は 146/96〜138/92 mmHg で経過している．

問題　(A)の病態，(B)(C)の処方をお答えください．

症例11　53歳・女性　高血圧症

▶ 処方決定までの思考過程

　　　　　　　赤ら顔で頭重感があり，便秘傾向なことを考えると，陽証でやや実証が疑われますが，脈や腹力はそれほど強くなく，下半身は冷えやすく，舌が湿潤していることは陽証から陰証への移行期の病態とも思えました．また本症例は気血水でみると，痔がある，歯肉，口唇の暗赤色，両臍傍圧痛などの所見から瘀血，頭の重い感じやふらつく感じ，赤ら顔，心下悸などから気逆の病態と考えました．本症例ではのぼせと便秘があり，他覚所見の心下痞を重要視して三黄瀉心湯を，さらに若干の冷えもあるものとみて，三黄瀉心湯に附子を加えた太陰病実証の方剤である附子瀉心湯を投与しました．受診中断後の再診時には，冷え症状がなかったため附子を加えず，三黄瀉心湯としています．

　　高血圧に比較的よく用いられる方剤としては，大柴胡湯，柴胡加竜骨牡蛎湯，三黄瀉心湯，黄連解毒湯，釣藤散，七物降下湯などがあります．本症例では，三黄瀉心湯およびそれに附子の加わった附子瀉心湯を用いました．胸脇苦満があれば，下肢などの冷えがなくなった時点で腹力の変化に応じて大柴胡湯や柴胡加竜骨牡蛎湯を投与していたかもしれません．三黄瀉心湯は実証を中心に適応となる方剤で，『金匱要略』に「心氣不足．吐血衄血．瀉心湯主之．」*と記載されているように，のぼせやイライラ，あるいは出血傾向などが適応の参考となります．また腹部の診察で典型的にはみずおち付近に按圧時の不快感（心下痞）はあるが抵抗はないことが特徴的です．さらに寒（冷え）があれば附子瀉心湯を使います．黄連や黄芩など苦味の強い生薬を含有していますが，身体にあっているときはそれほど苦にならないものです．また大塚敬節先生は，四物湯に毛細血管拡張作用のある釣藤鈎と黄耆，消炎作用，健胃調整作用のある黄柏の三味を加え，高血圧に対する処方として七物降下湯を創生していますが，本症例ではこの加味方を参考にして，良好な結果を得ております．

▶ 鑑別処方

● 大柴胡湯

　　少陽病実証に用いる方剤である．本例では初診時には寒が明らかで，適応とは考えなかった．寒がなく陽証であれば，強い胸脇苦満，便秘，腹力充実を目標に，しばしばストレス性の高血圧に用いて有効な処方である．この際，肩こり，頭痛，腹直筋攣急，心窩部の張った感じ（心下急），精神症状などを伴うことが多い．受診再開時においては，胸脇苦満の有無で鑑別した．

● 柴胡加竜骨牡蛎湯

　　少陽病実証に用いる方剤である．大柴胡湯より弱い胸脇苦満，心下悸や臍上悸を目標に使用される．しばしば不眠，イライラ感，悪夢を見やすいなどの症状を伴う．大柴胡湯と同様に，初診時には寒があったこと，受診再開時には胸脇苦満の有無で鑑別した．

*「心氣不足し，吐血衄血するは，瀉心湯（＝三黄瀉心湯）之を主る．」

　　　　　　解答　（A）少陽病～太陰病・虚実間～実証，気逆，瘀血
　　　　　　　　　（B）附子瀉心湯　　（C）三黄瀉心湯

- 黄連解毒湯

　　少陽病実証に用いる方剤である．のぼせ気味で顔面が紅潮し，精神不穏，不眠，イライラ感，心下痞，出血傾向を目標とする．陽実証だが，便秘傾向がない．皮膚のかゆみなどを伴うこともある．また三焦の実熱といって，全身に熱がある病態に適応となり，本例のように寒が存在する症例には適応とならない．本症例では寒があったことや便秘の有無で鑑別した．

- 釣藤散（釣藤鈎，橘皮，半夏，麦門冬，茯苓，人参，菊花，防風，石膏，甘草，生姜）

　　少陽病虚証に用いる方剤である．朝方の慢性頭痛，特に後頭部の重い感じに有効な方剤で，肩こりやめまい感，若干ののぼせを伴うことがある．陽証で虚実中間から虚証の方剤である．本症例はのぼせを伴う点では，共通するが，三黄瀉心湯に特徴的な便秘や心下痞があり，さらに寒が存在したこと，また虚実の違いなどで鑑別した．

- 七物降下湯

　　少陽病虚証に用いる方剤である．補血（止血）作用を有する四物湯に，降圧効果の期待される釣藤鈎と黄耆，消炎，健胃作用のある黄柏を加えた処方で大塚敬節先生の創方である．高血圧による出血傾向（眼底出血など）に用いられる虚証の方剤である．本症例では瘀血の所見はあるものの，血虚の所見がない点で鑑別した．

- 八味地黄丸

　　準太陰病虚実間に用いる方剤である．小腹不仁を目標に高齢者の諸症状に用いられ，陰証で虚状が強くない症例の高血圧でしばしば用いられる．下肢の脱力感，冷え，頻尿，口渇などをしばしば伴うが，一般にのぼせる傾向は認めない．便秘，のぼせがあることから鑑別した．

参照　はじ漢十五話　p.130〜132（三黄瀉心湯，黄連解毒湯）
　　　はじ漢ノート　p.38（冷え性），p.114〜115（加味逍遙散）

▶ コメント　三黄瀉心湯と附子瀉心湯

　　『金匱要略』驚悸吐衄下血胸満瘀血病篇に「心氣不足．吐血衄血．瀉心湯主之．」*と，精神不安定でのぼせやすく，吐血（喀血を含む）や鼻出血などの出血傾向がある病態に適応となる方剤として，大黄，黄連，黄芩の三味からなる瀉心湯が記載されている．現在の三黄瀉心湯という方剤名は『傷寒論』や『金匱要略』にはなく，恐らくは"黄"字の付く3つの構成生薬に由来し，半夏瀉心湯などと区別するために三黄瀉心湯と称されるようになったと思われる．三黄瀉心湯は少陽病の実証を中心に，のぼせ傾向のある病態に適応となる方剤で，特に急性期には生薬を熱湯に短時間浸して用い（振り出し），脳血管障害の急性期などにも適応となる．また自分の経験からは，腹力があまり強くないことが多い．『傷寒論』太陽病下篇に「心下痞．按之濡．其脉関上浮者．大黄黄連瀉心湯主之」**と記載された二味の方剤は，実は黄芩を含有すべきで三黄瀉心湯と同一処方だとの意見もある．いずれにしても，この条文や臨床経験上から，三黄瀉心湯の典型的な腹候は「心下痞にして軟」である．ただし，実地臨床上は心下痞鞕のことも多い．

---

*（前述）
**「心下痞，之を按じて濡（なん），其の脉関上（かんじょう）浮（ふ）の者は，大黄黄連瀉心湯之を主る．」

附子瀉心湯について，『傷寒論』太陽病下篇には「心下痞．而復悪寒．汗出者．附子瀉心湯主之」***とあり，構成生薬として大黄，黄連，黄芩，附子が記載されている．すなわち三黄瀉心湯加附子の内容である．高齢者や糖尿病など，動脈硬化が強いような症例で，元来が実証であるが寒を伴うような，陰実証で便秘を伴う症例にしばしば適応となる．本方証における便秘の特徴は，便秘になると心下に不快(心下痞)を感じることである．

参考文献
1) 荒川規矩男，猿田享男，阿部圭志，他：TJ-15 ツムラ黄連解毒湯の高血圧随伴症状に対する二重盲検比較試験．臨床と研究，80：354-372．2003
2) 永田勝太郎，原敬二郎，木下恒雄，他：高血圧におけるQOLと釣藤散の効果．和漢医薬学雑誌，8：252-253．1991

> **ワンポイントアドバイス**　高齢者，便秘，心下痞を認める場合は，附子瀉心湯が第1候補．

***「心下痞，而して復悪寒し，汗出ずる者は，附子瀉心湯之を主る．」

症例 12　22歳・女性　喘息

（担当医：田原英一）

現病歴　精神発達遅滞により施設入所している．小児期から喘息で治療を受けている．ほぼ毎日，朝方から午前中に喘鳴あり，のどのあたりがつまったように苦しくなる．自宅で生活していた頃と比べると，施設に移ってからのほうが発作は軽度になった．食事や気候とは関係なし．自宅では犬やハムスターを飼っていた．鼻炎やアトピー性皮膚炎の既往はない．婦人科より子宮筋腫を指摘されている．近医より，テオフィリン製剤とβ刺激剤のみが投与されている．漢方治療を希望して4月に当科を受診した．

既往歴　小児喘息
家族歴　母：喘息

身体・検査所見　身長157 cm，体重52 kg，血圧112/78 mmHg，脈拍68/分・整，体温36.1℃，心肺異常なし．四肢浮腫（−）．Eos 17.7%（1,343/μl），IgE 2,222 U/ml．

漢方医学的所見
(1)自覚症状
1) 足が冷えやすい．寒がりでも暑がりでもない．
2) 自汗傾向はなし．
3) 食欲：良好．
4) 睡眠：良好．
5) 排便：便秘（1回/4〜5日）．
6) 排尿：普通．
7) のどのつまった感じがする．
8) 口唇・口角が荒れる．皮膚がカサカサする．
9) 息切れがする．ヒューヒュー・ゼイゼイいう．
10) よく嘔気がする．腹の張ることがある．
11) 月経痛がある．

漢方医学的所見
(2)他覚所見
1) 抑うつ的な顔貌で，色は浅黒い．四肢冷（−）．歯肉暗赤（＋），口唇暗赤（＋）．
2) 脈候；やや沈，やや実，やや大，やや濇．
3) 舌候；やや湿潤した微白苔（＋）．
4) 腹候；腹力充実，両側腹直筋緊張（＋＋＋），両側胸脇苦満（＋＋＋），心下痞鞕（＋），両臍傍に硬結を伴う圧痛（＋＋）．

臨床経過
- 初診時：(A)の病態と考え，(B)を投与した．
- 1週後：服用後3日目を過ぎた頃から喘鳴が消失．便秘が続くため，(B)中の(C)を1.0 gから1.5 gに増量．
- 3週後：喘鳴なし．便秘が続くためさらに(D)2 gを加える．
- 6週後：海外旅行に行ったが，喘鳴なし．便通も良好になった．
- 8週後：喘鳴なし．Eos 19.5%（1,488），IgE 2,006と大きな変化なし．
- 23週後：喘鳴なし．Eos 7.5%（492），IgE 1,963と低下傾向を示している．

問題　(A)の病態，(B)の処方，(C)(D)の生薬をお答えください．

症例12　22歳・女性　喘息

▶ 処方決定までの思考過程

　　まず陰陽の鑑別を行います．手足は冷えやすいとのことですが，他覚的な冷えはなく，自覚症状でも寒がりでも暑がりでもないため，極端な冷えはなく，むしろ顕著な便秘，強い胸脇苦満から熱厥類似あるいは瘀血の状態を疑い，陽証と考えました．もっとも，症状が胸部で直接少陽病期を疑い，胸脇苦満もあったので少陽病期（柴胡剤の証）と判断でき，厳密に陰陽を考えていたわけではありません．また気血水ではのどの閉塞感，腹満から気うつ，月経痛，歯肉・口唇の暗赤色，両臍傍圧痛などから瘀血，口唇・口角が荒れる，皮膚がカサカサするなどから血虚の存在も示唆されました．

　　本症例は気管支喘息の症例で，発作期であれば麻黄剤をまず考えますが，むしろ慢性的な状態で明らかな胸脇苦満を呈していたため，充実した腹力，強い胸脇苦満と便秘を目標に大柴胡湯（大黄1g）を投与しました．腹直筋攣急が目立っており，四逆散も考慮すべきと思われます．ただ四逆散とするには便秘が明らかであったため，大柴胡湯を主方としました．

　　また咽喉部の閉塞感を気うつとみて順気剤として半夏厚朴湯を合方しましたが，瘀血の徴候も明らかであり，当初からあるいは今後，駆瘀血剤を使用していくという方針もあると思います．なお咽喉の閉塞感が軽ければ，半夏厚朴湯以外に，咳嗽とともに咽喉部への突き上げ感（大逆上気，咽喉不利）を伴う麦門冬湯なども用いられることがあります．

　　本症例では便秘が明らかであり，熱状が深いと感じて芒硝を追加しました．これは柴胡加芒硝湯の方意を考えてのものでしたが，最初から半夏厚朴湯を合方しており，芒硝を加えることは期せずして大承気湯（大黄，枳実，芒硝，厚朴）を合方することと同じであったと，後から気がつきました．

　　胸脇苦満が明らかなので，大承気湯については思い及びませんでしたが，なるほど，『傷寒論』中の大承気湯条文にも「短気．腹満而喘」*とあり，大承気湯証も併存していたのかもしれません．

　　瘀血ははっきり存在しますが，主訴との直接的な関連が少ないと考えて，まずは柴胡剤としての大柴胡湯と順気剤としての半夏厚朴湯から投与しましたが，症状消失後は半夏厚朴湯を桂枝茯苓丸に変更しています．

▶ 鑑別処方

● 四逆散

　　少陽病やや実証に用いる方剤である．大柴胡湯より胸脇苦満が弱いが，両側の腹直筋緊張が顕著で，気うつによる不眠，抑うつ感，イライラなどの精神症状を伴う際に選択される．またしばしば手掌足蹠に発汗を伴い，下痢と便秘を繰り返すこともある．本症例では下痢せず，便秘で鑑別した．

---

*「短気．腹満して喘し」

解答　（A）少陽病・実証，気うつ，瘀血
　　　（B）大柴胡湯合半夏厚朴湯　（C）大黄　（D）芒硝

- 柴胡加竜骨牡蛎湯

    少陽病やや実証に用いる方剤である．胸脇苦満，精神症状を伴う点は共通しているが，腹力や胸脇苦満は大柴胡湯より軽度で，心下悸を認める．本症例では心下悸など気逆の所見に乏しいことでも鑑別した．

- 大承気湯

    陽明病実証に用いる方剤である．腹部が臍を中心に膨満して腹壁の緊張が強く，便秘の場合に用いられる．裏熱があり，口渇や精神症状を伴うことがある．本症例は腹満や便秘もあったため，半夏厚朴湯を合方せず，大柴胡湯合大承気湯の症例であったかもしれない．

- 麦門冬湯

    少陽病虚証に用いる方剤である．乾燥性の強い咳嗽で，咽喉部の違和感を伴う．半夏厚朴湯には麦門冬湯ほどの強い咳嗽は伴わない．しばしば咽喉の乾燥感，痙攣性の咳嗽，発作に伴う顔面の紅潮を示す．本症例では発作性の咳嗽がないことと，咽喉の乾燥感などがないことで鑑別した．

参照　はじ漢十五話　p.111〜113（大柴胡湯），p.249（半夏厚朴湯）
　　　はじ漢ノート　p.26〜29（柴胡剤），p.98〜101（かぜ症候群）

▶ コメント　呼吸器疾患と胸痺

①喘息の漢方治療（表1）

　喘息の発作時と非発作時では漢方医学的にも病態が異なることが多いので，しばしば異なる処方を用いる．発作の起こり方，発作の時期・時間などを勘案して処方を考えることが多く，すなわち発作の起こり方として，鼻水・くしゃみであれば小青竜湯，小青竜湯加石膏，麻黄附子細辛湯などを，湿性咳嗽であれば麻杏甘石湯，越婢加半夏湯などを，乾性咳嗽であれば麦門冬湯，竹葉石膏湯，炙甘草湯などを，また喘鳴でどこが苦しいかによって半夏厚朴湯（咽喉あるいは心下），橘皮枳実生姜湯（胸痺），木防已湯（呼吸困難感，ゼイゼイ・ヒューヒュー）を使い分けている．もちろん症状だけではなく陰陽虚実の状態に合ったものを選択する．

　また発作の起こる時期・時間，特に春・秋・冬，夕方・朝方に起りやすい場合は冷気に

表1　喘息の治療方針

Ⅰ．急性疾患（表証と類縁）：感冒の初期など 　1）太陽病の方剤と類方 　2）直中の少陰 　3）甘草乾姜湯類（四逆輩）
Ⅱ．亜急性期・慢性疾患 　1）陽証：少陽病（柴胡剤）が基本＋症候による運用 　2）寒で誘発：乾姜含有方剤を中心に 　　季節性…冬，季節の変わり目（春・秋） 　　日内状況…明け方，夜 　　増悪因子…冷気 　3）基礎固め 　　駆瘀血剤：柴胡剤との合方が多い 　　八味地黄丸類方

表2 呼吸困難感と胸痺に用いる主な方剤

薬方	病位	虚実	目標と鑑別
木防已去石膏加茯苓芒硝湯	準少陽	実	木防已湯より口渇↓，便秘傾向，尿利↓
木防已湯	準少陽	実	心下痞堅，喘咳，浮腫，面色黒，口渇，尿不利 ステロイド依存，頭痛，婦人科疾患(手術)の既往
増損木防已湯	準少陽	間	咳嗽，応用：なし
茯苓杏仁甘草湯	準少陽	虚	胸痺（閉塞・疼痛），動悸，応用：散で有効
橘皮枳実生姜湯	少陽	実	胸痺，強い肋間神経痛など，柴胡剤と合方あり
小陥胸湯	少陽	間	胸痺，心下痞鞕が強い，心下より上方への圧痛
人参湯	太陰	虚	胃弱，心下痞，下痢，四肢冷，喜唾，胸痺
附子理中湯（人参湯＋附子）	少陰	虚	人参湯証で裏寒が強い
茯苓四逆湯	少～厥陰	虚	四逆(加人参)湯証＋煩躁，裏の虚・寒 応用：人参湯(附子理中湯)＋真武湯

よって誘発される，つまり寒がある可能性を考えて，茯苓四逆湯や赤丸を使うこともしばしばある．その他，慢性期には八味地黄丸，麦味地黄丸（六味丸＋麦門冬＋五味子）などの補腎剤を，柴胡剤＋駆瘀血剤（あるいは半夏厚朴湯などの気剤），小児であれば建中湯類もしばしば選択される．

②呼吸器疾患の治療方針

急性疾患や急性期は麻黄や桂皮含有の，太陽病期に適応となる方剤群を中心に考える．陰虚証では乾姜含有の四逆湯類も候補となる．

一般には①にも記述されているように，誘因や増悪時の初期症状を参考に方剤を選択する．地固めとしては駆瘀血剤なども用いられる．

主に慢性の呼吸器疾患の特徴として，見かけによらず乾姜含有の方剤が有効なことが多く，難治な場合には人参湯や四逆湯類は候補にしてみる．

③呼吸困難感と胸痺に用いる主な方剤

主に慢性の呼吸困難に特徴的に用いられる方剤を表に掲げる（表2）．

エキス製剤にあるのは木防已湯，人参湯，附子理中湯（人参湯＋附子末でも可）のみである．四逆湯類は表中の茯苓四逆湯の応用方法を参考に，附子理中湯や乾姜を強調する意味では苓姜朮甘湯＋附子末などをヒントに工夫する．

参考文献　1) Egashira Y, Nagano H : A multicenter clinical trial of TJ-96 in patients with steroid-dependent bronchial asthma. Ann NY Acad Sci 685: 580-583, 1993

> ワンポイントアドバイス　喘息の慢性期で，胸脇苦満を認める場合には，柴胡剤を考える．

症例 13 　74歳・女性　動悸，皮膚瘙痒感

症例演習　中級編

（担当医：三潴忠道）

> **現病歴**　49歳頃から心房中隔欠損症を指摘されていた．61歳頃から顔面の皮疹，腰痛，右膝関節痛などに対する漢方治療で断続的に受診歴あり．7月4日，動くと動悸がする，蕗取りの後より身体が痒いと訴えて当科を半年ぶりに受診した．他院内科受診中で処方（ラニチジン塩酸塩，フロセミド，メチルジゴキシン，アメジニウム，メチル硫酸塩）は最近変更なし．

既往歴　肺結核（20代〜30歳），子宮外妊娠で卵巣1.5個切除（27歳頃）

身体・検査所見　身長148 cm，体重55 kg，血圧147/86 mmHg，脈拍78/分・整，体温36.2℃，SaO₂ 96%（room air）．意識晴明，眼瞼結膜：貧血（−），黄疸（−），甲状腺腫脹（−），リンパ節腫脹（−），腹部平坦，下腿浮腫が顕著．

漢方医学的所見

(1) 自覚症状
1) 寒がりの暑がり．
2) 食欲：あまりないがなんとか食べている．
3) 睡眠：よく眠れない．
4) 排便：毎日1回軟便．
5) 排尿：5〜6回/日，夜間尿2回．
6) 疲れやすい，何となく気分がすぐれない．
7) 身体・足腰が重い．
8) 口渇あり，よく飲み物を飲む．
9) かぜをひきやすい．
10) 目が疲れる，よく立ちくらみがする．
11) 息切れ・動悸がする．

(2) 他覚所見
1) 顔面：顔色やや不良．
2) 脈候：浮沈中間でやや実．
3) 舌候：やや暗赤色，やや乾燥した白苔軽度（＋）．
4) 腹候：腹力中等度．心下（胸骨剣状突起直下から上腹部の半分以上に及ぶ）菱形状の抵抗・圧痛（心下痞堅）が明らか．

臨床経過
- 7月4日：(A)の病態と考え，(B)を投与した．
- 1週後：動悸，身体の痒みは軽減．所見上，心下痞堅・下肢浮腫も軽減．
- 3週後：長く歩ける，動悸や心下痞堅はさらに軽減．目が痒い．
- 4週後：以後，(B)を中心に加療し，経過は良好．
- なお，西洋薬も併用しているが，一時(B)を中断したところ症状の悪化と心下痞堅の増強を認め，再開すると軽減した．

問題　(A)の病態，(B)の処方をお答えください．

▶ 処方決定までの思考過程

　まず陰陽を考えます．口渇がありよく飲み物を飲む，やや乾燥した白苔からは陽証が示唆されます．
　気血水の異常では，排尿回数も5〜6回/日と少なめ，他覚的に下肢の浮腫を認めることから，水毒も示唆されます．主訴の労作時の動悸，心下痞堅を認めることから，胸部から心窩部にかけての水毒，実証ならば木防已湯，虚証ならば茯苓杏仁甘草湯が用いられます．脈力，腹力や上腹部の強い抵抗から極端な虚証ではなく，虚実間〜実証と考え，木防已湯を選択しました．
　胸部から心窩部の利水剤には五苓散，木防已湯，小青竜湯，苓甘姜味辛夏仁湯，茯苓杏仁甘草湯，茯苓飲などがあげられます．木防已湯は『金匱要略』が原典で，「膈間支飲．其人喘満．心下痞堅．面色黧黒．其脈沈緊．得之数十日．医吐下之不癒．木防已湯主之．」*とあり，心下痞堅が重要な目標として記載されています．心下痞堅とは剣状突起から両側肋骨弓に接して上腹部に抵抗(硬結)があり，菱形のような痞鞕が触知される症候のことで，木防已湯，茯苓杏仁甘草湯などの証にしばしば認められます．左心不全でよく観察されますが，喘息発作時などでも出現します．最終的に右心系に負荷がかかるような病態を反映していると思われます．

▶ 鑑別処方

● **五苓散**
　準少陽病虚実間に用いられる方剤である．口渇，自汗，尿不利を目標に浮腫，嘔吐，下痢などに用いられる．本症例では口渇，尿不利の点では一致しているが，他覚所見の心下痞堅の有無で鑑別した．労作時の息切れ・動悸も参考になる．

● **小青竜湯**
　太陽病虚実間に用いられる方剤である．水様性鼻汁，泡沫状の喀痰など，気道系の水毒に用いられる．脈が細くてナイロン糸のような緊張を呈する．本症例では心下痞堅が明らかなこと，水様性鼻汁がないことや脈の性状で鑑別した．

● **茯苓杏仁甘草湯**
　少陽病虚証に用いられる方剤である．木防已湯のように心下痞堅を呈し，胸の閉塞感・疼痛を覚え，呼吸困難，動悸などを訴える場合に用いられるが，腹力，脈力などから，虚証の場合に用いられる．本症例では虚実の違いで鑑別した．

● **茯苓飲**
　準少陽病虚証に用いられる方剤である．心下痞鞕，胃部で振水音を聴取し，胃部膨満・停滞感，げっぷ，嘔気などを訴える場合に有効である．胃部の停滞感は六君子湯でもみられるが，気虚より気うつが主体の病態に用いる．本症例においては気うつの所見に乏しい

---

*「膈間支飲，其の人喘満，心下痞堅し，面色黧黒，その脈沈緊，之を得て数十日，医之を吐下して癒えざるは，木防已湯之を主る．」

解答　(A)少陽病・虚実間〜実証，水毒　(B)木防已湯

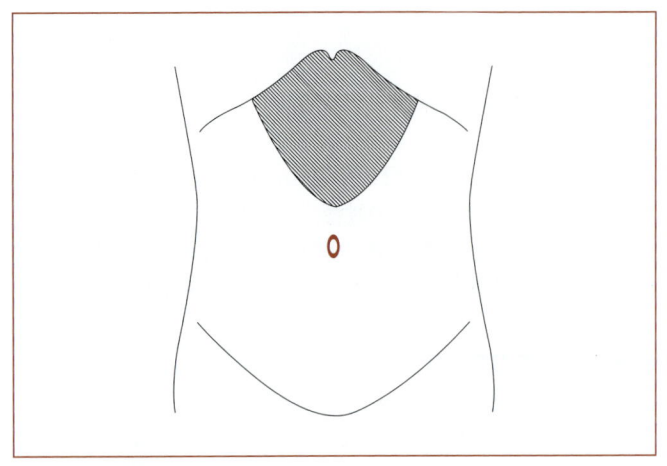

図1 心下痞堅
菱形状の心下痞鞕が肋骨弓に接している．

点，また典型的な心下痞堅が認められたことで鑑別した．

- **牛車腎気丸**
 準太陰病虚実間に用いられる方剤である．腎虚の病態に用いられ，小腹不仁や下腿浮腫を目標とする．本症例では，陰陽の違いにより鑑別した．

参照 はじ漢十五話 p.235〜236（木防已湯とその類方）
 はじ漢ノート p.66〜67（心下痞堅を伴う心不全・慢性閉塞性肺疾患），p.86〜88（心下痞鞕）

▶コメント　心下痞堅の適応方剤（図1）

 本症例の決め手は，心疾患に伴う呼吸困難で浮腫を伴うこと，心下痞堅があること，の2点．心下痞堅は心下痞鞕の一型とも考えられるが圧痛はあまり強くなく，木防已湯とその類方の代表的な使用目標である．
 木防已湯はしばしば心不全に使用されるが，慢性の難治性喘息などでも応用され，石膏を含有し，口渇が使用目標の1つとなる．さらに実証傾向で口渇がなく便秘傾向があれば木防已去石膏加茯苓芒硝湯，少し虚証で咳嗽や喀痰を伴う増損木防已湯，虚証で心下痞堅もあまり抵抗が強くないときには茯苓杏仁甘草湯を使い分ける（**表1**）．

表1　心下痞堅を伴う心不全・慢性閉塞性肺疾患などに

	方剤	構成生薬	主な使用目標
実	木防已去石膏加茯苓芒硝湯	防已，桂枝，人参，茯苓，芒硝	木防已湯証で口渇↓便秘傾向，尿不利↑
	木防已湯	防已，石膏，桂枝，人参	喘咳，浮腫，面色黒，口渇，尿不利
間	増損木防已湯	木防已湯＋桑白皮，蘇子，生姜	慢性化，咳嗽
虚	茯苓杏仁甘草湯	茯苓，杏仁，甘草	胸痺（閉塞・疼痛），動悸，散で有効

【木防已湯と類法の応用法】木防已湯類は呼吸困難や胸苦があり，心下痞堅が大切な使用目標である．左心不全への応用が一般的であるが，結果的に右心系に負荷がかかり，心下痞堅や浮腫をきたす病態に適応すると考えられる．気管支喘息の増悪期や心臓弁膜症などにも応用できる．木防已湯を基準に，虚証なら茯苓杏仁甘草湯，口渇なく便秘傾向なら木防已去石膏加茯苓芒硝湯，咳嗽があれば増損木防已湯を考慮する．

参考文献
1) Yakubo S, Kinoshita Y, Arakawa Y, et al：Clinical evaluation of Moku-boi-to(Mu-Fang-Yi-Tang); A Japanese and Chinese traditional medicine for heart failure. J Trad Med 19：159-163, 2002
2) 木下　修：難治性心不全に対する木防已湯の有用性．漢方医学 28：73-75, 2004

> **ワンポイントアドバイス**　右心負荷があり，他覚的に心下痞堅の所見を伴っている場合には，木防已湯を考える．

症例 14　51歳・女性　ホットフラッシュ

症例演習　中級編

（担当医：三潴忠道）

> **現病歴**　4年前に乳癌（左）にて手術を受けた．2年前，子宮内膜症にて子宮と卵巣の全摘術を受けた．その後ホットフラッシュが出現する．カーッとのぼせて暑く感じるが，汗は少々のみで，まもなくおさまる．ホルモン補充療法は乳癌の既往のために不可といわれている．暑い日には1日1回ぐらい出現する．6月に当科を受診した．

既往歴　胆嚢胆石症（38歳）

身体・検査所見　身長160 cm，体重53 kg，血圧110/65 mmHg，脈拍83/分・整，体温36.7℃，検査所見に特記すべきことなし．

漢方医学的所見

(1) 自覚症状
1) 寒がりで手足が冷える．風呂は気持ちがよいが，夏は出てから暑くなる．顔がのぼせやすい．
2) 汗はあまりかかない．
3) 食欲：良好．
4) 睡眠：眠りが浅い，熟睡感がない．
5) 排便：1回/日，硬い便が出る．
6) 排尿：異常なし．
7) 口渇：湯茶はよく飲むが口渇なし．
8) 足がむくむことがある．
9) 非常に疲れやすい．気力がない．集中力がない．かぜをひきやすい．
10) （両側）肩こりがあり，ひどいと頭痛になる．天候や人ごみで悪化．嘔吐なし．
11) 爪がもろい．毛がよく抜ける．

漢方医学的所見

(2) 他覚所見
1) 脈候：浮沈中間，虚実中間，大小中間，滑．
2) 舌候：暗赤色，腫大（−），歯痕（−），乾湿中間の白苔がやや厚め（＋）．
3) 腹候：腹力わずかに軟弱，右胸脇苦満（＋），心下悸（＋），臍上・下悸（＋），両臍傍の抵抗と圧痛（＋），両側鼠径部圧痛（＋）．

臨床経過

- 初診時：(A)の病態と考え，(B)（エキス製剤）を投与した．
- 2週後：「ホットフラッシュは不変．頭痛・首のこりがあり，午後になるとむくむ」．臍のやや左直上に圧痛あり．処方(C)（エキス製剤）を併用することとした．
- 4週後：ホットフラッシュ，頭痛ともに軽減．処方は変更せず．
- 8週後：ホットフラッシュ，頭痛ともに著減．足がむくみっぽい．
- 12週後：ホットフラッシュ，頭痛ともに軽減．足がむくむ．処方(C)を，五苓散に変更．
- 16週後：頭痛再燃．浮腫は不変．処方(C)のみとした．以後，ホットフラッシュ，頭痛ともに調子よい．

問題　(A)の病態，(B)(C)の処方をお答えください．

▶ 処方決定までの思考過程

　まず陰陽を考えます．問診では，寒がりで手足が冷える，風呂は気持ちがよいが，夏は出てから暑くなる，とありますから多少冷えはあるものの，強い冷えはなく太陰病あるいは少陽病虚証でもよいと思います．虚実は問診では非常に疲れやすい，気力がない，かぜをひきやすいなどとあります．また脈は虚実中間，腹力はわずかに軟ですから，全体としては虚実中間〜やや虚証と考えられます．
　気血水では疲れやすい，気力がない，集中力がない，かぜをひきやすいことから気虚，舌が暗赤色・両臍傍に抵抗と圧痛から瘀血，爪がもろい，毛がよくぬけることから血虚，足がむくむことがある・舌苔がやや厚めから水毒が考えられます．
　次に，主訴はホットフラッシュで，カーッとのぼせて間もなくおさまること（熱のふけさめ），右胸脇苦満があり腹動もみられること，瘀血の所見があることから少陽病虚証の方剤である加味逍遙散が最も考えられ，初診時に処方しました．
　2週間後ではホットフラッシュは改善していませんでしたが加味逍遙散は続けることにしました．ただ頭痛と肩こりもとれず，対応できていないのではないかと考えました．腹診しますと臍の直上やや左に圧痛があり，これを大塚敬節先生のいう「葛根湯の圧痛点」ととり，葛根湯を併用することとしました．葛根湯は表の実証に用いる方剤で，本症例は虚実中間か少し虚証と考えられるので迷うところです．ただし，典型的な葛根湯証の圧痛点があり，頭痛をきたすほど肩こりが強かった（局所は実）ことから，試みました．虚証であれば桂枝加葛根湯が考えられます．また太陽病の方剤を慢性疾患に応用するときにはその寒熱症状を除いて考えます．この症例は肩こりがひどくなると頭痛になるとのことでしたから後頭部のこわばりが出現するものと考えられます．
　以後，ホットフラッシュと頭痛は改善しましたが，8週間後には足がむくむという症状や頭痛が天候により悪化することを水毒ととらえ五苓散に転方しました．しかし頭痛が再燃したため葛根湯のみを再処方し，以後，ホットフラッシュ，頭痛ともに調子よいとのことでした．加味逍遙散をやめてもホットフラッシュが再燃しなかったのはおもしろいと思います．

▶ 鑑別処方

● 当帰四逆加呉茱萸生姜湯
　太陰病虚証に用いる方剤である．寒がりで手足が冷えることや腹診で両側鼠径靱帯部に圧痛があることから鑑別にあがる．呉茱萸が含まれているため頭痛にも対応できる可能性もある．のぼせの傾向もあってよい．しかし，この症例のような熱のふけさめという症状には第1選択にならない．

● 柴胡加竜骨牡蛎湯
　少陽病やや実証に用いる方剤である．胸脇苦満や腹動がある柴胡剤であることから鑑別にあがる．しかしこの方剤は実証用であり，この症例のような，やや虚証の症例には第1選択にはならない．

解答　（A）少陽病・虚実間〜虚証，瘀血
　　　（B）加味逍遙散　（C）葛根湯

- 柴胡桂枝乾姜湯

    少陽病虚証に用いる方剤である．上熱下寒の傾向はあってもよいが，熱のふけさめ（ホットフラッシュ）にはあまり用いられない．また，舌質は淡白な傾向で，舌苔は白くて薄いことが多い点で鑑別した．

- 桂枝茯苓丸

    少陽病やや実証の瘀血に用いる方剤である．腹動があることや両臍傍の抵抗と圧痛（瘀血の所見）から鑑別にあがる．また，頭痛や肩こりもあってよい．実証に用いる方剤だが，瘀血の所見が強ければやや虚証とみえても使ってもよい．顔のほてりや熱があってもよいが，カーッとのぼせておさまるような熱のふけさめはあまりない．

- 呉茱萸湯

    太陰病やや虚証に用いる方剤である．頭痛の鑑別としてあがる．手足の冷えることもあっている．しかし呉茱萸湯証では頭痛が激しく，時に嘔吐を伴うことが多いことや心下痞鞕や冷感もある点で鑑別した．

参照 はじ漢十五話 p.112(主な柴胡剤とその使い方)，p.167〜168(加味逍遙散)
はじ漢ノート p.26(主な柴胡剤と構成生薬)，p.28(主な柴胡剤とその使い方)，p.58(主な駆瘀血剤と使用上の目標)，p.113〜114(加味逍遙散)，p.114〜115(加味逍遙散から見た証空間−血三態，のぼせ(顔の火照り)を中心とした漢方方剤の展開)

▶ コメント　大塚の臍痛点(図1)

大塚敬節先生による口訣で，葛根湯証で出現する腹部所見．臍の直上やや左寄りに，米粒〜小豆大の圧痛を伴う硬結が出現する．筆者の追試によれば，桂枝加葛根湯などの葛根含有方剤の適応に参考となるように思われる．山田光胤先生は，太陽病証で出現するといわれているが，確認できていない．

▶ まとめ　診断(証決定)の手順(表1)

証の決定には，3つの方法がある．第1に，陰陽を基に虚実，寒熱，表裏を重視する．第2に，気血水の異常から考える．第3に，病名や症候，口訣からのアプローチである．

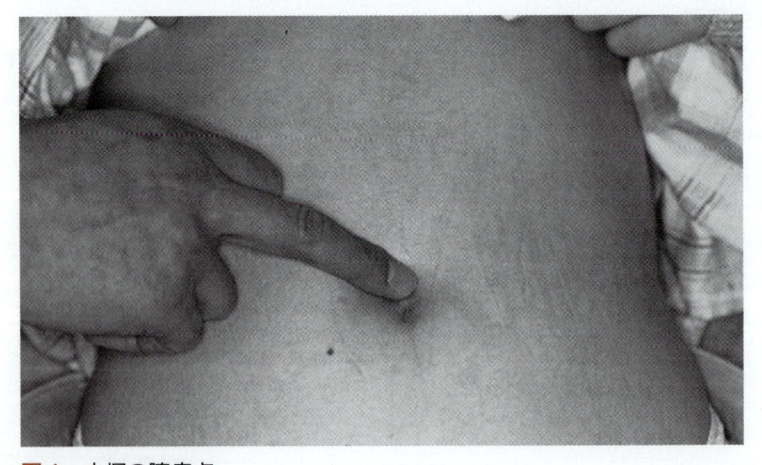

図1　大塚の臍痛点

表1 証のたて方・方剤の選択法

1 陰陽を中心に
　　1. 寒熱に注目
　　　　　寒が主体→陰証の可能性
　　　　　　　温熱刺激（入浴やカイロ）で好転
　　　　　　　寒冷刺激で悪化
　　　　　　　足首が冷たい
　　　　　熱が主体（寒が少ない）→陽証の可能性
　　2. 虚実も大切
　　　　　極虚→陰証，強実→陽証
　　3. 表裏
　　　　　"さむけ"と"冷え"を分ける

2 気血水の変調としてみると？

3 症候・病名・口訣を手がかりに

　実際の臨床ではどこから考え始めてもよいが，この第3の病名や症状をヒントに証（適応方剤）を思い浮かべることも多い．本症例では，"熱のふけさめ"（ホットフラッシュ）に最も多用される加味逍遙散がまず頭に浮かび，次いで陰陽虚実（少陽～太陰病，少し虚証）が矛盾しないこと，さらに気血水の異常（瘀血，気逆傾向）もあるので，初期診断は迷いが少ない．

　なお，葛根湯を加えてホットフラッシュが軽減しており，葛根湯に含有されている桂枝湯の作用なのか，あるいは葛根湯証の軽減によって加味逍遙散が効を発揮したのか興味深い．加味逍遙散をまったく用いずに葛根湯のみではホットフラッシュが改善しなかったのではないかとの疑問も出よう．これは確かめようもないが，初診時の所見からは考えにくいように思う．

　また臍直上左よりの圧痛点は，大塚敬節先生が葛根湯証に特異的とされたが，私の経験では桂枝加葛根湯証でも認められるため，葛根の使用目標かもしれない．

参考文献 1) Yasui T, et al : Changes in circulating cytokine levels in midlife woman with psychological symptoms with selective serotonin reuptake inhibitor and Japanese traditional medicine, Maturitas 62 : 146-152, 2009

> **ワンポイントアドバイス** 熱のふけさめ（ホットフラッシュ）があり少陽病虚証で瘀血所見があれば加味逍遙散が第1選択．頭痛，臍のやや左直上に圧痛があれば葛根湯．

症例 15　症例演習　中級編
75歳・女性　下肢のしびれ
（担当医：田原英一）

> **現病歴**　10日前から腰痛と右大腿外側のジンジンした痛みが出現．近医にてMRIを施行され，腰椎脊柱管狭窄症，坐骨神経痛と診断された．整骨院で電気治療をしているが変化がないため，漢方治療を希望して当科を受診した．

既往歴　特記事項なし
家族歴　兄：大腸癌，姉：腎不全

身体・検査所見　身長144 cm，体重49 kg，血圧138/86 mmHg，脈拍67/分・整，体温36.2℃，意識晴明，眼瞼結膜：貧血（−），黄疸（−），甲状腺腫脹（−），リンパ節腫脹（−），心肺異常なし，腹部：平坦および軟，肝腎触知せず，神経学的異常所見なし，下腿浮腫（−）．

漢方医学的所見
(1) 自覚症状
1) 寒がり．手足が冷える．腰部および大腿部が冷える．冬は電気毛布・カイロなどが必要．
2) 膝が痛い．足先がしびれる．
3) 食欲：良好．
4) 排便：便秘気味．
5) 排尿：尿意やや頻回．
6) 両側の肩こりあり．
7) 物忘れしやすい．
8) 視力が低下した．

漢方医学的所見
(2) 他覚所見
1) 顔色は比較的良好．足の冷えを触知．
2) 脈候：やや浮，やや大，やや実．
3) 舌候：暗赤色，軽度腫大（＋），乾湿中間の白苔（＋）．
4) 腹候：腹力やや軟弱，両側腹直筋緊張軽度（＋），両側胸脇苦満（＋），心下痞鞕（＋），小腹不仁（＋）．

臨床経過
- 初診日：全体に陰証で，頻尿傾向，腰痛（いわゆるウエストライン付近），右大腿外側のジンジンした痛みを(A)によるものと考え，(B)を附子2gから投与開始（その後附子は漸増）．
- 2週後：少しずつよさそう．足は冷える．
- 4週後：便秘に大黄0.5 g追加．
- 6週後：腰痛はあまり気にならないが右大腿外側のジンジンした痛みはまだ続くため，腰部から大腿部の冷えを目標に(C)を合方した．
- 10週後：痛みはほとんどない．足先は冷えるが，強い寒気は認めなくなった．

問題　(A)の病態，(B)(C)の処方をお答えください．

▶ 処方決定までの思考過程

　厚生省長寿科学総合研究事業における八味地黄丸の投与基準を**表1**に提示しました．本症例は自覚的に**頻尿傾向，下半身の冷え，下肢のしびれ**を認め，また他覚的に**小腹不仁**もあり，ほぼA項目を満たし，典型的な八味地黄丸証と思われます．八味地黄丸証では特に膝から下の冷えを訴えることが多いようです．八味地黄丸はあくまでも補腎薬で，中焦（脾・胃，つまり消化吸収機能）は守らないためか，実際の臨床では除外項目が問題となることもしばしばあります．この際は丸薬であれば酒服を，煎じ薬は人参湯の合方を，またはやや方意は異なりますが，清心蓮子飲を代用することがあります．

　また実際の臨床では，八味地黄丸のみで腰痛に対する効果が不十分な場合には，苓姜朮甘湯を合方する場合があります．苓姜朮甘湯は準太陰病の方剤で，腰の周り，時には大腿までスースーと冷えるのが特徴です．また痛みの性状は重だるいといった感じであり，あまり強い痛みは訴えません．本症例では八味地黄丸だけで効果が不十分であり，**腰の周りと大腿の冷え**を目標として苓姜朮甘湯を合方したことが有効でした．

　腰痛には八味地黄丸をはじめ，苓姜朮甘湯，芍薬甘草附子（大黄）湯，桂姜棗草黄辛附湯などさまざまな方剤が使用されますが，八味地黄丸はウエストライン付近の痛みを訴える場合によいようです．それに対して，苓姜朮甘湯はもう少し低い位置，仙骨部や臀部付近を中心とする痛みや腰から大腿部の冷え・疼痛が適応の目標になるように思われます．またいわゆる坐骨神経痛の場合は芍薬甘草附子湯を多用しますが，しばしば便秘を伴うため芍薬甘草附子大黄湯が選択され，特に急性期には多いようです．本症例のしびれは一見，芍薬甘草附子湯も考えられますが，腹直筋緊張は軽度であり，第2選択としました．疼痛がやや慢性化して抑うつ傾向を伴うと，発散の効をもつ細辛の入った芍甘黄辛附湯のほうが有効のようです．心因性の腰痛の場合は桂姜棗草黄辛附湯が有効な場合もあり，腹診で中脘の圧痛が目標になります．

表1　八味地黄丸の投与基準（案）

A 項目	B 項目
1. 排尿異常 　（多尿・頻尿・尿利減少・夜間頻尿） 2. 下半身優位の冷えまたは足底の煩熱 3. 腰下肢の疲労脱力・しびれ・疼痛 4. 小腹不仁または小腹拘急	1. 口渇あるいは口乾 2. 下肢の浮腫 3. 精力減退 4. 視力障害 　（白内障・眼精疲労・目のかすみなど） 5. 慢性呼吸器症状 6. 聴覚障害（難聴・耳鳴りなど）
C. 除外項目 胃腸症状をきたしやすいもの	
D. 判断基準　　A項目が2つ以上 　　　　　　　またはA項目1つでB項目が2つ以上	

（厚生省長寿科学総合研究事業 1995 年度報告書より）

解答　（A）腎虚（太陰〜少陰病・やや虚）
　　　（B）八味地黄丸　（C）苓姜朮甘湯

▶ 鑑別処方

- **牛車腎気丸**

  準太陰病虚実間に用いる方剤である．牛車腎気丸は八味地黄丸と方意は類似するが，下腿を中心とした浮腫傾向が明らかである．

- **芍薬甘草附子(大黄)湯**

  太陰病虚証(大黄が入れば虚実間〜実証)に用いる方剤である．芍薬甘草湯は筋痙攣を伴う病態への有効性が有名で，即効性もある．さらに附子を加えた芍薬甘草附子湯が有効な腰痛は，いわゆる坐骨神経痛のようにつっぱりを伴った痛みで，温めると疼痛が軽減し，腹診では腹直筋の攣急を認める．便秘傾向もしばしば認め，芍薬甘草附子大黄湯として一層有効な場合も多い．腹部所見では両側の腹直筋の全長にわたる異常緊張を触知する．

- **芍甘黄辛附湯**

  太陰病虚実間前後に用いる方剤である．芍甘黄辛附湯は芍薬甘草湯と大黄附子湯の合方で，吉益南涯の創方といわれている．芍薬甘草附子大黄湯と方意は近いが，細辛が入った分，気うつを散じる作用が強化されるように思われる．

- **桂姜棗草黄辛附湯**

  少陰病虚証に用いる方剤である．心因性の腰痛に用いられる．中脘(剣状突起と臍の中間点)付近の円盤状の硬結を触れるのが典型的といわれるが，中脘に明らかな圧痛を認めれば硬結は触れなくても使ってよい．

▶参照　はじ漢十五話　p.220(主な駆水剤と使用上の目標(全身型))，p.223〜224(八味地黄丸)
　　　　はじ漢ノート　p.104〜105(腰痛)，p.122〜125(高齢者のための漢方)

▶ コメント　腰痛の頻用方剤と使用目標

多くの場合，腰痛は温めると軽快し冷えると悪化するため，附子含有の方剤が多用される．晩夏から初冬にかけての疼痛では冷えを自覚しないことも多いが，ホットパックや入浴などで温めると軽快すれば，寒に起因することがわかる．稀に，急性期などでは寒が存在せず，附子を含まない芍薬甘草湯(加大黄)などが適応となることもある．

疼痛部位による鑑別として，八味地黄丸は腎兪や志室といった経穴の付近(ウエストラインの高さ)，苓姜朮甘湯(加附子)は仙骨の高さ(臀部を含む)，芍薬甘草附子湯では坐骨神経の緊張と圧痛があり，急性期に多い．桂姜棗草黄辛附湯の腰痛部位の特徴は未確認だが，腹診で中脘(臍と胸骨剣状突起の中間にある経穴)に圧痛があり，時には中脘を中心とした円盤状の硬結を伴う(**図1**)．

参考文献
1) 泰　史，才藤栄一，高橋　修：腰部脊柱管狭窄症に対する八味地黄丸の有効性．Geriatr Med 32：585-591，1994
2) 関根利佳，御村光子，井上　光，他：腰椎由来の腰下肢痛に対する牛車腎気丸の効果；ビタミンB_1誘導体製剤との比較検討．痛みと漢方 13：84-87，2003

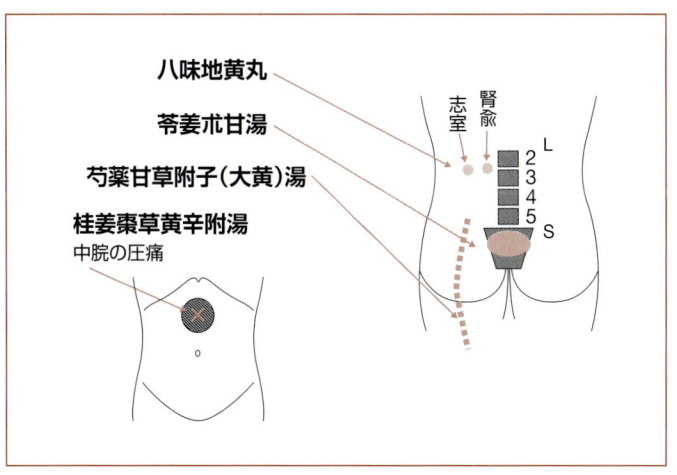

図1 腰痛の部位による鑑別

- 八味地黄丸
- 苓姜朮甘湯
- 芍薬甘草附子(大黄)湯
- 桂姜棗草黄辛附湯
  中脘の圧痛

志室　腎兪

L2, 3, 4, 5, S

> **ワンポイントアドバイス**　八味地黄丸単独で腰痛に対する効果が不十分なときは，苓姜朮甘湯の合方も考える．

症例 16　69歳・女性　発熱，咳嗽

（担当医：犬塚　央）

症例演習　中級編

現病歴　慢性気管支炎にて当科通院中．3月18日，咳嗽が出現．3月21日，38℃台の発熱が出現し，3月22日当科を受診．肺炎の診断で同日入院となった．

既往歴　帯状疱疹(51歳)，膀胱炎(55歳)，肺炎(60歳)

身体・検査所見　身長148 cm，体重39 kg，血圧110/70 mmHg，脈拍90/分・整，体温37.2℃，右下肺野に断続性ラ音(+)，下腿浮腫(+)．検査成績：WBC 14,330/µl(好中球86.5%)，CRP 14.2 mg/dl，動脈血ガス分析(room air)：PaO_2 63.8 mmHg，$PaCO_2$ 33.0 mmHg，喀痰培養 Branhamella catarrhalis 10^4 CFU/ml，胸部X線：右下肺野に気管支影増強と浸潤影(+)．

漢方医学的所見

(1) 自覚症状
1) 熱感(+)，軽度の悪風(+)，口渇(+)．
2) 食欲：良好．
3) 睡眠：良好．
4) 排便：便秘(−)．
5) 排尿：頻尿・夜間尿(−)．

(2) 他覚所見
1) 顔面紅潮(+)，四肢冷(−)，自汗軽度(+)．
2) 脈候：浮，大小中間，虚実間．
3) 舌候：やや暗赤色，腫大(−)，歯痕(−)，乾燥した白苔少量(+)．
4) 腹候：腹力中等度，上腹部に腹直筋緊張(+)，両側胸脇苦満(+)，心下痞鞕(+)，心下振水音(−)，心下悸(−)，臍上悸(+)，臍下悸(−)，両臍傍圧痛(+)，小腹不仁(+)．

臨床経過

- 入院日：低酸素血症を認めたため，酸素投与（鼻カニュラ 3 l/分）を行った(PaO_2 89.5 mmHg)．(A)の病態と考え，(B)を4時間毎（夜間を除く）に投与した．夜39.5℃の熱発．
- 2日目：朝発汗あり，37.3℃へ解熱し，咳が軽減．PaO_2 95.7 mmHg(O_2 2 l/分)へ上昇．病態の改善がみられたため，抗菌薬は使用せず漢方薬のみで経過観察．
- 3日目：夜間発汗あり，朝より熱感が軽減．酸素化良好となり酸素投与中止．
- 4日目：咳が著明に減少．WBC 6,900/µlへ低下．
- 5日目：悪風は消失したが，夕方の微熱が持続．食欲低下，口苦，咽乾が出現．舌苔がやや増加し，乾燥した白黄苔となった．(C)の病態と考え，胸脇苦満と上腹部の腹直筋の緊張を目標に処方を(D)に変更（分3食間）．
- 6日目：食欲が改善．
- 7日目：夜間の咳嗽が消失．
- 8日目：CRP 0.8 mg/dlへ低下．X線上浸潤影消失．

問題　(A)，(C)の病態，(B)，(D)の処方をお答えください．

▶ 処方決定までの思考過程

　漢方医学的には**発熱，悪風，脈浮**から太陽病期と考えました．太陽病期では通常舌や腹部所見に変化は及ばないため，これらの所見は重視しませんでした．まず，虚実について，太陽病では脈力と自汗の有無で虚実を判定しますが，**脈は比較的緊張**がよかったことから虚証ではなく，**軽度の自汗**がみられたことから実証でもない，すなわち虚実間と考えました．太陽病虚実間の処方のなかで，桂枝二越婢一湯と桂枝麻黄各半湯は「熱多く寒少なし」が特徴ですが，この症例でも**顔色は赤く熱感も明らかながら軽度の悪風も認めた**ことから，まさに「熱多く寒少なし」の病態と考えました．鑑別点は口渇の有無ですが，この症例には**口渇**がみられたため桂枝二越婢一湯を選択しました．桂枝二越婢一湯は「石膏」を含みますが，石膏含有方剤では熱候のためしばしば口渇（特に，冷たい飲み物が飲みたい）がみられます．

　なお，太陽病では悪寒・発熱がみられますが，「熱多く寒少なし」では，悪寒よりむしろ熱感の方が強く，悪寒については自ら訴えないこいともあるので注意深い問診（襟首からあおいで背筋に風を入れると不快，平素に比べて冷たい風にはあたりたくない，など）が必要になります．自汗については，多くは背中がしっとりする程度で，触って確認する必要があります．流れるような汗なら（太陽病では）明らかに虚証です．

　今回，夜間を除き4時間毎に投与しましたが，これについては『傷寒論』に「重症の場合は2，3日分を一昼夜で飲ませる」という投与法の記載（太陽病上篇，桂枝湯方の条文）があります．通常，急性熱性疾患の場合，1日3回の投与では不十分なことが多く，ごく軽い場合や治りがけでない限りは，このようにできるだけ間をつめて投与するのがコツです．

　その後悪風が消失し，食欲低下，口苦，咽乾，舌苔の増加，往来寒熱の出現を認めたため少陽病期に入ったと考えました．胸脇苦満がみられることから柴胡剤の適応と考え，中等度の脈力と腹力，舌の乾燥した少量の白黄苔から虚実間程度，処方としては小柴胡湯，柴胡桂枝湯，柴胡加竜骨牡蛎湯などが候補にあがりましたが，上腹部を中心とした腹直筋の緊張がみられたことと，顕著な腹動がなかったことから柴胡桂枝湯を選択しました．柴胡桂枝湯は少陽病期の虚実間〜やや虚証で，『傷寒論』には「発熱微悪寒．支節煩疼．微嘔．心下支結．外証未去者」*と記載されています．小柴胡湯と桂枝湯を足したような薬ですので，桂枝湯のような表証がみられることがあります．急性熱性疾患が治癒していく過程では柴胡桂枝湯証がよくみられ，実際かぜの治り際に頻用されます（図1, 2）．

▶ 鑑別処方

● 桂枝麻黄各半湯

　太陽病虚実間に用いる方剤である．「熱多く寒少なし」は桂枝二越婢一湯と共通するが，脈はやや大きく（血管の幅がある），緊張がやや弱く，口渇はみられない．本症例では口渇の有無で鑑別した．

---

*「発熱微悪寒．支節煩疼．微嘔．心下支結して，外証未だ去らざる者」

　　　　解答　（A）太陽病・虚実間　（B）桂枝二越婢一湯
　　　　　　　（C）少陽病・虚実間　（D）柴胡桂枝湯

症例演習　中級編

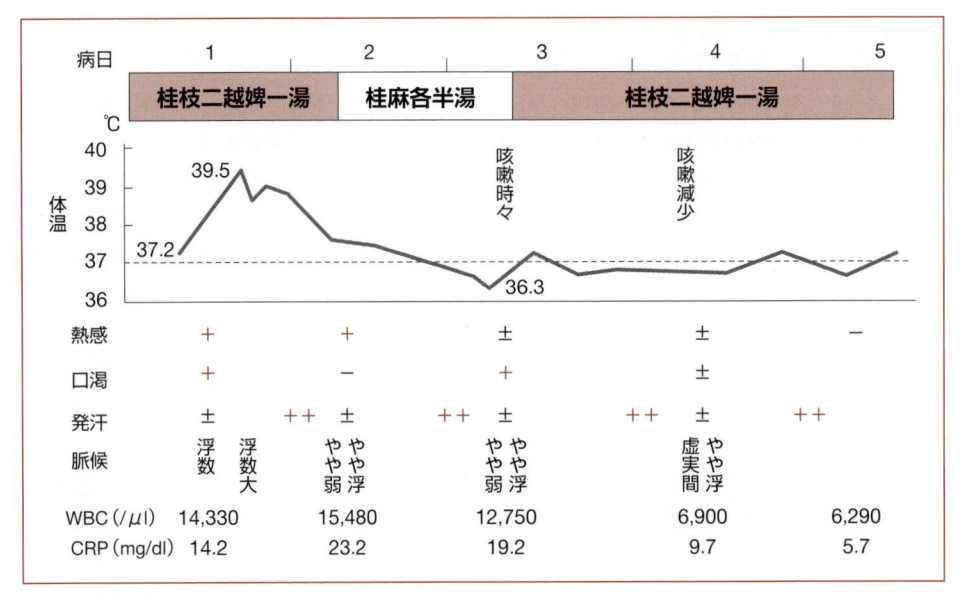

図1　臨床経過−1

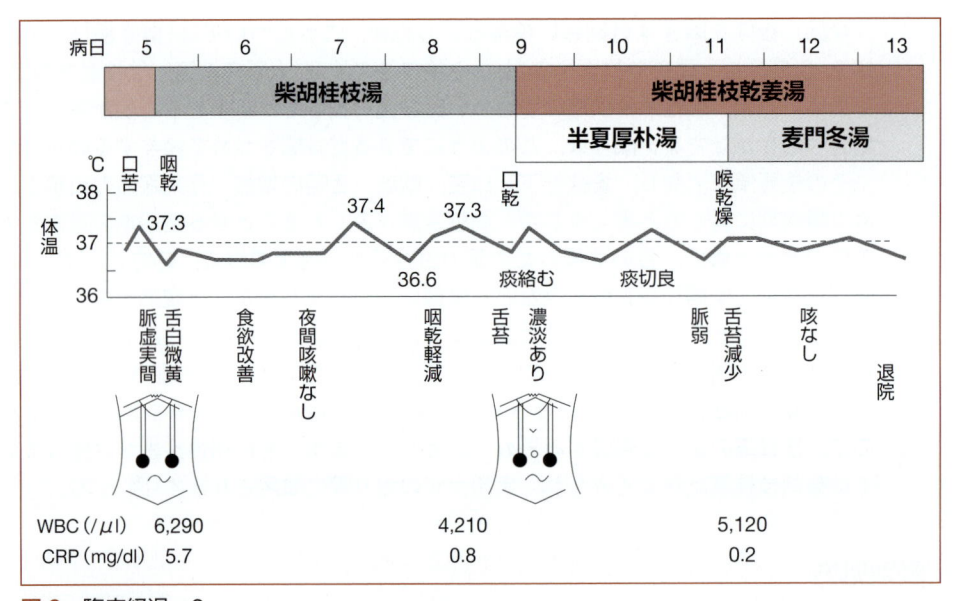

病日	1		2		3		4		5
方剤	桂枝二越婢一湯		桂麻各半湯		桂枝二越婢一湯				
体温	37.2 → 39.5				36.3 咳嗽時々		咳嗽減少		
熱感	＋		＋		±		±		−
口渇	＋		−		＋		±		
発汗	±	＋＋	±	＋＋	±	＋＋	±		＋＋
脈候	浮数	浮数大	やや弱	やや浮	やや弱	やや浮	虚実間	やや浮	
WBC (/μl)	14,330		15,480		12,750		6,900		6,290
CRP (mg/dl)	14.2		23.2		19.2		9.7		5.7

図2　臨床経過−2

病日	5	6	7	8	9	10	11	12	13
方剤		柴胡桂枝湯			柴胡桂枝乾姜湯				
					半夏厚朴湯			麦門冬湯	
体温	口苦 咽乾 37.3		37.4	37.3	口乾		喉乾燥		
			36.6		痰絡む	痰切良			
所見	脈虚実間 舌白微黄	食欲改善	夜間咳嗽なし	咽乾軽減	舌苔 濃淡あり		脈弱	舌苔減少 咳なし	退院
WBC (/μl)	6,290				4,210		5,120		
CRP (mg/dl)	5.7				0.8		0.2		

第9病日頃より腹力の低下や胸脇苦満の減弱（胸脇満微結）など虚証の程度の進行や，口の乾燥感など特徴的な所見の出現から柴胡桂枝乾姜湯を中心に転方した．痰の絡みで半夏厚朴湯，喀痰が減ってのどの乾燥を訴えたため麦門冬湯を，それぞれ合方した．

● 桂枝湯

太陽病虚証に用いる方剤である．桂枝麻黄各半湯よりもさらに脈の緊張が弱く，自汗が明らかである．脈の緊張度と口渇が認められる点で鑑別した．

● 小柴胡湯

少陽病虚実間〜やや実証に用いる方剤である．柴胡桂枝湯より脈力，腹力がやや強く，

腹直筋緊張は認められることもあるが，上腹部中心というわけではない．本症例では柴胡桂枝湯に典型的な腹直筋の性状を認めたため，そちらを第1候補とした．

● **柴胡桂枝乾姜湯**

　少陽病虚証に用いる方剤である．柴胡桂枝湯より脈力，腹力がやや弱く，腹動が顕著である．胸脇苦満は軽度で（胸脇満微結），上腹部の腹直筋緊張はあまりみられない．本症例では臍上悸はあるものの，腹力，脈力の充実度，胸脇苦満がしっかりと認められる点で鑑別した．

参照 はじ漢十五話 p.58～121（太陽病を究める，太陽病から少陽病へ，柴胡剤の鑑別と運用のコツ）
　　 はじ漢ノート p.22～29（太陽病期とその治療，少陽病期とその治療（柴胡剤））

▶ **コメント　太陽病期の主要方剤と鑑別**

- 大青竜湯は太陽病期の中では最も実証で，脈に緊状があり，強い悪寒，発熱と煩躁がみられる．熱候が強く，赤ら顔で口渇がみられる．
- 麻黄湯では関節痛や筋肉痛がよくみられる．大青竜湯のような熱候はなく，口渇や煩躁はみられない．
- 葛根湯では項から背中にかけてのこりや後頭部痛がみられる．
- 桂枝二越婢一湯と桂枝麻黄各半湯は「熱多く寒少なし」が特徴で，脈候と口渇の有無で鑑別する．急性期を過ぎた「遷延した太陽病」ではこの2証がよくみられる．
- 小青竜湯は冷えと水毒が特徴で，胃部の振水音やくしゃみ，水様鼻汁などがみられる．顔色もあまりよくない．
- 桂枝加葛根湯は「桂枝湯証＋項のこり」を目標にする．
- 桂枝湯は虚証で，脈は弱くて緊張がなく，自汗傾向が明らかで，少しのぼせる傾向がある．強い悪寒や咽頭痛はみられない．

▶ **まとめ　かぜに用いる主な処方と鑑別（表1）**

表1　かぜ症候群　急性期の治療方剤

虚実	処方	自汗	咽痛	特徴
実	大青竜湯	−	＋	煩躁，口渇
	麻黄湯	−	＋	関節痛
	葛根湯	−	＋	項背こわばる
虚実間	桂枝二越婢一湯	＋	＋	熱多く寒少なし，口渇
	桂枝麻黄各半湯	＋	＋	熱多く寒少なし，不渇
	小青竜湯	＋	＋	水毒（寒）
虚	桂枝加葛根湯	＋＋	−	項背こわばる
	桂枝湯	＋＋	−	上衝（表虚証の代表）

> ワンポイントアドバイス　証は経時的に変化することに注意する．

症例演習

上級編

症例 1	症例演習　上級編

68歳・女性　首と肩のこり

（担当医：犬塚　央）

> **現病歴**　腰部脊柱管狭窄症による腰・下肢痛で当科通院中．痛みは改善傾向であったが，以前からみられていた項から肩にかけてのこりが徐々に悪化し，痛みを伴うようになってきた．葛根湯加減を2週間投与したが改善がみられないため，証を再考した．

既往歴　虫垂切除術(15歳)，慢性膵炎(36歳)，白内障手術(49歳)，子宮筋腫手術(50歳)

身体・検査所見　身長158 cm，体重53 kg，血圧143/85 mmHg，脈拍60/分・整，体温36.7℃，心音・呼吸音異常なし．

漢方医学的所見

(1)自覚症状
1) 暑がりの寒がり．のぼせなし．
2) 汗は普通．
3) 食欲：良好．口渇なし．
4) 睡眠：良好．
5) 排便：便秘なし．
6) 排尿：尿は近いが量が少ない．夜間尿2回．
7) 項を中心として肩にかけてこる．
8) 倦怠感なし．

漢方医学的所見

(2)他覚所見
1) 顔面紅潮(−)，四肢冷(−)，細絡(+)．
2) 脈候：沈，細，虚実間．
3) 舌候：暗赤色，腫大(−)，歯痕(−)，乾燥した白苔中等度(+)．
4) 腹候：腹力弱，腹直筋緊張(−)，右胸脇苦満(+)，心下痞(+)，心下振水音(−)，心下悸(+)，臍上悸(+)，臍下悸(+)，右臍傍圧痛(+)，小腹不仁(+)．

臨床経過
- 葛根加朮附湯を投与していたが(A)の病態と考え直して，(B)へ変更した．
- 18日後：「今度の薬を飲みだしてから，首と肩がスーッと楽になった．尿の量が増えた．血圧が140台から120〜130台に下がった」．
- 30日後：「日ごとによくなっている．こりはほとんどない」．

問題　(A)の病態，(B)の処方をお答えください．

症例1　68歳・女性　首と肩のこり

▶ 処方決定までの思考過程

　まず陰陽について，自覚症状では暑がりの寒がりということですが，四肢の冷えや顔色不良，その他明らかな冷えを疑う所見はないため陽証と考えました．また腹力が弱く，脈は虚実間ですが，少なくても葛根湯証よりは虚証なのかと思いました．気血水では，臍傍圧痛や舌の暗赤化から瘀血，著明な腹動から気逆が考えられました．項を中心とした肩のこりということで，まずは葛根湯が候補にあがるかと思いますが，葛根湯（加減）を2週間投与しても改善がみられなかったことから，違うアプローチを考えました．そこで，「項を中心としたこり」に用いるその他の処方として，大陥胸丸，栝呂桂枝湯，桂枝去桂加茯苓白朮湯の3つをあげ，鑑別していきました．

　大陥胸丸は，心窩部が硬く膨隆した「結胸」が特徴で，項のこりはかなり強く嘔気を伴うことがあります．しかし，この症例には「心下痞」のみで「結胸」の所見はありませんでした．また，便秘がないことから，瀉下作用（逐水峻下作用）のある大陥胸丸は使いづらいと思いました．栝呂桂枝湯は，葛根湯と同じ項のこりですが，筋肉がギューッと寄るような感じのこり（柔痙）で，この症例のように痛みを伴うほど強いものではなく，また口唇の乾きがみられる点で異なります．桂枝去桂加茯苓白朮湯は，「頭項強痛」で項のこりは葛根湯と共通していて使えそうだと思いました．ただ葛根湯とは，水毒による「心下満微痛，小便不利」がみられる点が違います．

　この症例についてみてみると，尿の出が悪いといった症状があり，自覚的には心窩部の痞え感がなかったものの，腹候で心下痞の所見がみられたことから，桂枝去桂加茯苓白朮湯の適応病態と考えました．そこで虚証傾向であることも参考に葛根湯を桂枝去桂加茯苓白朮湯に変更したところ，症状の速やかな改善がみられました．おもしろいことは，治っていく過程で尿量の増加と血圧の下降がみられた点です．同証は，水毒を中心とした病態ですので，おそらく体内の水の偏在が改善されることによって余計な水が尿として出て行き，その結果体液も減って血圧が下がったのではないかと考えられます．首や肩のこりは，ほかにも瘀血が関わっていたり，あるいは柴胡剤の証でみられることがあります．瘀血についてはこの症例でもみられましたが，「心下満微痛，小便不利」が揃っていたので，水毒の桂枝去桂加茯苓白朮湯をまず考えました．柴胡剤については，この症例でも胸脇苦満がみられたため鑑別が必要になりますが，柴胡剤のこりは「頸項強」，すなわち側頸部を中心としたこりである点が違うかと思います．

▶ 鑑別処方

● 葛根湯

　太陽病実証に用いる方剤である．項のこりは共通するが，水毒はなく，本症例のような「心下満微痛，小便不利」はみられない．臍直上やや左寄りに，米粒～小豆大のしこりを伴う圧痛（大塚の圧痛点）を認めることが多い．

● 大陥胸丸

　少陽病実証に用いる方剤である．項のこりは共通するが強実証で，心窩部が硬く膨隆しており，また，便秘の傾向がみられる．本症例では，心窩部の硬さと便秘がない点で鑑別

解答　（A）少陽病・虚証，水毒　（B）桂枝去桂加茯苓白朮湯

した．
- **栝呂桂枝湯**

  太陽病虚証に用いる方剤である．項のこりは共通するが，痛みを伴うほどの強いこりはみられない点で鑑別した．また，栝呂桂枝湯証では通常，口唇の乾燥を伴う．
- **桂枝茯苓丸**

  少陽病やや実証に用いる方剤である．項や肩のこりがみられることはあるが，水毒よりも瘀血が中心となる点で鑑別した．
- **柴胡加竜骨牡蛎湯**

  少陽病やや実証に用いる方剤である．胸脇苦満は共通するが，こりは主に側頸部から肩甲骨中央付近を中心としてみられる点で鑑別した．

参照　はじ漢十五話　p.71〜72（桂枝湯以外の虚証の処方），p.112（主な柴胡剤とその使い方），p.157（主な駆瘀血剤）

はじ漢ノート　p.26〜29（柴胡剤）

▶ コメント　肩こりに用いる主な処方と鑑別（表1）

項を中心としたこりは，太陽病で出現する「頭項強痛」があるが，特にこわばりが明らかであれば葛根を含有する葛根湯と桂枝加葛根湯を虚実によって使い分ける．いずれも剛痙といわれるような，筋肉が硬くなるようなこわばりで，臍の直上左に圧痛を認めることが多い．また虚証の栝呂桂枝湯もあげられるが，このこりは柔痙といって，ギューッと筋肉が寄せ集まるようなこわばりである．以上の3方剤は，いずれも太陽病期の方剤ではあるが，慢性疾患や非熱性疾患でも応用される．

また水毒による柔痙として桂枝去桂加茯苓白朮湯と大陥胸丸がある．『傷寒論』太陽病上篇に「服桂枝湯．或下之．仍頭項強痛．翕翕發熱．無汗．心下滿微痛．小便不利者．桂枝去桂加茯苓白朮湯主之」*とある．この条文については，桂枝湯の君薬である桂枝を去る

表1　肩こりに用いる主な処方

Ⅰ．項部中心（〜後頭部・背）			
方剤	病位	虚実	使用目標
葛根湯	太陽	実	剛痙，項から背（時に腰まで）
桂枝加葛根湯	太陽	虚	葛根湯証にして虚
栝呂桂枝湯	太陽	実	柔痙，口唇乾燥
桂枝去桂加茯苓白朮湯	少陽	虚	項強，心下満微痛，尿量減少
大陥胸丸	少陽	実	心窩部と項が硬く膨隆，便秘
Ⅱ．側頸部中心（〜肩）			
柴胡剤（大柴胡湯，小柴胡湯など）	各々の使用目標に従う		
駆瘀血剤（桂枝茯苓丸，当帰芍薬散など）			

---

*「桂枝湯を服し，或は之を下し，仍頭項強痛，翕翕として發熱，汗なく，心下満微痛，小便不利の者は，桂枝去桂加茯苓白朮湯之を主る」

ことは何かの間違いで，例えば桂枝ではなく芍薬を去るのではないか，という議論もあった．しかし，藤平健先生が実際の臨床で有効例を経験され，本症例のように我々も追体験して，桂枝を去るという記載は正しい．本方証では，項（第7頸椎棘突起）を中心とした盛り上がるようなこわばり（柔痙）と，腹部所見で心窩部の盛り上がる感じが特徴的であるが，その実証版が大陥胸丸である．いずれも胸内の水毒に起因すると考えられている点も共通である．

柴胡剤もしばしば肩こりを使用目標とする．典型的な柴胡剤の肩こりは「頸項強」といわれ，体の中心から少し離れた，側頸部あるいは肩甲骨の中央部付近のこわばりである．腹部所見では胸脇苦満を使用目標とし，虚実によって使い分ける．柴胡剤の証では駆瘀血剤を合方することが多く，柴胡剤のみで不十分あるいは瘀血の所見が強ければ，証に従って駆瘀血剤を用いる．

なお肩関節周囲炎では，八味地黄丸が特に左肩関節痛に有効であるし，関節疾患として桂枝や附子を含有する方剤も候補となる．

参考文献
1) 関矢信康，他：桂枝去桂加茯苓白朮湯治験．日本東洋医学雑誌 49：871-876，1999
2) 山田和美，他：桂枝去桂加茯苓白朮湯が有効であった4例．日本東洋医学雑誌 60：397-400，2009

> **ワンポイントアドバイス**　「肩こり」の処方は，こりの部位と性状，随伴症状で鑑別しよう．

症例 2　68歳・女性　左上下肢痛

（担当医：犬塚　央）

現病歴　9年前，右視床梗塞を発症．麻痺が消失した頃から，左上下肢（下肢中心）にジンジンしたしびれ感と，接触時に針で刺すようなビリビリした痛みが出現．特に足底部の痛みは顕著で，素足では歩けない状態であった．視床痛と診断され，近医で鎮痛薬，抗不安薬，脳循環改善薬等を投与されたが改善なく，当科を受診した．

既往歴　糖尿病，高血圧，頚椎椎間板ヘルニア

身体・検査所見　身長 157 cm，体重 49 kg，血圧 194/111 mmHg，脈拍 91/分・整，体温 36.8℃．

漢方医学的所見

(1) 自覚症状
1) 暑がりでも寒がりでもない．お腹から下が冷える．お腹が冷えると足が痛くなる．風呂で温まっても痛みは不変．
2) 自汗傾向なし．
3) 食欲：良好．
4) 睡眠：不眠あり．
5) 排便：便秘なし．
6) 排尿：頻尿・夜間尿なし．
7) 口渇なし．耳鳴あり．

漢方医学的所見

(2) 他覚所見
1) 顔面紅潮(＋)，足先に冷え(＋)．
2) 脈候：沈，実．
3) 舌候：暗赤色，腫大(－)，歯痕(－)，乾燥した白苔中等度(＋)．
4) 腹候：腹力中等度，腹直筋緊張(－)，左胸脇満微結(＋)，心下痞鞕(－)，心下振水音(－)，心下悸(＋)，臍上悸(－)，臍下悸(＋)，両臍傍圧痛(＋)，小腹不仁(＋)．

臨床経過
- 当初，黄耆桂枝五物湯を投与したが痛みはほとんど改善せず，証を再考した．
- 「お腹が冷えると足が痛くなる」という症状から(A)の病態と考え，黄耆桂枝五物湯を(B)へ変更した．
- 4週後：「足の痛みがずいぶんいい．素足で歩いてもひどい痛みはない．お腹と足の冷えも少しいい．」
- 8週後：「寒い日は少し痛むが前よりだいぶいい．冷えは気にならなくなった．」

問題　(A)の病態，(B)の処方をお答えください．

▶ 処方決定までの思考過程

　漢方医学的には**脈力・腹力が充実**しており**赤ら顔**であること，温めても痛みが改善しないことから明らかな冷えはないと考え，「**針で刺すようなビリビリした痛み**」という症状を目標に，まず瘀血に対する黄耆桂枝五物湯を投与しました．しかし痛みがほとんど改善しないため，桂枝や黄耆といった「表」への治療をこのまま続けるよりも，少し違った方向から治療したほうがよいのではないかと考えました．そこで，証を再考するとともに初診時の問診記録を見直したところ，「**お腹から下が冷える，お腹が冷えると足が痛くなる**」という特徴的な症状があることに気づきました．当初この症状は重視していませんでしたが，もしかするとお腹を温めれば痛みも改善するのではないかと考え，足の痛みではありましたが大建中湯を投与することとしました．その結果，4週後には足の痛みが著明に改善して素足での歩行が可能となり，8週後にはお腹と足の冷えも気にならない程度にまで改善しました．

　大建中湯は，『金匱要略』の条文に「心胸中大寒痛．嘔不能飲食．腹中寒．上衝皮起．出見有頭足．上下痛而不可触近．大建中湯主之．」*と記載されており，一般的には，腹部の冷えを自覚し，腹満，腹痛，下痢，嘔吐，蠕動不穏などの消化器症状に対して用いられます．しかし，我々は他覚的な臍周囲の冷えを「腹中寒」と考え，大建中湯を投与すると，消化器以外の症状でも大建中湯が有効な場合があることを報告しました[1]．本症例では消化器症状もなく，他覚的な冷えもありませんでしたが，「お腹が冷えると足が痛くなる」ことから，「腹中寒」の病態が疑われたため，大建中湯が使えるのではないかと考えました．

　本症例は一見陽実証と思われましたが，「お腹が冷えると足が痛くなる」という症状が裏寒の存在に気づくきっかけとなりました．通常，裏寒があるような人では，寒がり，顔色が悪い，手足が冷たい，倦怠感が強い，下痢しやすい，脈が弱いなど何らかの徴候がみられますが，今回のように隠れていてわかりにくいこともあります．また不摂生が続いている人や，陰性食品(注)をたくさん摂っている人などでは，元気そうにみえても意外に冷えていることがあります．一般に裏寒がある場合，陽証の病態が並存している場合でも，まず裏寒を先に，あるいは陽証と並行して治療しなければ，症状が改善しないか，または改善しても一時的なことが多いため，難治例では裏寒の有無についても一度確認してみる必要があります．

　鑑別を要する主な方剤としては，桂枝加朮附湯などの表の痛みに用いる方剤群，瘀血に伴う痛みに用いる疎経活血湯，腹部の冷えに用いる附子粳米湯や人参湯，「寒疝」に用いる烏頭桂枝湯などがあげられます．

---

*「心胸中，大寒痛し，嘔して飲食する能わず，腹中寒え，上衝して皮起こり，出で見(あらわ)るれば頭足あり，上下痛み触れ近づくべからざるは，大建中湯之を主る」

(注) 陰性食品：冷たい飲食物・生野菜・果物・砂糖・酢など，摂取することで身体を冷やす食物．初級編症例4表2（p.31）参照．

解答　(A)太陰病(腹中寒)　(B)大建中湯

▶ 鑑別処方

- **桂枝加朮附湯**
  太陰病虚証に用いる方剤である．表の痛みである点，冷えで悪化する点は共通しており，本症例は虚実間であること，自汗傾向がない点で鑑別した．最も鑑別を要する処方だが，特に腹部の冷えが目標とはならない．

- **疎経活血湯**
  太陰病虚証に用いる方剤である．表の痛みである点は共通しているが，腹部の冷えはなく，瘀血を伴い，しばしば右半身に比較して左半身の筋肉圧痛が強い．また高度の疼痛に用いることは少ない．本症例にも瘀血の所見はあったが，裏寒の治療を優先した．

- **烏頭湯**
  太陰病実証に用いる方剤である．冷えにより増悪する激しい痛みに対して用いる．本症例ではそのような激しい痛みではなく，過敏な感じの痛みであることから鑑別した．

- **八味地黄丸**
  準太陰病虚実間に用いる方剤である．「腎虚」という病態に用いられる代表的な方剤であり，しびれ，痛みに関しては，腰から下肢の脱力・しびれ・疼痛を目標として用いられる．本症例では耳鳴りや，腹証で小腹不仁などの腎虚を示唆する所見があったが，痛みが下肢優位とはいえ，左上肢にも痛みがあった点で鑑別した．

引用文献 1）犬塚 央，他：大建中湯の腹証における「腹中寒」の意義．日本東洋医学雑誌 59：715-719, 2008

参照 はじ漢十五話 p.167（疎経活血湯），p.211〜214（人参湯，大建中湯），p.229〜232（麻黄・桂枝の流れ）
はじ漢ノート p.44〜47（陰証の主な治療方剤），p.58〜59（主な駆瘀血剤），p.64〜65（主な駆水剤（皮膚・関節型）），p.102〜103（関節リウマチ），p.108〜111（腹痛と下剤の漢方）

▶ コメント　主訴と主症状と主証

漢方診療では随証治療，つまり証すなわち漢方医学的な病態に従って，その適応方剤を選択し，治療することが基本である．患者を診察したとき，まず主訴などから経験的に（症状や現代医学的な病名をもとに），頻用処方が頭に浮かぶことが多い．しかし，陰陽を基本とし寒熱・表裏・虚実を中心とした病態判断は最も重要で，次いで体内循環要素である気血水の異常という観点からの考察も欠かせない．

本症例の場合，疼痛が主訴で視床痛という診断があり，ビリビリとした過敏な異常知覚からまず黄耆桂枝五物湯を選択している．しかし無効であったため再考し，「腹中寒」の存在に目を向けた．つまり疼痛の悪化因子の「腹が冷える」ことが主症状であることを疑った．そして陰陽を基にした証の考察から，寒が明らか（陰証）であれば，たとえ見かけ上は陽証の存在が考えられても，温補を優先すべき（先補而後瀉）との併病治療の原則を参考に，大建中湯に転方して効果を得ている．つまり陰虚証，さらに大建中湯証が主証であったことになる．

証とは，陰陽・虚実や気血水の異常などを尺度とする漢方医学的な病態であり，その病態（健康状態からのバランスの崩れ）が健康状態に復元するための援助として，証に応じた薬方を用いる．その際，病名や症状と証との間には，ある程度の相関が認められることも多い．そこで「何々病にはこれこれの方剤が効きやすい」などという，経験則も有用ではあ

る．しかし，本症例のように，病名や症状にとらわれず，主症状を見抜き，主証をとらえることによって，難病や珍しい病態にも対応が可能となる．

　なお本例は大建中湯が有効であったので，漢方医学的な確定診断は大建中湯証があったということになる．陽証にみえた部分については，陽証も併存していた（併病）のか，あるいは虚熱（一見，陽証あるいは熱にみえるが，実は陰証で寒が中心）なのか，その後の経過などに興味がある．

参考文献　1）深谷　良，他：経管栄養開始後の嚥下性肺炎に対して大建中湯が著効した4例．日本東洋医学雑誌 61：313-318，2010

> **ワンポイントアドバイス**　難治例では，裏寒の存在も疑ってみよう．

症例 3　症例演習　上級編
70歳・女性　下肢のつっぱり感，レイノー症状，腰下肢の痛み・しびれ感
（担当医：犬塚　央）

現病歴　約15年前から上記症状が出現．強皮症，坐骨神経痛と診断され，鎮痛薬内服，理学療法などを行ったが痛みは改善せず，皮膚の硬化も徐々に進行．5年前より杖歩行となった．痛みが強くADLも低下していることから，漢方治療とリハビリ目的に当科入院となった．

既往歴　十二指腸潰瘍（30歳代），虫垂切除術（47歳）

身体・検査所見　身長145 cm，体重37 kg，血圧132/70 mmHg，脈拍74/分・整，体温36.5℃，心音：収縮期雑音（＋），呼吸音：正常，右第2, 3足趾に指尖潰瘍（＋），開口障害・舌小帯短縮（－），両肘・両膝関節から末梢に皮膚硬化（＋）（手：握りこぶしが作れない，膝：45度以上屈曲不能）．

漢方医学的所見
(1)自覚症状
1) 寒がり．腰から大腿部にかけて冷え・痛み・しびれ感あり．腰に鉄筋が入った感じで温めると痛みが軽減．
2) 自汗傾向なし．
3) 食欲：良好．
4) 睡眠：良好．
5) 排便：便秘なし．
6) 排尿：頻尿なし・夜間尿2回．
7) 口渇あり．倦怠感なし．

漢方医学的所見
(2)他覚所見
1) 下肢冷（＋）．
2) 脈候：沈・やや細・やや弱．
3) 舌候：やや暗赤色，腫大（－），歯痕（－），乾燥した白黄苔中等度（＋）．
4) 腹候：腹力やや弱，右胸脇苦満（＋），両臍傍圧痛（＋），小腹不仁（＋）．

臨床経過
- (A)の病態と考え，(B)に生薬(C)を加えて投与した．
- 1週後：腰下肢のしびれ感は半分以下に改善．冷えの改善は乏しく(C)を漸増．腰下肢痛・下肢冷・小腹不仁を目標に(D)を合方．箸が握りやすくなる．
- 2週後：腰下肢のしびれ感がほぼ消失．冷え，レイノー症状著明に改善．手足のこわばりと腰痛軽減．杖なし歩行，階段昇降が可能となる．瘀血と冷えを目標に(E)を併用．
- 3週後：膝関節屈曲ほぼ最大域まで回復．和式トイレの使用が可能となる．
- 4週後：腰下肢痛半減．手足のこわばり著明に改善．スムーズな歩行が可能となる．

問題　(A)の病態，(B)(D)(E)の方剤，(C)の生薬をお答えください．

症例3　70歳・女性　下肢のつっぱり感，レイノー症状，腰下肢の痛み・しびれ感

▶処方決定までの思考過程

　漢方医学的には，**寒がりで下肢が冷えていること，温めると痛みが軽減すること**から陰証と考えました．処方は，**腰から大腿部にかけての冷え**を目標に苓姜朮甘湯とし，痛みがあって冷えも強そうであったため初めから附子を加えて用いました．その結果腰下肢のしびれが4日後には半分以下となったことから，苓姜朮甘湯への反応は良好と思われましたが，冷えの改善があまりないため附子の増量が必要と考えました．苓姜朮甘湯は，『金匱要略』の条文に「腰中冷．如坐水中」「腰以下冷痛．腰重如帯五千銭」*とあり，今回みられた腰の冷えと痛み，さらに「腰に鉄筋が入った感じ」という症状はまさにこの条文通りと思われました．そのほか，腰下肢の冷えや痛みという点では八味地黄丸も鑑別が必要になります．一般的に，八味地黄丸の冷えは膝から下が中心で腰痛はウエストレベル，苓姜朮甘湯の冷えは腰から大腿部が中心で腰痛は仙骨レベルにみられることが多いのですが，実際は両方あることも多く，この症例でも腰痛，下肢の冷え，小腹不仁から八味地黄丸証の並存が考えられました．しかし，各々の方剤の効能を確認しながら治療を進めていくほうが後々有益と考え，まず苓姜朮甘湯（加附子）を単剤で投与し，ある程度症状の推移をみた後で八味地黄丸を追加しました．そして，最後に症状の安定化を期待して駆瘀血剤を追加しました．この症例では，陰証虚証であることから当帰芍薬散としました．通常，駆瘀血剤は，瘀血による症状が主でない限り初めから使うことはあまりなく，病態が比較的落ち着いている時期の地固めとして，あるいは次の一手として加えられたりすることが多いようです（図1）．

　なお，筆者らの施設で，過去，強皮症に漢方治療を行った症例を検討したところ，21例中14例でADLの改善を認め，うち13例に桂枝茯苓丸や当帰芍薬散などの駆瘀血剤，4例に八味地黄丸や牛車腎気丸などの補腎薬が使われていました．また，効果の発現は意外と早く，漢方治療開始後1〜8週で，平均は3.4週という結果でした[1]．強皮症は，現代医学的にも治療が難しく，漢方治療が奏効するケースも少なくないことから，漢方薬は有力な治療手段の1つになりうると思われます．

▶鑑別処方

- **芍薬甘草附子湯**
　　少陰病虚証に用いる方剤である．ぎっくり腰など，主に急性期に使われる．
　　筋肉の異常緊張を伴うような痛みで，腹診上も腹直筋の異常緊張がみられる．
- **牛車腎気丸**
　　準太陰病虚実間に用いる方剤である．八味地黄丸より下肢の浮腫が顕著な点で鑑別する．

---

*「腰中冷え，水中に坐するが如く」「腰以下冷痛し，腰重きこと五千銭を帯ぶるが如し」

解答　(A)太陰病・虚証　(B)苓姜朮甘湯　(C)附子
　　　(D)八味地黄丸　(E)当帰芍薬散

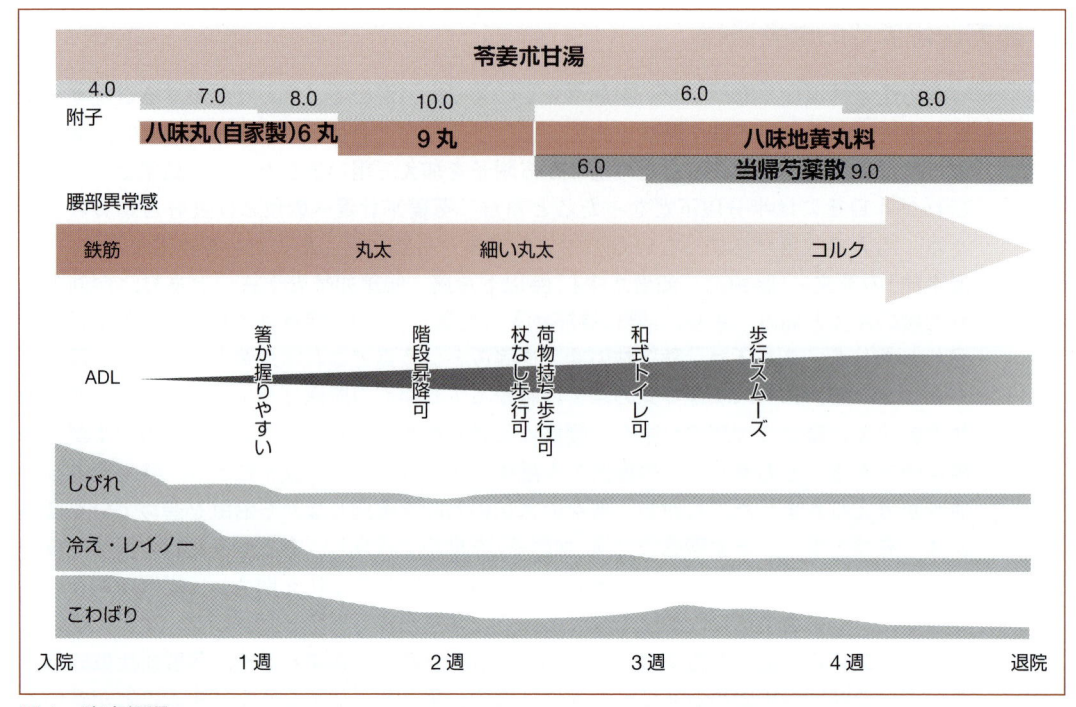

図1 臨床経過

- **桂姜棗草黄辛附湯**

　太陰病虚実間に用いる方剤である．心因性，あるいはストレスが原因となって起こるような腰痛によく使われる．中脘（剣状突起と臍の中間点）の圧痛が特徴である．

引用文献 1) 古田一史, 他：強皮症に対する漢方治療の臨床的効果：ADLを中心として. 第20回和漢医薬学会学術大会抄録集, p92, 2003

参照　はじ漢十五話 p.184〜227（陰証期のはじまり，陰証期とその治療，水毒(1)）
　　　はじ漢ノート p.40〜43（陰証の主な治療方剤），p.104〜105（腰痛）

▶コメント　強皮症の治療

　強皮症の治療に関しては，西洋医学的に有効な方法はほとんどない．しかし，漢方治療では皮膚の硬化が軽減するなど，少なくても7割以上でQOLの改善が認められる．残念ながら完治というような経験はないが，強皮症を診て漢方薬を用いないのは罪悪だとさえ思える．

　強皮症に使用する方剤として，代表的な症状であるレイノー症状からもうかがわれるように，駆瘀血剤はほぼ全例で適応となる．また慢性・難治性疾患ではしばしば経験され本例でもそうであったが，陰証が存在することが多く，附子剤なども多用している．さらに硬性浮腫に対しての利水剤もしばしば適応となり，猪苓湯，牛車腎気丸，越婢加朮湯などを用いることもある．実際にはこれらの中から複数の方剤を併用することが多い．私は経験していないが，鍼灸の併用が一層有用である，との情報もある．

症例3　70歳・女性　下肢のつっぱり感，レイノー症状，腰下肢の痛み・しびれ感

▶ まとめ（表1）

表1　腰痛に対する頻用処方

方剤	六病位	虚実	使用目標・応用
芍薬甘草湯	少陽〜太陰	虚	両側腹直筋緊張，諸筋の異常緊張，結石
芍薬甘草附子湯	少陰	虚	芍甘湯＋寒，坐骨神経痛，便秘：加大黄
芍甘黄辛附湯	太陰	実	脇下偏痛，便秘
八味地黄丸	準太陰	間	下半身・膝以下の冷，小腹不仁，心下痞鞕，尿利異常，夜間尿，腎虚
牛車腎気丸	準太陰	間	八味丸証にして下腿浮腫顕著
苓姜朮甘湯	準太陰	虚	水毒，腰・大腿の冷え，腰重，尿自利
桂姜棗草黄辛附湯	太陰	間	気分，心下堅大如盤如旋杯，中脘の圧痛
（五積散）	少陽〜太陰	虚	腰冷痛，腰股攣急，小腹痛，上熱下冷

＊以上の他，桂枝茯苓丸，当帰芍薬散などの駆瘀血剤をしばしば兼用する．

> **ワンポイントアドバイス**　慢性期の腰痛は，八味地黄丸と苓姜朮甘湯をまず鑑別しよう．

症例 4　17歳・女性　全身倦怠感と心窩部痛

（担当医：木村豪雄）

現病歴　中学生の頃から，登校前になると嘔吐を催すため通学することもままならなかった．高校に進学した後も，頻回に生じる激しい心窩部痛と全身倦怠感に悩まされていた．また理由もなく急に気持ちが焦り，不安になることがしばしばあった．1年前（高校2年生）に心療内科思春期外来を受診し，抗うつ薬や抗不安薬を服用したが，症状に明らかな改善はみられなかった．8月当科を受診した．

身体・検査所見

身長 151 cm，体重 47 kg，血圧 109/67 mmHg．身体所見では甲状腺腫脹なし，心肺音，腹部に異常なし，下腿浮腫なし．

漢方医学的所見

(1) 自覚症状
1) 寒がりで，風呂が好きで長風呂する．手足が冷える．冷房は苦手で，温まると体調がよくなる．特に便通が改善する．
2) 緊張すると手足が汗ばむ．
3) 食欲：良好だがイライラすると過食気味となる．
4) 睡眠：夜眠れない．
5) 排便：下痢と便秘を繰り返す．
6) 身体がだるい．
7) 心窩部や身体のあちらこちらが痛い．
8) 理由もなく焦りや不安が生じる．
9) 体調は春がつらく，夏になると比較的よい．

漢方医学的所見

(2) 他覚所見
1) 脈候：やや浮，弱．
2) 舌候：暗赤色，歯痕(±)，湿った白苔軽度(+)．
3) 腹候：腹力はやや弱い．両側腹直筋は太く全長にわたり緊張(+)．高度の両側胸脇苦満(+)，心下痞鞕(+)，両臍傍圧痛(+)．

臨床経過

- 本症例の病態を(A)と考え，(B)を投与した．
- 3週後：全身倦怠感は軽減し，体育祭にも参加できましたと報告を受けた．
- 5週後：今年は夏休み明けに学校に行けたと喜ぶ．
- 2.5か月後：試験があったせいか少し身体がきつい．薬がからく感じるが，まだ身体の冷えは自覚していた．この時点で(B)の証から脱出したと考えて(D)に変更し，(C)（エキス製剤）を併用した．
- 3.5か月後：冷えと倦怠感が軽減したことから(D)を中止とし，(C)（煎剤）単独に変更した．その後は体調もよく，過度に緊張することも少なくなった．
- 7か月後：希望する大学にも合格できた．
- 10か月後：体調はよいため治療終了とした．このとき「英語を勉強して将来は国際人として活躍したい」と目を輝かせながら話していた姿が印象的であった．

問題　(A)の病態，(B)，(C)，(D)の処方をお答えください．

症例4　17歳・女性　全身倦怠感と心窩部痛

▶ 処方決定までの思考過程

　本例では，自覚症状として著しい倦怠感を伴う強い冷えがみられました．脈も弱いことから，陰虚証なかでも本人のつらさを煩躁と考え，茯苓四逆湯証を強く考えました．ところが脈の弱さに比べて，腹力は比較的しっかりしており，高度の胸脇苦満と心下痞鞕がみられました．さらに強い腹直筋の緊張があり，脈と腹とがチグハグな印象を受けました．不安や焦りなどの内向的な性格，過度の緊張からくる手足の汗および下痢と便秘を繰り返すなど，自覚症状の一部と腹部所見からは四逆散証を示唆する所見がありました．これらの所見から本症例は茯苓四逆湯と四逆散との併病と診断しました．
　2か月半後には茯苓四逆湯証からは脱したものの，まだ冷えや倦怠感があり，心下痞鞕を参考に四逆湯類方の附子理中湯に転方しました．

▶ 鑑別処方

- **通脈四逆湯**

　厥陰病虚証に用いる方剤である．四逆湯の中の乾姜を倍加した方剤であり，茯苓四逆湯と同様に，倦怠感や四肢の冷えが非常に強く，脈は沈弱なときに用いられる．茯苓四逆湯よりも更に虚状が強い場合に用いられる．また茯苓四逆湯と比べ，さらに虚状が強いためにかえって赤ら顔だったり，微熱があったり，一見陽証に見える場合がある．本症例の場合，茯苓四逆湯で症状が改善しているが，もし症状の改善が不十分だった場合に用いる方剤だと考える．

- **柴胡加竜骨牡蛎湯**

　少陽病実証〜虚実間に用いる方剤である．本症例は胸脇苦満があり，神経過敏であるため，方剤中に竜骨・牡蛎や茯苓を含むことから鑑別にあがる．また実証である点では共通しているが，高度の胸脇苦満に加え，強い腹直筋の緊張を伴っている点で鑑別した．

- **柴胡桂枝湯**

　少陽病虚証に用いる方剤である．胸脇苦満があること，激しい心窩部痛が出現することで鑑別にあがるが，本方剤の腹証では腹直筋の緊張は，上腹部から臍付近までであるが，本症例では両側腹直筋は太く全長にわたり緊張していることから，鑑別した．

- **苓桂甘棗湯**

　少陽病〜太陰病虚証に用いる方剤である．臍のあたりから動悸が突き上げてのどのあたりまでで止まるものに用いるが，本症例では高度の胸脇苦満が認められた点で鑑別した．

- **奔豚湯（肘後方）**

　太陰病虚証に用いる方剤である．苓桂甘棗湯と同じように臍のあたりから動悸が突き上げてのどのあたりで止まるものに用いるが，本症例では痃癖（仰臥位と比較して，立位で心窩部に圧痛が著明であること）がない点で鑑別した．

解答　(A)少陰病ないしは厥陰病と少陽病の併病　(B)茯苓四逆湯
　　　(C)四逆散　(D)附子理中湯

表1 併病の治療方法

先後	
先表後裏	併病治療の原則 表証(太陽病)を先に治療する
先急後緩	臨機応変の措置 急激で早急に治療が必要な証を先に治療
(先外後内)	先表後裏の亜型, 表により近い証から治療
(先補後瀉)	陰証・虚証が先(先急後緩の一種？)
併治	
合方	病位が近い方剤—柴胡剤と駆瘀血剤など 重なる生薬は多いほうの量を採る
併用	慢性疾患に多い 同日中に複数方剤を時間を離して服用 あるいは隔日交互に異なる方剤を服用

順序だてて治療していく方法(先後)と, 同時に並行して治療していく場合(併治)に分けられる.

参照 はじ漢十五話 p.114〜115(四逆散), p.212(茯苓四逆湯)
はじ漢ノート p.26〜29(柴胡剤), p.44〜45(甘草乾姜湯)

▶コメント　陰証の併存とその治法(表1)

　　藤平健先生[1]は「併病とは二薬方証の併存であって, その症状が互いに相関連し合っており, その治に当っては先後などの法則に従うものをいう」と定義している. 併病の治療法則には先表後裏と先急後緩がある. 陰証と陽証との併病では, 治療方法は先急後緩であり, その根拠として『傷寒論』第94条をあげている. 『傷寒論』第94条には「傷寒. 医下之. 続得下利. 清穀不止. 身疼痛者. 急当救裏. 後身疼痛. 清便自調者. 急当救表. 救裏宜四逆湯. 救表宜桂枝湯」*と記載されている. 藤平先生は"このように非常にさし迫った裏証がある場合には, その消化管をとりあえず救ってやって, それからすぐに折り返して表のほうを治せ"という先急後緩の法則を示した条文として解釈している. さらに『傷寒論』のすべての理論や薬方は急性症に用いられるようにできていると同時に, 慢性症にも応用しうることを強調している. しかし, 陰陽2つの病位に及ぶ併病の治療原則である「先急後緩」は, 陰証はいつも重篤な急性症状を呈するといったイメージが強く, 慢性疾患に応用する場合にはしっくりこないような感覚がある.

　　ところで, 小倉重成先生[2]は虚寒証の顕在と潜在という概念を提唱している. ここで言う虚寒証とは, 寒証があり虚証という意味である. 虚寒証の顕在とは, 誰にでも容易に認識できる虚寒証を意味する. 氷山に例えていうなら, いわゆる海面上に見えている部分に相当する. 治療方法はもちろん温補だが, 治療した後に共存する証があれば, 陰陽に従って瀉法や補法をとると説明している. 虚寒証の潜在いわゆる潜証は, 広義の潜証と狭義の

---

*「傷寒, 医これを下し, 続いて下利を得, 清穀止まず, 身疼痛する者は, 急にまさに裏を救うべし. 後身疼痛, 清便自調の者は, 急にまさに表を救うべし. 裏を救うは四逆湯に宜し. 表を救うは桂枝湯に宜し」

潜証の2つに分けられる．広義の潜証とは，注意深い四診により認識できる虚寒証であり，治療原則は共存する証により「補して後に瀉」と「補して後に補」の2通りがある．氷山でいうと水面下の部分に相当すると考えられている．本症例では，一見すると陰虚証に見えたが，自覚症状の一部と腹候において陽証を示す所見があり，全体としてチグハグな部分があり，広義の潜証に当ると考えた．狭義の潜証とは，相当に注意深く四診を行っても見いだせない虚寒証，つまり明らかな陽実証を呈し，どう見ても虚寒証が推定できそうもないものを指す．氷山の奥深くにあって外から伺い知れない氷の塊のようなものと説明されている．この場合の治療法は「補して後に補」である．ちなみに藤平先生は潜証とは慢性症における併病と位置づけている．

　慢性疾患で陰陽2つの病位に及ぶ併病と診断した場合には，先に陰証の治療（温補）をしっかり行い，後に残った陽証の部分を治療（後瀉）することが大切だと思われる．陰証の治療は，いわば建物の基礎工事のようなものであり，この部分をしっかりしないで陽証の治療を先行させると，一時的に症状はよくなったようでもすぐに破綻してしまう．したがって，慢性症における陰証と陽証との併病の治療では，「補して後に瀉す」という治療原則のほうが，治療の実際を端的に表現していると同時に，日常臨床において実用的であると考えた．

参考文献
1) 藤平　健：併病について．日本東洋医学雑誌 43：241-253, 1992
2) 小倉重成：虚寒証の顕在と潜在：いわゆる潜証をめぐって．日本東洋医学雑誌 37：273-279, 1987

ワンポイントアドバイス　難治の際には注意深い四診により，広義の潜証を見抜こう．

症例 5　34歳・女性　外陰部の痒み

（担当医：貝沼茂三郎）

現病歴　1年前に第2子出産後，両手指の乾燥がひどくなり，冬にはあかぎれができたり，体が温まったり手が熱くなると痒みが増悪する．出産9か月後の内分泌学的検査では，女性ホルモンが閉経前の状態までに減少していると言われた．授乳を中止したが，湿疹は改善せず．ステロイド外用剤を塗布している．本年夏頃から，外陰部周囲の糜爛，痒みが出現．検査では有意な菌は検出されず，外用剤塗布で経過観察しているが，改善しないため同年11月18日当科を受診した．

既往歴　胃癌（胃亜全摘術施行）（21歳）
家族歴　母：バセドウ病．母系はすべて癌で死亡．

身体・検査所見　身長159 cm，体重47 kg，体温37.2℃，脈拍72/分・整，血圧96/59 mmHg，RBC 397×10^4/μl，Hb 8.7 g/dl．

漢方医学的所見

(1)自覚症状
1) 非常に暑がり．体に熱感あり．口渇あり．手足がほてる．
2) 全身に汗をかきやすい．寝汗をかく．
3) 食欲：良好．
4) 睡眠：寝つきが悪い．
5) 排便：1回/日．食べすぎで下痢する．
6) 排尿：5〜6回/日．
7) 爪がもろい．皮膚が乾燥する．脱毛あり．
8) 浮腫なし．
9) 月経不順なし．月経痛，経血塊あり．

漢方医学的所見

(2)他覚所見
1) 顔面色素沈着(+)，四肢厥冷(−)，皮膚乾燥(+)．
2) 脈候：やや沈，虚実間，大小間，やや緊．
3) 舌候：正常紅舌．乾湿中間の白黄苔軽度(+)．舌尖部に赤み(+)．
4) 腹候：腹力は非常に軟弱．両側腹直筋緊張(+)（薄い帯状），胸脇苦満(−)，心下痞鞕(−)，心下振水音(+)，鼓音(−)，心下悸・臍上悸・臍下悸(+)，臍傍圧痛(−)，回盲部圧痛(−)，小腹不仁(−)．

臨床経過
- 初診日：(A)の病態と考え，(B)を投与した．
- 11日後：のどが渇いてたくさん水を飲むようになった．尿の回数も増えた．体は熱い．手荒れが非常によくなった．外陰部の痒みも少しよい．(C)をエキスで併用．
- 29日後：口渇がなくなり，尿量も普通に戻る．外陰部の痒みは残る．(C)を中止し，(B)に(D)を加味した．
- 57日後：皮膚の乾燥が非常に改善．
- 85日後：手荒れが改善し，外用剤が不要になった．外陰部の痒み，糜爛も改善．

問題　(A)の病態，(B)(C)の処方，(D)の生薬をお答えください．

▶ 処方決定までの思考過程

　まず本症例において陰陽の鑑別を行いました．**非常に暑がりで，体に熱感がある，冷たい水が好きでよく飲む，湿疹は温まると痒くなる**などから，陽証と考えました．
　また寝汗をよくかく，34歳だが女性ホルモンが閉経前の状態である，21歳時に**胃亜全摘術**を受けている影響もありますが，**食べ過ぎると下痢をする，腹力軟弱**などからは虚証と考えました．次に気血水の異常では，**爪がもろい，皮膚の乾燥**などから血虚，**顔の色素沈着，月経痛や経血塊**などから瘀血，**胃部振水音**からは水毒の存在が示唆されました．
　主訴は**湿疹，痒み**でしたが，陽証，口渇，自汗，尿不利なし，皮膚の枯燥などから陽明病実証に用いる白虎加人参湯を第1候補に考えました．しかし問診からは虚証の要素もあり，他覚所見でも**腹力は非常に軟弱で，腹直筋も薄いベニヤ板状**になっていることから，かなりの虚証も疑われました．高度の虚証では陰証であることが多く，本症例も一見陽証には見えますが，陰証が隠れているのではないかと考えました．そこで腹候を主な目標として帰耆建中湯としました．本方は気血両虚が使用目標にはなりますが熱薬を含みません．また帰耆建中湯は通常，膠飴を含まず使用しますが，虚状が強いと考え，膠飴を加味して処方することにしました．その結果，手荒れや陰部の痒みなども改善し，帰耆建中湯は有効と考えました．しかしその一方で，口渇や尿量増加など，白虎加人参湯証と思われる所見が顕著になりました．そこで白虎加人参湯をエキスで兼用することにしました．その後，口渇や尿量増加も改善したため，本症例は太陰病と陽明病の併病であったと確認できました．自他覚所見からは寒の存在は示唆されなかったのですが，虚状が強い際には裏寒が存在することが多いので，附子を1g加えることとしました．この場合の附子は裏寒の改善よりも，帰耆建中湯の効果を上げるため，隠し味のような意味合いを込めて加味したともいえます．最終的には症状が改善し，治療終了となりました．
　本症例のように一見陽実証に見えても，全体像から虚状が強かったり，寒の存在が疑われる場合には，先に補剤を使って，その経過を観察しながら，次の一手を考えることも，重要ではないかと考えました．

▶ 鑑別処方

● **黄耆建中湯**
　太陰病〜少陰病虚証に用いる方剤である．胃腸虚弱があり，腹証での薄いベニヤ板状の腹直筋の緊張を目標とする小建中湯証で，一層虚状が高度であったり皮疹を伴っているものに用いる．本症例ではさらに爪がもろい，皮膚の乾燥などから血虚の所見を伴っているため，補血作用のある当帰を加え，帰耆建中湯を第1選択とした．

● **温清飲**
　少陽病虚証に用いる方剤であり，黄連解毒湯と四物湯を合方したものである．本症例では血虚を示す所見に加え，温まると痒みが増悪するなどの熱候を示唆する所見も認められたが口渇があり，清熱剤としては黄連黄芩含有方剤よりも石膏含有方剤が必要と考えられた点で，鑑別した．

解答　(A)太陰病（あるいは陽明病との証の併存）　(B)帰耆建中湯
　　　(C)白虎加人参湯　(D)附子

- ● 五苓散

  準少陽病虚実間の水毒に用いる方剤である．口渇，自汗，尿不利を目標とするが，皮膚疾患に対しては，皮疹を水毒と考えて用いることがある．本症例ではほかに心下振水音などの水毒の所見があり，口渇もあったが，尿不利の所見がなく熱候が強い点で鑑別した．

- ● 十味敗毒湯

  少陽病虚実間に用いる方剤である．胸脇苦満を認め，化膿傾向のある皮疹に用いる．皮疹は散在性の小丘疹で分泌物が少ないことが多いようである．

参照 はじ漢十五話 p.182～183（白虎湯類），p.187（芍薬甘草湯とその類方），p.193（黄耆建中湯）
はじ漢ノート p.34（白虎湯類），p.40～41（芍薬甘草湯と類方）

▶ コメント　併病の治療

複数の疾病が共存していても，病人の状態を十分に観察して1つの証に集約できれば，一方剤で複数疾患を好転しうることはもちろんである．しかし逆に，例え疾患は単一であっても，四診による所見が矛盾してしまうことがある．1つは慢性の病態に急性症が出現したとき，以前の所見が残存していることがある．陰虚証で腹力が弱い人がインフルエンザに罹患して麻黄湯証となっても，脈力は強くなるが腹部所見や舌候がすぐに変わるわけではない．こんなときには脈を信じて処方する．しかし，証が同時に複数併存することがあり，これを併病という（図1）．狭義の併病は同一疾患の経過中に複数の証が関連しあって出現することをいう[1]．ただ，慢性疾患でも直接の関連の有無は別として，複数証が併存することが多く，慢性であるが故に同時に複数の方剤を用いることも多い．

本症例では，自覚症状からは熱候が強く，口渇・多汗で尿利も悪くなく，白虎湯類が連想され，皮膚症状などからは白虎加人参湯証がありそうである．しかし，腹部所見を中心にかなりの虚証の存在も疑われ，虚証の程度からは陰証も考慮に入る．迷ったときには虚証に対する治療を優先するのが常道で，しかし危険回避からは附子などの熱薬は避けたほ

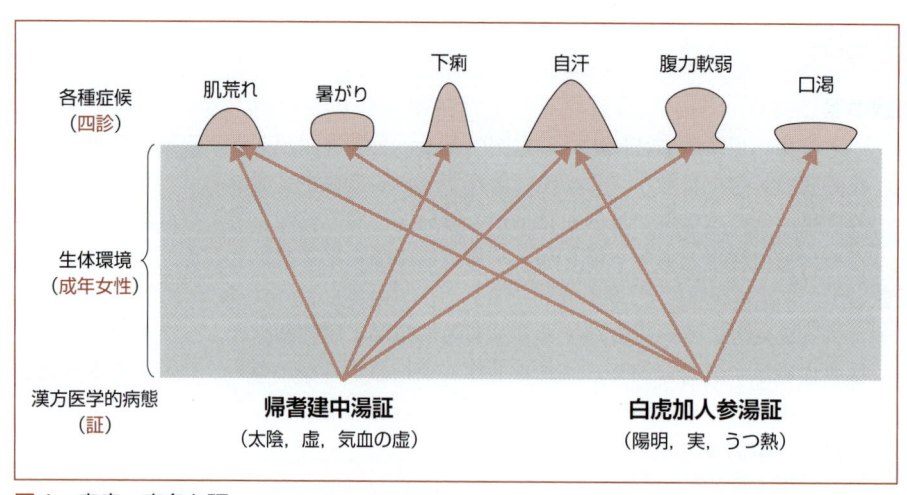

図1　病症・病名と証
生体に発生した異常（証）は，生態環境（ある年齢の女性）という環境を介して各種症候を呈する．医師は四診による情報からいかなる証が存在するかを診断（推定）するが，時には証が複数存在する（併病）こともある．治療により病態が改善すれば，証（診断）が確認される．

うが無難である．帰耆建中湯は補剤であるが温める作用は強くない．それでも白虎湯（類）証がより鮮明となったため，併病としての認識を深めて，2方剤の併用（この場合は証が明らかに離れているので，時間を離しての服用）としている．

　実地臨床における方剤運用の参考となる症例である．

引用文献 1) 藤平　健：併病について．日本東洋医学雑誌 43：241-253, 1992
参考文献 1) 引網宏彰, 他：難治性糖尿病性壊疽に対して帰耆建中湯加附子が奏効した一例．漢方の臨床 46：1945-1949, 1999
2) 関矢信康, 他：白虎加人参湯が奏効した感冒の2症例．漢方の臨床 54：1265-1268, 2007
3) Ohnishi M, et al：Effect of a Kampo preparation, byakkokaninjinto, on pharmacokinetics of ciprofloxacin and tetracycline. Biol Pharm Bull 32：1080-1084, 2009

ワンポイントアドバイス　診察所見に矛盾があれば，併病も考える．

症例 6　36歳・女性　倦怠感，ふらつき

（担当医：貝沼茂三郎）

現病歴　2年前の7月頃から倦怠感が出現し，しだいに増悪．本年1月頃から倦怠感に加え，頭冒感，ふらつき感が出現．4月当院総合診療科を受診．鉄欠乏性貧血と診断され，鉄剤を内服したが症状が改善せず．7月より倦怠感，ふらつきがさらに増悪し，外出も困難な状況になり，7月20日当科を受診した．

家族歴　父：脳血管障害

身体・検査所見　身長166 cm，体重56 kg，血圧124/75 mmHg，体温36.4℃，脈拍75/分・整．

漢方医学的所見

(1) 自覚症状
1) 暑がりの寒がり，お風呂で温まると気持ちよい，冬はカイロが必要，手足はほてる，のぼせる，全身に汗をかく．
2) 食欲：やや低下．
3) 睡眠：良好．
4) 排便：便秘なし．
5) 排尿：飲むわりに尿量が少ない．
6) 口渇あり，冷水を好む．
7) 体が重い．頭冒感あり．めまい．こわばりあり．浮腫なし．
8) 月経痛あり．

(2) 他覚所見
1) 顔面色素沈着(＋)，四肢厥冷(－)，皮膚乾燥(＋)．
2) 脈候：やや浮，虚実間，小，緊状あり．
3) 舌候：やや暗赤色，腫大(－)，歯痕(－)，やや湿潤した白苔軽度(＋)．
4) 腹候：腹力は中等度からやや軟弱，両側腹直筋緊張(±)，胸脇苦満(－)，心下痞鞕(－)，心下振水音(－)，鼓音(－)，心下悸(＋)，臍上悸(＋)，臍下悸(－)，臍傍圧痛(－)，臍左2横指圧痛(＋)，小腹不仁(－)．

臨床経過
- 初診日：(A)の病態と考え，(B)を煎じ薬で投与した．
- 14日後：倦怠感や頭痛，ふらつきの頻度は減り，体の冷えも改善してきた．しかし口渇はとれず．水分をとるわりには尿量が少ない．(C)をエキス製剤で併用．
- 28日後：口渇は消失．8月に入り，多関節痛が出現．関節痛は入浴にて軽減するとのことだった．あと2声！(B)の(D)を漸増．(C)は中止．
- 54日後：関節痛は消失．倦怠感は著明に改善．毎日頭痛がするが，頻度が頻回/日から1回/日まで改善．体位変換にてふらつきあり．脈の緊状取れず．汗をかきやすい．(B)が有効と思われたが，煎じ薬ではなくエキス剤を希望されたため(B)＋(E)のエキス製剤に転方．
- 82日後：ふらつきは1/10まで改善．頭痛もほとんど気にならず．倦怠感も消失し，外出できるようになった．

問題　(A)の病態，(B)(C)(E)の処方，(D)の生薬をお答えください．

▶ 処方決定までの思考過程

　まず本症例において陰陽の鑑別を行いました．**お風呂で温まると気持ちがよいことや，冬はカイロが必要など**から陰証と考えました．しかし一方で**手足はほてる**とか，**のぼせ，汗かき，冷水を好む**といった自覚症状からは陽証の病態も示唆され，本症例では陰証と陽証の併病ではないかと考えました．次に気血水の異常では，**体が重い，頭冒感，めまい，こわばり**などの症状からは水毒，**月経痛**から瘀血，**食欲低下，疲れやすい**，などから気虚の所見がみられました．しかしその中では主訴が**頭冒感，ふらつき**であったことも併せて水毒が病態の中心と考えました．さらに他覚所見で**脈の緊状，心下悸，臍傍左2横指**の圧痛があったことから，まずは真武湯証と考えました．陰証と陽証の併病の場合，先補後瀉の原則に従うことから，まずは陰証の真武湯を投与することとしました．

　真武湯を分3食間に服用後，体の冷えやふらつきはとれてきたものの，口渇がとれず，冷たい水をよく飲むことと，水分をとるわりに尿量が少ないこと，自汗傾向があったことから五苓散をエキス剤で食後に併用しました．その結果，口渇が消失し，本症例は陰証と陽証の併病だったと確認することができました．

　その後も真武湯のみを継続して服用してもらいましたが，もうひとつ効果が不十分であったためご本人からエキス剤に変更の希望があったときに，真武湯エキスに桂枝加苓朮附湯エキスを兼用して処方することにしました．なぜ桂枝加苓朮附湯エキスを兼用したかといえば，その構成生薬をみればわかりますが，構成生薬の比率は違うものの，桂枝加苓朮附湯の中に真武湯の方位が含まれています(表1)．そこで真武湯エキスの効果を強めるために，桂枝加苓朮附湯エキスを併用しました．なお自汗傾向があったことも，桂枝湯(類方)を選択した際の参考となっています．

　これは逆の場合もあり，疼痛性疾患に対して，桂枝加苓朮附湯を用いたいけれども，エキスがない場合に，桂枝湯エキスと真武湯エキスを合方することで代用できる場合があります．これらはエキス製剤におけるひとつの工夫ですが，覚えているといろいろと役立つことがあります．

表1　真武湯に対するエキス剤での工夫

	桂枝	芍薬	生姜	大棗	甘草	茯苓	蒼朮	附子
真武湯		○ 3	○ 1.5			○ 4	○ 3	○ 0.5
桂枝加苓朮附湯	○ 4	○ 4	○ 1	○ 4	○ 2	○ 4	○ 4	○ 1
桂枝湯	○ 4	○ 4	○ 1.5	○ 4	○ 2			
苓桂朮甘湯	○ 4				○ 2	○ 6	○ 3	(○)

> 解答　(A)少陰病と少陽病の併病，水毒(水滞)　(B)真武湯
> 　　　(C)五苓散　(D)附子　(E)桂枝加苓朮附湯

▶ 鑑別処方

● 茯苓沢瀉湯

準太陰病虚証に用いられる方剤である．自覚的な動揺感，脈候は弱であるが一筋の緊状（指を浮かせていくと触れる，木綿糸状のスジ張り），腹候では心下悸，上腹部の振水音，臍の2横指にある圧痛点などが真武湯との共通点としてあげられる．真武湯は附子含有で寒が存在するが，茯苓沢瀉湯も附子を加味すれば鑑別とはならず，虚実も似てくる．最も異なる点は沢瀉含有方剤にしばしばみられる口渇の有無で，真武湯証では口渇がない．本症例では口渇があり，真武湯が無効だった場合，茯苓沢瀉湯加附子が第2候補となる．ただし本症例では，茯苓沢瀉湯証に典型的な内包する桂枝甘草湯に由来すると思われる多彩な症状がない点で第1選択薬とはならなかった．

参照　はじ漢十五話　p.220〜223（五苓散，真武湯）
　　　はじ漢ノート　p.62（主な駆水剤（全身型））

▶ コメント

本症例の提示を読んで，私はまず茯苓沢瀉湯加附子が頭に浮かんだ．しかし主治医は，茯苓沢瀉湯にしばしば認められる多彩な症状がないとの理由で，真武湯証（陰証）と五苓散証（陽証）の併病と考え，その場合に有効である手法として，先補而後瀉の方針とした．この症例提示からいくつか思いついた点を述べてみる．

まず第1には，今回の主治医の治療が有効であったことは事実であるが，もし茯苓沢瀉湯加附子を処方していたらどうであったか？　後に真武湯の煎剤の代わりに真武湯エキスと桂枝加苓朮附湯エキスを合わせて用い，有効であったことから，桂枝（＋甘草）が加わったほうがより有効であった可能性もある．この本当の答えはわからないが，考えられないことはない．

第2に，疾患の治療にはいくつかのアプローチがあり，特に慢性疾患の治療では，ただ1つの治療手段ではないことがある．主治医によって使用方剤が異なろうとも，それぞれの筋の通った方針により治療することで，効果を得ている．登山にはいくつかのルートがあるようなものである．また，複数証が併存している際に，すべての証（生体のアンバランス）に対応しなくても，ある部分に対応すると，あとは生体の自然治癒力が働いて他の部分も改善することは，当然ありうる．主治医の治療で有効であったが，茯苓沢瀉湯証があったとしても矛盾はしない．

第3に，臨床は結局，実際に患者を診ていないとイメージがわかない．実際の患者が存在しない場所で，いくら文章や画像で症例を事細かに提示してみても，なかなか証の手掛かり（四診の内容）を正確に伝えきれない．「百聞は一見に如かず」である．病棟回診で感じることだが，週に1〜2回病室を訪れてみても，毎朝毎晩患者に接している病棟主治医の観察と判断を最も重視すべきである．

薬方のもつ適応病態すなわち方意・方格というものは，結局はイメージである．たとえば人物の紹介でも，年齢，性別，身長，体格，顔つき，頭髪の色や長さなどを細かに説明するよりも，「○○氏のような感じの人」といったほうが多くの情報を一度に伝えられる．茯苓沢瀉湯は利水薬を多く含有するが，芍薬を含まずに桂枝甘草が組み合わされていることから気の変動もある．つまり"水毒を気がかき回している"ような病態に適応すると考えられる．そのため，頭痛，口渇（沢瀉のためか？），嘔吐，腹痛，めまいなど，多彩な症状

が使用目標となる．結局のところ，主治医は本症例を診察し，このような茯苓沢瀉湯の方意・方格が感じられないと判断し，真武湯と五苓散の併病と判断したのである．

> **ワンポイントアドバイス**　陰証と陽証の併病の場合には，先補後瀉が原則である．

症例 7 　52歳・女性　全身倦怠感

症例演習　上級編

（担当医：貝沼茂三郎）

現病歴　8年前C型慢性肝炎と診断され，以降ウルソデオキシコール酸（ウルソ®）や強力ネオミノファーゲンシー®にて加療されていた．また4年前から漢方治療を併用していた（入院時：大柴胡湯合大黄牡丹皮湯内服中）．ペグインターフェロン（PEGIFN）とリバビリン（RBV）の併用療法の導入目的に10月当科入院となった．

既往歴　乳癌（放射線ならびにホルモン治療歴あり）（46歳），輸血歴なし

身体・検査所見　身長158 cm，体重53 kg，血圧158/88 mmHg，脈拍98回/分・整，体温36.1℃，Plt $12.1×10^4/\mu m$　ALT 138 U/l，HCVRNA 1,200 KIU/ml，HCV genotype 1b．

漢方医学的所見

(1) 自覚症状
1) 暑がりである．体に熱感がある．
2) あまり汗かきではない．
3) 食欲：良好．
4) 睡眠：寝つきが悪い．熟睡感がない．
5) 排便：1回/日．スッキリと出ない．
6) 排尿：尿の回数，尿量も多い．夜間尿1回．
7) 疲れやすい．体全体が重い．
8) 口渇があり，冷たい水を好む．

漢方医学的所見

(2) 他覚所見
1) 顔色不良，色素沈着（＋），皮膚乾燥傾向（＋），手掌紅斑（＋）．
2) 脈候：浮沈間，大小間，やや実．
3) 舌候：高度暗赤色，乾燥した白黄苔（＋）．
4) 腹候：腹力中等度からやや充実，両側腹直筋緊張（＋），右胸脇苦満（＋＋），心下痞鞕（＋），両臍傍圧痛（＋＋）．

臨床経過

- インターフェロン（IFN）投与初日：PEGIFN 80μg皮下注射．8時間後より軽度の悪寒が出現．その1時間後，38.3℃の発熱と腰部の重だるさなどが出現した．脈は浮緊，無汗，項背部のこわばりは軽度で，煩躁や口渇はなかった．そこで（A）を投与したところ，腰部の重だるさは10分くらいで消失したが発汗はなかった．
- IFN投与後2日目：朝は発熱なく脈力中等度，（A）を毎食前継続した．昼に37.8℃まで発熱し倦怠感も出現したが，発汗とともに解熱し，倦怠感も改善した．
- IFN投与後4日目：他覚的な心窩部付近の冷えと腹部膨満感が出現．脈はやや浮・大小間・緊だったが明らかな四肢厥冷を認めたため，（B）に転方した．その後腹部膨満感は消失した．
- IFN投与8日目（2回目のPEGIFN 80μg皮下注）：全身倦怠感や胃部不快感が出現し，脈も沈弱と変化したため，（C）へ転方した．
- その後さらに手足の冷えと倦怠感が増悪し，4か月後に（D）へ転方した．
- 最終的に48週間の治療を完遂し，肝炎に対しては完全著効が得られた．

問題　（A）（B）（C）（D）の処方をお答えください．

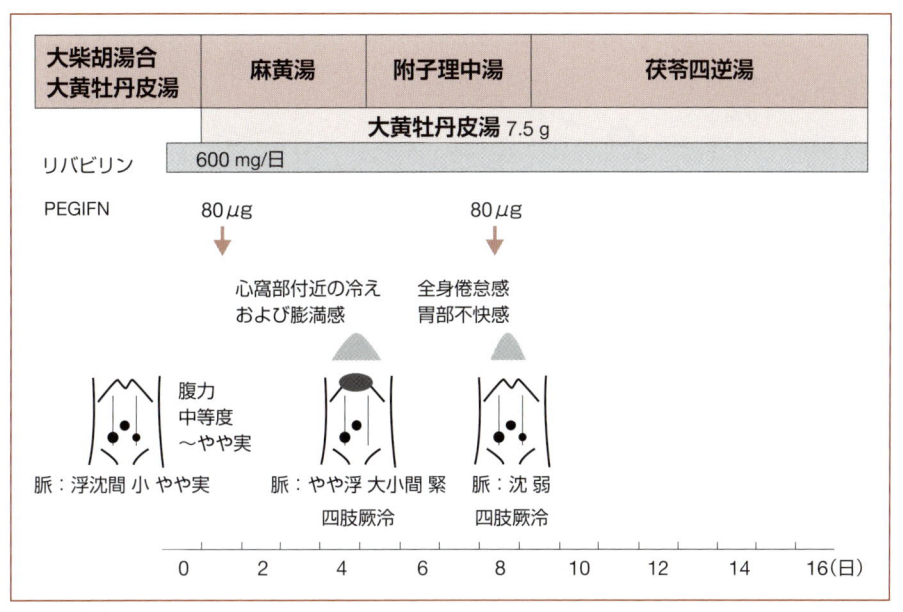

図1 臨床経過

| 大柴胡湯合
大黄牡丹皮湯 | 麻黄湯 | 附子理中湯 | 茯苓四逆湯 |

大黄牡丹皮湯 7.5 g

リバビリン 600 mg/日

PEGIFN 80 μg ／ 80 μg

- 腹力 中等度～やや実
- 脈：浮沈間 小 やや実
- 心窩部付近の冷えおよび膨満感／脈：やや浮 大小間 緊／四肢厥冷
- 全身倦怠感 胃部不快感／脈：沈弱／四肢厥冷

0　2　4　6　8　10　12　14　16（日）

▶ 処方決定までの思考過程

　本症例においては，IFNを投与する前には少陽病実証，瘀血の病態と考え，大柴胡湯合大黄牡丹皮湯を投与していました．しかし初回のPEGIFN投与後の経過をみていたところ，約10時間後から**悪寒・発熱**が出現し，**自汗傾向を認めなかったこと，煩燥や口渇もなかったこと**から太陽病実証で麻黄湯の適応病態と考え，麻黄湯に転方しました．麻黄湯を服用後，**発汗はなかったものの，腰部の重だるさが軽減**したため，1回服用しただけで経過を観察することとしました．翌朝には解熱しましたが，**脈の力が依然強かったため**，2日目以降もそのまま麻黄湯を継続して服用してもらうこととしました．しかし本症例では，IFN開始当初は麻黄湯証でよいと思われた病態が，4日後には他覚的な**心窩部の冷え**が出現し，附子理中湯に転方しました．また8日目には**全身倦怠感**が出現し，**脈沈弱**へと変化したため茯苓四逆湯に転方し，4か月後にはさらに虚状が強くなったと考えて通脈四逆湯へと転方していきました（図1）．

　これまで我々は主にIFN-βを用いた経験から，IFN投与後の状態を疑似太陽病と考え，麻黄湯を投与し，副作用の軽減効果ならびに生化学的著効率の向上が得られることを報告してきました[1,2]．しかし今回使用したPEGIFNは1週間に1回の投与で従来のIFN-βに比べて半減期が長いため（図2），生体に与えるダメージが持続して体力を消耗し，漢方医学的病態（証）がIFN投与初期の太陽病実証から陰証，虚証へと変化して，厥陰病に相当するような病態にまでなるものと考えています．そこで現在は，PEGIFN/RBV併用療法では比較的早期から積極的に四逆湯類を併用しています．

解答　(A)麻黄湯　(B)附子理中湯
　　　(C)茯苓四逆湯　(D)通脈四逆湯

症例演習　上級編

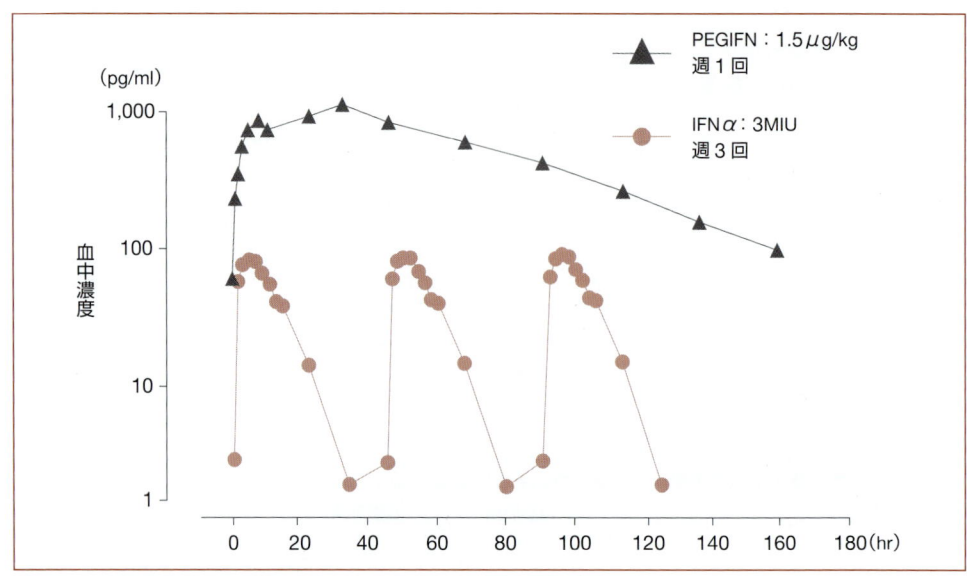

図2　インターフェロン血中濃度の推移（投与開始4週目）
（Luxon BA, Grace M, Brassard D, et al：Pegylated interferons for the treatment of chronic hepatitis C infection. Clin Ther 24：1363-1383, 2002 より改変）

▶ 鑑別処方

● **大青竜湯**

　　太陽病実証に用いる方剤である．悪寒発熱，無汗，煩躁，口渇が目標となるが，本症例では煩躁と口渇の有無で鑑別した．

● **葛根湯**

　　太陽病実証に用いる方剤である．悪寒発熱，無汗があり，特に後頸部のこりが強い場合に用いられる．大青竜湯や麻黄湯の同じ太陽病実証に用いる方剤であるが，感冒のひきはじめなど広く使える方剤である．本症例では後頸部のこりの強さは確認しなかったが，経験的にIFN投与後の病態はかなり実証の程度が強く関節痛などを伴うことも多く，麻黄湯か大青竜湯の適応病態と考えて，第1選択とはしなかった．

● **桂枝二越婢一湯**

　　太陽病虚実間に用いる方剤である．自汗傾向があり，「熱感があきらかで寒気が僅か」で口渇があることが目標となる．本症例では虚実の違いと無汗であったことから鑑別した．

● **附子理中湯**

　　太陰病虚証に用いる方剤である．食欲低下などがあり，他覚所見として心下痞鞕や心窩部付近の冷感が目標となる．本症例も，太陽病から厥陰病へと証が変化していく過程で，他覚的な心窩部の冷感が出現し，附子理中湯に転方し，有効であった．しかし最近の経験によると，PEGIFN/RBV併用療法の施行時には，太陰病よりも少陰病～厥陰病の病態に移行しやすいと考えられる．

● **茯苓四逆湯**

　　少陰病から厥陰病虚証に用いる方剤である．手足の冷えがあり，脈が沈弱，非常に倦怠感が強い場合に適応となる．PEGIFN/RBV併用療法時において悪寒を伴う発熱がみられ

なくなった時点で第1選択薬だと考える．典型的な症例では脈が沈弱になるが，必ずしも沈弱にならない場合もあり，倦怠感が強い場合にもまず茯苓四逆湯を投与してみるとよい．煎じ薬が処方できない場合には，人参湯エキスと真武湯エキスを混ぜて代用するとよい．

- 通脈四逆湯

茯苓四逆湯と同様に厥陰病虚証に用いる方剤である．茯苓四逆湯服用中でも倦怠感が強かったり虚状が高度で改善しない場合には，通脈四逆湯の適応病態と考えてよい．

参照　はじ漢十五語　p.69〜71（麻黄湯，大青竜湯，葛根湯），p.210〜212（通脈四逆湯，人参湯，茯苓四逆湯）
　　　はじ漢ノート　p.22〜24（太陽病期とその治療），p.44〜45（甘草生姜湯と類方）

▶ コメント

漢方の原典である『傷寒論』は急性熱性疾患をモデルとし，病期の初発から危篤状態に至るまでの臨床経過について記載している．すなわち病態を陰陽に分かち，その経時的な変化を六病位として表し，それぞれの病態における症候と対応する治療方剤を経験に基づいて記してある，EBMの書である．

古代にIFN治療はなかった．しかし，藤平健先生の説明（漢方概論，p.56〜74，創元社）に従って，陰陽と六病位を，体力と病毒の相対的な量の変化として考えると，IFNは一種の病毒であり，それに反応して体力が動員され，発熱などの症状が出現する．

IFN投与開始直後の病態は太陽病そのものであり，経験的にはほとんどが強実証を呈する．漢方薬はこの生体反応（体力）を援助することで，副作用といわれる諸症状を軽減する．このとき，漢方薬は体力の援助として作用するので，IFNの効果を減弱する可能性は少ないと推察される．しかしPEGIFNにおいては，病毒が持続的に体内に存在し放出され，体力を次第に消耗させていく．その結果，相対的に体力は病毒より劣勢になっていく．すなわち証は初期の陽証から陰証へと進行していくわけである．

IFN投与時における証とその変化は，『傷寒論』における病態認識のよいモデルであるともいえる．

引用文献
1) Kainuma M, Ogata N, Kogure T, et al : The efficacy of a herbal medicine (Mao-to) for combination with intravenous natural interferon-β for patients with chronic hepatitis C, genotype 1b and high viral load ; A pilot study. Phytome 9 : 365-372, 2002
2) Kainuma M, Hayashi J, Sakai S, et al : The efficacy of herbal medicine (Kampo) in reducing the adverse effects of IFN-β in chronic hepatitis C. Am J Chin Med 30 : 355-367, 2002

> **ワンポイントアドバイス**　PEGIFN/RBV併用療法時には，四逆湯類の併用を中心に考える．

症例 8　50歳・女性　湿疹

症例演習　上級編

（担当医：三潴忠道）

現病歴　10年前から春頃になると顔面に軽度の湿疹が出現．皮膚科を受診し，抗ヒスタミン薬を投与されたが完治せず．5年前から1年中，湿疹が出現するようになり，寛解増悪を繰り返していた．本年7月抗ヒスタミン薬を中止したところ，湿疹が悪化し，湿疹が胸から背中まで広がった．薬局で白虎湯を処方されたが無効だったため，同年8月27日当科を受診した．

既往歴　特記すべきことなし．家族歴：特記すべきことなし

身体・検査所見　身長154 cm，体重44 kg，血圧111/73 mmHg，脈拍99/分・整，体温36.2℃，顔面〜頸部〜上胸部，背中に広がる紅斑あり．検査所見：WBC 4710(Eos 8.3％)，IgE 3309 U/ml．

漢方医学的所見

(1)自覚症状
1) 暑がり．体に熱感がある．顔面にのぼせあり．入浴は気持ちがよいが，風呂から出てから皮膚のこわばりや皮疹が明らかになる．
2) 首から上に汗をかきやすい．
3) 食欲：良好．
4) 睡眠：痒みのため不眠あり．
5) 排便：1回/日排便あるが，すっきりと出ない．
6) 排尿：異常なし．
7) 口渇あまりなし．
8) 痛みと痒みのため着衣困難．吹き出物ができやすい．
9) 月経不順あり(1回/6か月)．経血塊なし．

漢方医学的所見

(2)他覚所見
1) 顔面色素沈着(＋)，皮膚発赤湿潤(＋)．
2) 脈候：沈細弱．
3) 舌候：淡紅色，腫大(－)，歯痕(＋)，乾燥した白苔中等度(＋)．
4) 腹候：腹力軟弱，両側腹直筋緊張(＋)，胸脇苦満(－)，心下痞鞕(－)，心下振水音(－)，鼓音(－)，心下悸(＋)，臍上悸(＋)，臍下悸(＋)，右臍傍圧痛(＋)，小腹不仁(＋)．

臨床経過
- 初診日：(A)の病態と考え，(B)を投与した．
- 1週後：皮疹の悪化なく，背部と腹部の湿疹は改善．生薬(C)を1gから3gに増量．
- 2週後：皮膚の赤みがさらに改善．しかし脈が依然沈弱であったため，(C)を4gまで増量した．また便秘や瘀血に対して三黄瀉心湯エキス2.5g＋加工附子末0.5gや当帰芍薬散加附子エキス9.0gを兼用とした．
- 4週後：湿疹がほぼ消失した．

問題　(A)の病態，(B)の処方，(C)の生薬をお答えください．

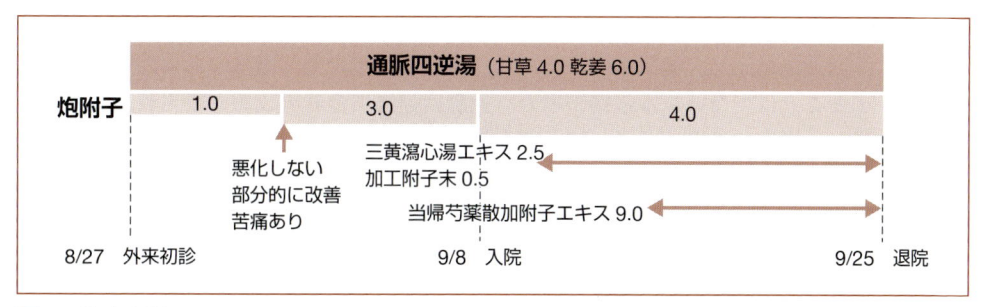

図1　臨床経過

▶処方決定までの思考過程

　陽証を思わせる所見があるにもかかわらず，白虎湯が無効であること，脈が非常に弱いことなどから，極端な陰証(厥陰病)による裏寒外熱と考え，通脈四逆湯を処方しました．ただ当初はやはり怖かったので，附子を少なくして炮附子1gで開始しました．その結果，湿疹は悪化せず，部分的に改善している部分もあったため炮附子を3gまで増量しました．2週間後には皮膚の赤みが少し退いてきました．この方は息子さんの結婚式を控え，その時には是非和服を着たいと希望されたので，入院してもらい，さらに治療を急ぎました．入院時も脈はまだ弱かったため，炮附子を4gまで増量しました．その後湿疹は急速に軽快し，さらに約2週間後には湿疹がほぼ消失しました．

　なお便秘に対しては心下痞の所見はありませんでしたが，便秘と顔のほてりを目標として附子瀉心湯(三黄瀉心湯エキス+加工附子末)を兼用しました．さらに瘀血に対しては，腹力が軟弱で腹直筋の異常緊張があり，臍傍の圧痛が右側に認められたことから，陰証の瘀血に適応となる当帰芍薬散加附子エキスを追加しています(図1)．

　余談にはなりますが，最終的にはきれいになって，息子さんの結婚式には無事，着物を着て出席することができました．

　通脈四逆湯は『傷寒論』に「下利清穀．裏寒外熱．汗出而厥者．通脈四逆湯主之」*と記載されています．一般的には高度の陰証，虚証に用い，裏寒は強いのですが，しばしば仮熱といって，寒極まってかえって見かけ上は熱候を呈する，虚熱の状態に用います．本症例も一見陽証に見えましたが，脈が弱いことから，非常に虚状が強い状態であると考え，通脈四逆湯を選択し，著効となりました．

▶鑑別処方

● 茯苓四逆湯

　厥陰病虚証に用いる方剤である．通脈四逆湯と同様に，倦怠感や四肢の冷えが非常に強

---

*「下利清穀，裏寒外熱，汗出でて厥する者は，通脈四逆湯之を主る」

解答　(A)厥陰病・虚証　(B)通脈四逆湯　(C)附子

く，脈は沈弱のときに用いるが，通脈四逆湯よりも虚状が弱い場合に用いられる．また通脈四逆湯と比べ，虚状が弱いために，赤ら顔だったり，微熱があったりと，一見陽証に見えることは少ない．本症例の場合，通脈四逆湯で症状の改善が得られた後で，虚寒証が軽減し，通脈四逆湯に含まれている大量の乾姜がからく感じられるようになってきた場合には転方する候補となる方剤である．

● 三黄瀉心湯

少陽病実証に用いる方剤である．本症例を陽証と考えた場合に，便秘傾向で，のぼせがあり，上半身を中心に湿疹が出現していることから，鑑別にあげられる．本症例では併病と考えて，陰虚証であることから附子瀉心湯を兼用している．

● 桂枝茯苓丸加薏苡仁

少陽病実証に用いる方剤である．本症例の場合には通脈四逆湯が有効であることがわかっていたため，瘀血に対して当帰芍薬散加附子を使用しているが，陽証と考えた場合には，桂枝茯苓丸加薏苡仁が鑑別にあげられる．しかし本症例の場合には，脈が沈弱である点で鑑別される．

参照 📖 はじ漢十五話 p.208〜212（甘草乾姜湯，通脈四逆湯，人参湯）
📖 はじ漢ノート p.44〜45（甘草乾姜湯と類方）

▶ コメント

通脈四逆湯は，陰証の極みである厥陰病に適応となる方剤で，身体の反応力も極度に消耗し，高度の虚証に適応となる．したがって典型的な本方証では，脈も触れにくいほどの危篤状態である．しかし『傷寒論』に，「厥陰之為病．気上撞心．心中疼熱．飢而不欲食．食則吐．下之．利不止」**とあるように，厥陰病では気が上衝し，陰証であるのにかえって顔色が赤くなることがある．これを虚熱という．中でも通脈四逆湯証では，「処方決定までの思考過程」でも説明されているように赤ら顔のことが多い．

さらに，通脈四逆湯を代表とする厥陰病期の方剤は，危篤状態というほどの状態ではなくても適応となることがある．小倉重成先生はその著『傷寒論解釈』の厥陰病篇において，次のように述べている．

「（前略）ただ，ここで心配なのは，現在の臨床家がこの定綱の言葉にとらわれすぎて，危篤状態でなければ用いてはならないように考えたり，逆に，そのような薬方を平素用いることを怖がって，消極的になられることである．たしかにその通り受けとめると（中略），多くは徐々に虚耗に陥り，独歩も不能になって命数の尽きることが多い．

しかし，私の臨床経験から言えることは，そこまで追い込まれた病状でなくとも，茯苓四逆湯，通脈四逆湯，通脈四逆加猪胆汁湯証をもっている人は案外多い．特に潜証（注：一見陽証に見えながら，実は虚寒証が隠れている病態）という形でもつ人まで入れれば，さらにその数は多い．

したがって，虚弱者の多くなった現代，厥陰の薬方の適応者は，必ずしも風前の灯火と思わないで欲しい．（後略）」

本症例では，顔の赤さは虚熱のためであり，実は厥陰病に相当するほどの虚寒が身体内

**「厥陰の病たる，気上って心を撞き，心中疼熱し，飢えて食を欲せず，食すれば即ち吐し，之を下せば，利止まず」

に潜んでいたと考えられる．種々の難治性皮膚疾患，重症のアトピー性皮膚炎では，しばしば通脈四逆湯証を経験する．炎症のために顔が赤くても，口や鼻の周囲などの炎症が及ばない部分が青白ければ，実は陰証であることを疑うきっかけになるが，虚熱によって赤ら顔の場合には陽証との見極めが難しい．

> **ワンポイントアドバイス** 一見陽証に見えても，脈が沈弱の時は，虚熱を疑い，四逆湯類方も考慮する．

症例 9　66歳・女性　頭痛，嘔吐

症例演習　上級編

（担当医：三潴忠道）

現病歴　変形性頸椎症・膝関節症・腰椎症の診断で10か月前から当科通院中．疼痛コントロールが不十分なため，精査加療を目的に10月26日より入院中であった．服用中の処方は桂枝芍薬知母湯加減と桂枝茯苓丸（院内製剤）．

11月10日午前7時ころ，前頭部から頭重感と頭痛が出現し，後頭部にも及んできた．吐き気を伴い，朝に予定の服薬は中止，7時15分頃と8時40分頃に胃液を嘔吐し，朝食も摂取不可能であった．聞くと2日前より夜間に咳が出るようになったという．背部の冷感，脈の浮実，無汗，肩や後頸部のこりなどを認め，感冒（太陽病）を疑った．そこで葛根加半夏湯の代用として葛根湯エキスと小半夏加茯苓湯エキスを各1包ずつ混ぜて白湯に溶き，服用させた（9時半）ところ，30分ほどで体が温まったとのこと（体温は36.3℃）．しかし10時40分に再び胃液を嘔吐した．その後も症状の改善が乏しく，11時過ぎに小半夏加茯苓湯エキスを再服，また食事が摂取できないため12時20分より輸液を開始した．加療により症状は一時的には軽快するようであったが，結局改善せず．15時に再度，所見を取り直した．

身体・検査所見
（入院時）身長157 cm，体重65 kg，体温36.2℃，血圧142/88 mmHg，脈拍83/分・整．

漢方医学的所見
(1) 自覚症状
11月10日15時の所見：頭重感あり．ベッドが揺れている感じがする．のどが渇く．顔がほてる．尿の出方は普通だと思う．

漢方医学的所見
(2) 他覚所見
1) 顔面：赤い．
2) 脈候：やや浮，やや実，大小中間．
3) 舌候：やや暗赤色，乾燥した微白黄苔（＋）（入院時とほぼ同じ）．
4) 腹候：腹力中等度，心下痞鞕（＋），心下悸（＋），臍上悸（＋）．

臨床経過
- 15時：（A）の病態と考え，（B）を煎剤で投与した．
- 15時20分：自覚的に頭重感は改善し，顔のほてりは取れた．「処方（B）は飲みやすい」．脈状に変化は認めなかった．
- 17時25分：ベッドの揺れる感じはない．吐き気もしない．他覚的には顔面の発赤が少しあり，脈の浮状がやや減少（浮沈中間），腹部所見には変化なし．
- 20時：処方（B）を再服，20時45分にはだるさのみ残っていた．
- 翌朝9時35分：頭重感とふらつきは1，2割に軽減し，ベッドの揺れる感じはない．口渇あり．排尿は昨夕と今朝にあった．昨夜は咳がほとんど出なかった．顔の赤みは消失，腹候では心下痞鞕が消失，心下悸も明らかに減弱した．処方（B）は10時・15時・20時の3回服用とし，他の処方は中止していた．昼より以前に近い量の食事が摂取できた．
- 13時：頭重感・ふらつきともに消失．12日には腹動も消失し，処方を元に戻した．

問題　（A）の病態，（B）の処方をお答えください．

▶ 処方決定までの思考過程

　本症例は急性症と考えられますが，入院中の発症であったために枕頭に侍って工夫を重ね，正証を見いだし得た経験です．嘔吐で発症したかに見えましたが，よく聞けば2日前からの咳嗽など"風邪"による異変であることが推察されました．そこで病棟主治医は太陽病を疑い，脈の実状，無汗から実証，さらに項背のこわばりを目標に葛根湯証を考え，主症状である嘔吐を考慮して葛根加半夏湯としました．いわば「太陽興陽明合病．不下利但嘔者」*と説明できます．しかし十分な効果は得られなかったのです．後から考えれば，葛根加半夏湯証では，「ただ嘔」でむかつきが中心であり，胃の中に食物もない状態で胃液を繰り返し嘔吐するような状態には，適応になりそうもない．いずれにしても，再度の診察と証の考察を必要としていました．

　改めて診察し，頭重感や身体動揺感，水様の嘔吐などからは，水毒の存在が強く考えられました．尿利異常は自覚されませんでしたが，口渇は水毒，心下悸は茯苓剤の適応としても矛盾しません．しかし，顔のほてりと脈浮はどう考えられるのか？ 表証の傾向あるいは気の上衝と考えれば桂皮だが，ほてるほどの上衝なら甘草を加えた桂枝甘草湯の方意を考えられるでしょう．これらの水毒と気の上衝は，茯苓沢瀉湯の主治するところです．

　本方は太陰病虚証付近に適応し，脈の実状は矛盾しそうですが，強い利水作用を意味する名前の"沢瀉"含有で高度の虚証にはむしろ不適と思われますし，またすべての所見が典型的に揃うこともないので，あまり気にしませんでした．また太陽病であれば無汗は実証の重要症候ですが，少なくとも純粋な太陽病ではないので，これも問題ないでしょう．発症後間もない本例では舌にまで影響が及んでいない可能性があり，舌候は入院時と変化がなかったことからも無視し得ます．

　茯苓沢瀉湯は『金匱要略』嘔吐・噦・下利病篇に「胃反．吐而渇．欲飲水」**と記載されている方剤で，茯苓，沢瀉，朮，生姜，桂枝（桂皮），甘草の六味で構成されています．駆水剤といえますが，気の上衝を兼ね備えた病態に適応すると考えられ，藤平健先生から「水毒のデパート」と教わった覚えがあります．同方証に出現しやすい症候を体の上部からいうと，頭痛・頭重，めまい，口渇，嘔吐，腹痛などで，「訴えが多い」（藤平健・小倉重成『漢方概論』）とされています．『漢方処方解説』（矢数道明）では，心下の停飲があり，渇と嘔吐が第1ですが，尿利は不利・自利いずれもあり，心下の動悸・上衝などが目標とされています．水毒を気が揺さぶり，多彩な愁訴を引き起こすと推察されます．

▶ 鑑別処方

● **五苓散**

　　　　少陽病虚実間に用いる方剤でめまい感や口渇は一致する．しかし五苓散証では，多くは

---

*「太陽と陽明の合病．下利せず，ただ嘔する者」
**「胃反．吐して渇し．水を飲まんと欲す」

解答　(A)太陰病・虚実中間，気逆，水毒
　　　(B)茯苓沢瀉湯

自汗，嘔吐は飲水直後が多い．桂皮含有であり，気の上衝や表証を伴うことがあるが比較的軽度で，気の変動に伴う種々症状の出現は茯苓沢瀉湯のほうが典型的である．

- **桂枝二越婢一湯，大青竜湯**

   太陽病虚実間〜実証に用いる方剤である．本症例を太陽病と考えれば，口渇があることから鑑別にあがる．しかし，この症例では身体動揺感が強い点などから水毒の症候が明らかで，口渇も水毒によると考えた．また，嘔吐が明らかな点もこれら2方剤には合致しない．

- **黄連湯，生姜瀉心湯**

   少陽病虚実間〜虚証に用いる方剤である．少陽病で嘔吐と考えると鑑別にあがるが，めまい感が強いことから考えにくい．

- **柴胡剤**

   本症例を少陽病と考えると鑑別にはあがる．少陽病は「口苦，咽乾，目眩」とはいうものの，柴胡剤は強い嘔吐やめまい感が使用目標とはなりにくい．口渇を伴うことも少ない．

- **苓桂朮甘湯**

   少陽病虚証に用いる方剤である．めまい感を伴い，気逆・水毒という病態が似ていることから鑑別にあがる．苓桂朮甘湯には桂枝甘草湯が内包されるが，経験的にも赤ら顔は使用目標とならず，口渇もない．そのめまいは「立ちくらみ」だと，藤平健先生からかつて教わり，自分の臨床経験に照らしてもそういえる．

- **真武湯**

   少陰病虚証に用いる方剤である．動揺感や胃腸症状の存在からは候補になる．また感冒でも応用され，直中の少陰といわれるように表証を思わせる場合もある．しかし陰虚証の方剤であり，口渇を伴うことはあまりなく，選択しなかった．

参照　はじ漢十五話 P.240（茯苓沢瀉湯）
　　　はじ漢ノート P.66（茯苓沢瀉湯）

▶ コメント　真武湯と茯苓沢瀉湯

   本症例をきっかけに，しばしば茯苓沢瀉湯を使用するようになった．茯苓沢瀉湯証は動

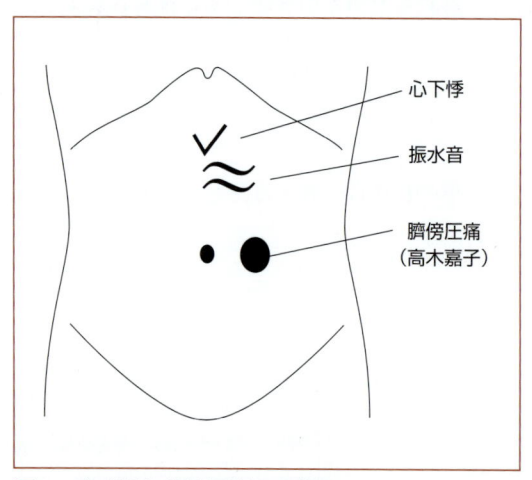

図1　真武湯と茯苓沢瀉湯の腹候

（心下悸／振水音／臍傍圧痛（高木嘉子））

揺感を伴い，真武湯と使用目標が似ている．自分の経験を中心として2方剤証に共通の所見を考えてみると，自覚的な動揺感，脈候は弱であるが一筋の緊状（指を浮かせていくと触れる，木綿糸状のスジ張り），腹候では心下悸，上腹部の振水音，臍の2横指にある圧痛点（高木嘉子先生提唱の"真武湯の圧痛点"）などがあげられる（図1）．真武湯は附子含有で寒が存在するが，茯苓沢瀉湯も附子を加味すれば鑑別とはならず，虚実も似てくる．最も異なる点は沢瀉含有方剤にしばしばみられる口渇の有無で，真武湯証では口渇がない．もちろん茯苓沢瀉湯証の典型例では，桂枝甘草湯に由来すると思われる多彩な症状が目標となる．

参考文献 1) 小林　豊，他：難治性胃潰瘍に伴う嘔吐に茯苓沢瀉湯が奏効した一例．日本東洋医学雑誌 53：521-527，2002

> **ワンポイントアドバイス** 嘔吐，口渇，めまい感など水毒による多彩な症状（"水毒のデパート"）があれば茯苓沢瀉湯を考える．

症例 10　症例演習 上級編
70歳・女性　右前腕のヒラヒラした異常知覚
（担当医：三潴忠道）

現病歴　2年前の6月17日，冷蔵庫の配置換えで腕を使った後から右肩が痛かった．2・3日後，右肩から指先に皮疹が出現した．近医にて帯状疱疹と診断され，5日間点滴注射をした．しかし，疼痛により右の上肢が動かせないため，4～5か所の医療施設を受診した．3～4か月間，皮疹が続き，一皮むけて，痛みも軽減してきた．ところが皮膚の表面にヒラヒラした感じが残り，右第2指の動きも悪い．寒い日には痛みを伴い，症状が悪化するため，本年2月当科を受診した．初診時，右上肢，特に前腕の皮膚にヒラヒラした言いようのないつらさがあり，動かし難い．整体治療を受けて右上肢の挙上はできるようになったが，右肩，時に頸部も痛む．昨年12月1日に車の後部座席に乗車中，追突されてから，左手にもしびれ（知覚低下）を感じるが，温泉につかって軽減した．他院よりビタミンB_{12}や総合ビタミン剤を処方されている．

身体・検査所見

身長156 cm，体重57 kg，体温35.8℃，血圧138/81 mmHg，脈拍75/分・整．

漢方医学的所見

(1) 自覚症状
1) 寒いと腰が少し冷えるが，全体としては寒がりや冷え性ではなく，どちらかというと暑がり．風呂は気持ちよく，ぬるめの湯にゆっくり入る．
2) 食欲：異常なし．
3) 睡眠：良好．
4) 排便：異常なし．
5) 排尿：異常なし．夜間尿もほとんどない．
6) 発汗：ふつう．
7) 春になるとくしゃみが出やすい．

漢方医学的所見

(2) 他覚所見
1) 顔色：正常で，わずかに上気した感じ．皮膚：視診では異常所見を認めない．
2) 脈候：浮，やや実，大．
3) 舌候：正常紅あるいは微かに暗赤色，腫大（－），歯痕軽度（＋），少し乾燥した中等度から薄めの白苔（＋）．
4) 腹候：腹力は中等度よりわずかに軟，両側腹直筋緊張（±），右胸脇満微結（＋），心下痞鞕（－），臍上・臍下悸（＋），臍両側斜め下に圧痛軽度（＋），小腹不仁（±）．

臨床経過

- 初診日：(A)の病態と考え，(B)（煎じ薬）を投与した．
- 1週後：ヒラヒラ感がなんとなく軽減し，手が握りやすい気がする．
- 3週後：右前腕の痛いようなヒラヒラした異常感が減ってきた．
- 5週後：異常感が我慢できるほどに随分楽になってきた．
- 7週後：異常感は指先のみとなった．
- 11週後：筆や包丁が使えるようになった．
- 15週後：上肢の症状は99％消失．
- 19週後：「いつも顔をしかめていたのが，この頃は楽しそう」と義妹に言われた．

問題　(A)の病態，(B)の処方をお答えください．

▶ 処方決定までの思考過程

　本症例における初診時の異常知覚は本人のことばどおり「ヒラヒラ」と記載しましたが，単に痛いとかしびれるとかではなく，形容し難い異常なつらさであろうと推測しました．初診から5週間後頃までは「我慢ができない」ような異常知覚でした．そこで末梢神経を表に属すと考え桂枝(桂皮)を，またヒラヒラと形容される異常知覚から黄耆も必要と考え，重症であることも勘案して，黄耆桂枝五物湯を第1に頭に浮かべました．本症例は太陰病あるいは少陽病付近の虚実中間〜やや虚証で，"血痺"に代表される異常感覚と考えて矛盾しません．桂枝あるいは黄耆含有方剤でも，桂枝加黄耆湯では重度の知覚異常には荷が重く，黄耆建中湯も同様です．烏頭湯，烏頭桂枝湯となれば強い疼痛が対象で，本例は単なる痛みではなく異常感覚が主体です．ただ発病後年余の経過があり，また寒い日に悪化し風呂などで温めると改善した症候もあることなど，寒の存在も疑わしいことから，効果が不十分であれば附子を加えるつもりでした．

　また慢性疾患で，瘀血徴候(舌の暗赤，臍傍圧痛)もあることから，桂枝茯苓丸などの駆瘀血剤の併用も考えました．結果的には，本方に加減や他剤を併用することなく，病態が劇的に改善していきました．

　表の水毒や血痺を主体とし，桂枝湯に比較すると甘草を含まず生姜を増量した内容の黄耆桂枝五物湯は，神経痛というよりはしびれるような異常知覚あるいは過敏状態にしばしば有効です．岡洋志らがまとめた[1]，本方証に特異的な症候5項目のうち，本例では体全休が重い・怒りっぽいの2項目は該当しませんでしたが，寒がり・関節痛・皮膚乾燥の3項目が軽度ながら存在しました(表1)．

その後の経過

　このまま完治するかと期待しましたが症状が完全には取りきれず，軽度のズキズキ感や気にならない程度の鈍痛などが出没し，治療を継続しています．その間，再診時の訴えはほとんど合併した他の症状になりました．合併症としては腰痛，下肢の浮腫，顔面の皮疹(一時的に帰耆建中湯加減に転方)など，また一時的な指の疼痛には桂枝加朮附湯で対応するなどもしました．しかし原疾患に対して最終的には黄耆桂枝五物湯が必要で，冬季に症状の再燃傾向もあったため，結局のところ附子を加方したり，その上に最近では八味地黄丸や桂枝茯苓丸も併用しています．

▶ 鑑別処方

● 桂枝加黄耆湯・黄耆建中湯などの黄耆剤

　太陽病〜太陰病虚証に用いる方剤である．桂枝加黄耆湯は桂枝湯に黄耆を加えた方剤で，黄耆には皮下の水毒を逐う作用があり，発汗異常や神経の知覚障害(異常感覚)が使用目標となるが，重度の知覚異常(知覚過敏)には用いない点で鑑別した．また黄耆建中湯は太陰病虚証の方剤で，胃腸の働きが弱く，薄いベニヤ板状の腹直筋の緊張を特徴とする小建中湯に黄耆が加わった方剤になる．桂枝加黄耆湯と同様に，重度の知覚異常に用いないことに加え，本症例では典型的なベニヤ板状の腹直筋の緊張がみられない点で建中湯類は

解答　(A)少陽病〜太陰病・虚実中間〜やや虚証，"血痺"
　　　(B)黄耆桂枝五物湯

表1　黄耆桂枝五物湯の有効例における症候

	知覚異常	運動麻痺	疲れやすい	むくみ	汗かき	肩・首がこる	便秘する	寒がり	体全体が重い	関節痛	皮膚乾燥	怒りっぽい
自験例（29例）	△	△	△	△	△	△	△	○	○	○	○	○
橋本（2例 1977）	○		○			○	○					
中村（1例 1988）	○	○	○	○	○							
三谷（5例 1989）	○		○			○						
小林（1例 2003）	○				○						○	
古谷（3例 2004）	○					○		○				

△無効群においても多発症候

鑑別した．

- **烏頭湯，烏頭桂枝湯などの烏頭剤**

太陰病虚〜実証に用いる方剤である．烏頭含有方剤は，夜も眠れないほどの激しい痛みを伴うものを目標とし，虚実により烏頭湯，烏頭桂枝湯を鑑別する．本例は痛みではなく異常感覚が主体である点で鑑別した．

- **柴胡剤**

診察所見から虚証の柴胡剤も候補となる．柴胡桂枝湯にしては心下痞鞕がなく腹直筋緊張も明らかではない，胸脇苦満が弱いことから否定的で，さらに鼻炎症状や腹動があることなども加味し，選ぶとすれば柴胡桂枝乾姜湯であろう．しかし，主症状から柴胡剤は初診時の鑑別に入れなかった．あるいは柴胡桂枝乾姜湯証もあったのかとは思うが，やはり神経（表）の強い異常には，表を中心に作用する方剤を，と考えた．

- **桂枝加苓朮附湯**

太陰病虚証に用いる方剤である．異常知覚よりは疼痛が対象になる点で鑑別した．

- **桂枝二越婢一湯**

太陽病虚実間に用いる方剤である．急性熱性疾患では，「熱感があきらかで寒気が僅か」であり，口渇，脈の緊状，自汗を目標とする．また，いまだ皮疹の存在する急性期の帯状疱疹にはよく用いるが，本症例では皮疹はすでに消失している点で鑑別した．

引用文献　1）岡　洋志，他：黄耆桂枝五物湯の有効症例の検討．日本東洋医学雑誌 56：947-951，2005

▶ コメント

桂皮は薬効を表に導くともいわれ，表証の代表である太陽病期の急性熱性疾患には，欠くことができない生薬である．しかし皮膚疾患や神経疾患，時に関節疾患（部位的には表）においてはしばしば黄耆が併用される．特にピリピリなどと表現される過敏な疼痛や異常感覚には，しばしば用いられる生薬である．桂皮と黄耆はいずれも表に作用する生薬であるが，その作用には違いがあり，一緒に用いられることが多い．

帯状疱疹罹患後，数か月以上経ても残存する神経障害例は，今までに何人か診察してき

た．その異常知覚の性状は一種独特のようで訴えもさまざま，経験例のうちの何例かは精神科疾患を疑われ，実際に精神科を受診していた症例もあった．つまり，言葉では説明し難く精神的にも打撃となる，日常生活に大いに支障をきたすような，かなりの異常感覚が後遺症となる例がある．

　ただ，筆者が北陸にいたときの治療成績はほぼ全敗だったが，九州ではほぼ全例が，完治とまでいかないまでも治療に反応するのは，疾患の地域性のためであろうと思っている．さらに九州ではどうも帯状疱疹の発症率が高く，免疫異常をきたすような背景因子が見当たらない症例がほとんどであることも，特異的である．

参考文献　1）小林　豊，他：黄耆桂枝五物湯が奏効した体感幻覚症の一例．漢方の臨床 50：1227-1232，2003
　　　　　　2）木村豪雄，他：黄耆桂枝五物湯が有効であった舌痛症の1例．漢方の臨床 53：278-283，2006

> **ワンポイントアドバイス**　帯状疱疹後神経障害（しびれ）などの皮膚の異常感覚には黄耆桂枝五物湯が有力．

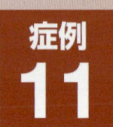

症例 11　68歳・男性　慢性腎不全

（担当医：貝沼茂三郎）

現病歴　25年前頃：尿糖強陽性で，糖尿病と診断されたが放置していた．20年前頃：糖尿病に対して食事および運動療法を開始し，血糖コントロールは良好．3年前：糖尿病による慢性腎不全と診断された．その後しだいに腎機能が悪化．本年5月：血清クレアチニン（Cr）値が 4.4 mg/dl まで上昇．透析導入までの期間延長を希望し，当科を受診した．

既往歴　高血圧症（25歳），労作性狭心症（64歳）

身体・検査所見　身長 159 cm，体重 65 kg，血圧 128/78 mmHg，脈拍 79/分・整，体温 37.2℃，眼球結膜貧血あり，心音・呼吸音異常なし，浮腫なし．Hb 9.5 g/dl, BUN 64 mg/dl, Cre 5.2 mg/dl, FBS 126 mg/dl, HbA1c 6.6%．

漢方医学的所見

(1) 自覚症状
1) 暑がりの寒がり．長湯ができない．自分では体が冷えるとは思わない．
2) 汗をかきやすい（特に首から上）．寝汗をかく．
3) 食欲：低下．
4) 睡眠：良好．
5) 排便：1回/2日，硬便．
6) 排尿：頻尿・夜間尿なし．
7) 首がこる．腰が痛い．
8) 疲れやすい．身体全体が重い（だるい）．ふらつきあり．

(2) 他覚所見
1) 顔色不良，渋紙色，四肢冷（−），発汗（−），皮膚乾燥（＋）．
2) 脈候：やや浮，大小中間，やや弱．
3) 舌候：暗赤色，腫大（＋），歯痕（−），やや湿潤した黄苔中等度（＋）．
4) 腹候：腹力中等度，右胸脇苦満軽度（＋），心下痞鞕（−），心下振水音（−），心下悸（−），臍上悸（−），臍下悸（−），臍傍圧痛（−），小腹不仁（−）．

臨床経過
- （A）の病態と考え，（B）を投与し，また生薬（C）を（B）に加えた．
- 1週後：（B）＋（C）を1，2服のみでふらつきも消失し，元気が出てきた．BUN 56 mg/dl, Cr 4.4 mg/dl まで低下．（C）を 1.0 g → 1.5 g へ増量．
- 2週後：妻がおどろくほど元気が出た．BUN 52 mg/dl, Cre 3.6 mg/dl まで低下．
- 4週後：体が軽くなって，よく動ける．BUN 49 mg/dl, Cre 3.4 mg/dl まで低下．
- 9週後：クーラーの中では冷えることから，（B）に生薬（D）を加えた．
- 29週後：BUN 46 mg/dl, Cre 2.9 mg/dl まで低下．
- 33週後：皮膚の枯燥が著明だったため，（E）を（B）の加減方に合方した．
- その後（C）や（D）を漸増しながら経過観察したところ，漢方治療を開始してから約4年間透析導入を延期することができた．

問題　（A）の病態，（B）（E）の方剤，（C）（D）の生薬をお答えください．

症例11　68歳・男性　慢性腎不全

▶ 処方決定までの思考過程

　まずは陰陽の鑑別を行いました．自覚症状では**暑がりでも寒がりでもない**ということですが，**長湯ができない**ことから本症例は少なくとも本格的な陰証ではないと考えました．よって陽証もしくは陽証から陰証への移行期の病態と考えました．陽証の中では，急性熱性疾患の初期でもなく，腹満便秘などの消化器症状もないことから，太陽病や陽明病は否定的と考えました．よって本症例は少陽病から太陰病と考えました．また虚実に関しては，**寝汗をかいたり，脈もやや弱**であったことから，虚証と考えました．

　次に気血水では**食欲がない，全身倦怠感，疲れやすい**などから気虚，**皮膚の乾燥**から血虚と考えました．以上より本症例は少陽病虚証気血両虚の病態と考えました．補中益気湯は，『勿誤薬室方函口訣』の中で「畢竟小柴胡湯の虚候を帯ぶる者に用ゆべし…煮たてたる熱者を好むは附子を加べし」と記載されていますが，柴胡剤の中で，虚証で特に気虚を伴うものに用いられ，寒の存在が認められるときには附子を加える場合があります．また津田玄仙がその使用目標として，(1)手足の倦怠感，(2)言語が軽微，(3)眼に勢いがない，(4)口中に白沫が出る，(5)食の味がなくなる，(6)熱いものを好む，(7)臍にあたって動悸がする，(8)脈は散大で力がない，と8症をあげ，それらの8症のうち，1～2症があれば用いてよいと言っています．

　本症例では右軽度胸脇苦満があり，虚証であり気虚の所見があること，津田玄仙の記載の中にある手足の倦怠と脈散大の所見が認められたことから，補中益気湯をまず選択しました．初診時には血清 Cr 値がすでに 5 mg/dl を超えた状態であり，2週間服用して改善が得られなければ，腎臓内科に紹介する予定でした．しかしわずか2週間の服用で，気力が出て，血清 Cr 値が低下傾向になったため，本方が有効と判断し，漢方治療を継続することとしました．

　また本症例では便秘であったことから大黄を加味しました．大黄には抗酸化作用があり，動物実験でも大黄には血中尿素窒素(BUN)低下作用などが認められていることから，積極的に大黄を加えることとしました．さらにクーラーの中では冷えるといわれたことから，前述の『勿誤薬室方函』にあったように附子を加えることとしました．

　次いで本症例では補中益気湯に四物湯を合方しましたが，四物湯は『金匱要略』に記載されている芎帰膠艾湯の変方で，同方より阿膠，艾葉，甘草を去ったものといわれています．また『牛山方考』には「此方は血虚栄弱，一切の血病，婦人調経，補血の本薬也」と記載され，補血剤として代表的です．本症例では皮膚の乾燥があり，血虚の所見を伴っていると考え，四物湯を合方しました．**図1**は漢方治療を開始する前後での 1/Cr の表を表しています．血清 Cr 値が 10 mg/dl すなわち 1/Cr が 0.1 になる点を腎死(透析導入予測時期)と仮定すると，本症例では補中益気湯加減法を用いて約4年間透析導入を延期することができました．なお本症例では処方を選択するにあたり，補中益気湯と温脾湯(四逆加人参湯加大黄)が慢性腎不全(保存期)の透析導入を延期する[1,2]というエビデンスがあったことも1つの参考となりました．

解答　(A)少陽病～太陰病・虚証　(B)補中益気湯
　　　(C)大黄　(D)附子　(E)四物湯

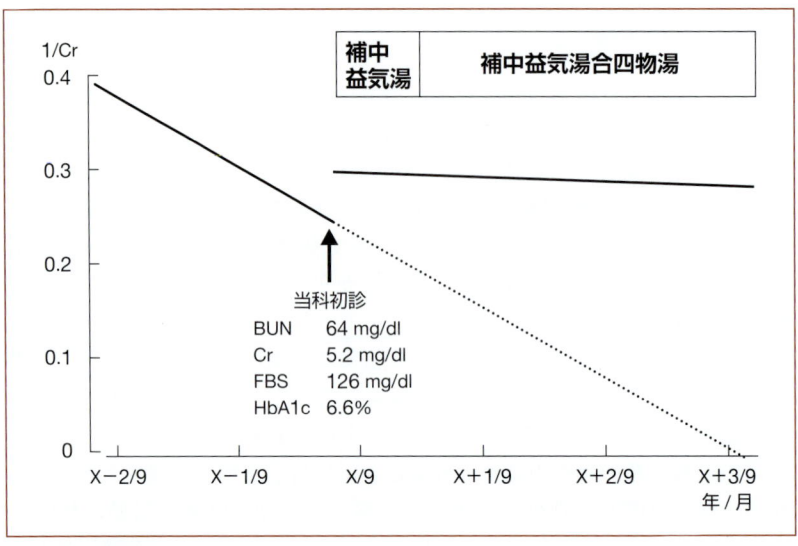

図1　臨床経過

▶ 鑑別処方

● **柴胡桂枝乾姜湯**

少陽病虚証に用いる方剤である．この方剤は虚証が適応で胸脇苦満の程度も軽いが，気逆が病態の中心であり，本症例では気虚が病態の中心である点で鑑別した．

● **加味逍遙散**

少陽病虚証に用いる方剤で虚実はほぼ同じだが，柴胡桂枝乾姜湯のような冷えはなく，むしろ熱が主体で，舌尖部の赤みや舌下静脈の怒張がみられる．

● **柴苓湯**

少陽病虚実間〜やや実証に用いる方剤である．本方は小柴胡湯と五苓散の合方であるが，他の柴胡剤と五苓散の合方に変更することも可能である．本症例では柴胡剤の証は認められたが，水毒を示唆する所見に乏しい点で鑑別した．

● **温脾湯**

少陰病虚証に用いる方剤である．四逆加人参湯加大黄であり，乾姜や附子含有方剤である．本症例とは陰陽の違いで鑑別した．

引用文献
1) 三潴忠道，他：高齢者慢性腎不全患者に対する漢方治療．日本東洋医学雑誌 46：649-653, 1996
2) 三潴忠道，他：慢性腎不全の進行に対する温脾湯を中心とした漢方治療の臨床評価．日腎会誌 41：769-777, 1999

参照　はじ漢十五話　p.184〜227（陰証期のはじまり，陰証期とその治療，水毒(1)）
　　　はじ漢ノート　p.40〜43（陰証の主な治療方剤）

▶ コメント

証の判定すなわち適応方剤の選択については，基本は陰陽（虚実），次いで気血水の変調が大切であるが，症状や病名などによる頻用方剤を頭に浮かべることも参考になる．もち

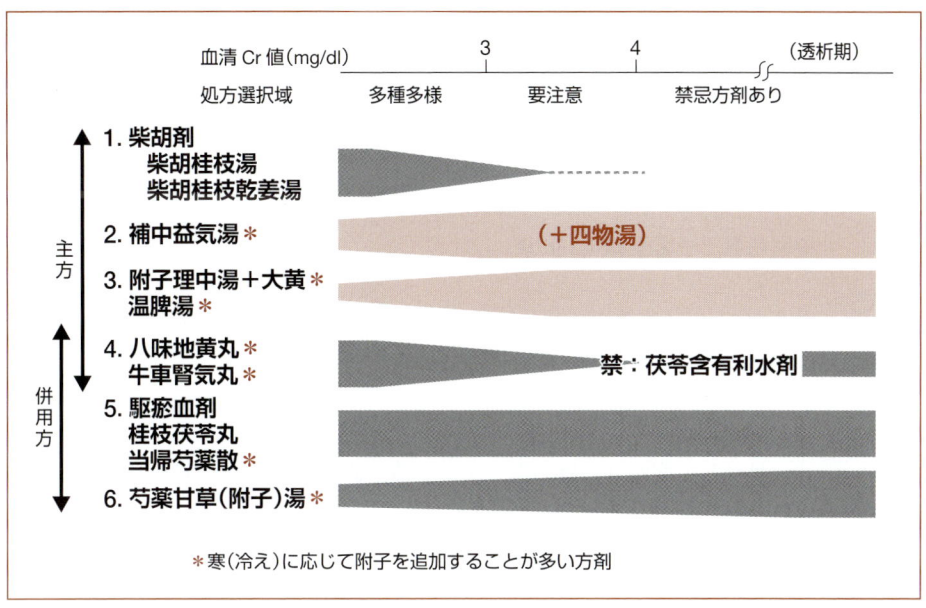

図2 腎機能障害の程度による頻用処方

ろん最終的には，気血水，そして陰陽が矛盾しないことを確認する必要がある．
　慢性腎不全に対する漢方治療に対しては，私は自身の臨床経験から，そのステージに応じていくつかの頻用処方と注意すべき点を念頭に置いている（図2）．

1. 血清 Cr 値＜3 mg/dl：証（適応処方）は多種多様である．陽証であれば柴胡剤を中心に駆瘀血剤の合方（併用）を多用し，陰証なら八味地黄丸その他の附子剤を中心に，証に従って治療する．
2. Cr 値＞4 mg/dl：見かけによらず陰証あるいは虚証となる．陽証では，一般の柴胡剤が適応に見えても補中益気湯が有効なことがほとんどである．補中益気湯の使用目標として，皮膚が軟弱で艶がないような感じで，時には舌の白い苔に濃淡がみられるが，胃腸障害や冷えは強くない．皮膚の枯燥が明らかであればさらに四物湯を加える．このステージでは陰証が多く，温脾湯（四逆加人参湯加大黄）あるいは附子理中湯加大黄も頻用される．八味地黄丸や茯苓含有の利水剤（五苓散，柴苓湯，真武湯など）は，たとえ自他覚的な臨床症状が改善しても腎機能の悪化要因となることが多く，用いない．臨床検査データをモニターしながらの治療が必須である．有効であれば，補中益気湯などの黄耆含有方剤は血清 Cr 値の，温脾湯などの大黄含有方剤は BUN 値の低下が初期1〜2週間で観察される．
3. 透析期：主方は補中益気湯合四物湯，あるいは温脾湯・附子理中湯加大黄がほとんどである．漢方治療開始後，発汗しにくかった透析患者が，暑ければ汗をかくようになる．他の諸愁訴にも，漢方方剤の有効性が報告されている．たとえば下肢の痙攣に芍薬甘草湯は即効的である．また桂枝茯苓丸はシャントトラブル予防にも役立つ．

> **ワンポイントアドバイス**　保存期慢性腎不全には補中益気湯と温脾湯（加減）を考える．また便秘傾向には積極的に大黄を加える．

症例 12　56歳・女性　咳が止まらない

症例演習　上級編

（担当医：木村豪雄）

現病歴　7か月前にかぜをひいた．その後から咳が止まらない．乾性咳嗽で時々白い薄い痰がからむ．上部内視鏡検査や胸部X線検査では異常なかったため，漢方治療を希望して初診．

既往歴	子宮筋腫で子宮全摘術（46歳）
身体・検査所見	身長151 cm，体重59 kg，血圧164/88 mmHg，脈拍74/分・整，体温36.6℃，心肺音異常なし，腹部平坦・軟，下肢浮腫なし．
漢方医学的所見	**(1)自覚症状** 1) 暑がりの寒がり，腰の周りが冷える．ぬるめの風呂が好き．足がほてる． 2) 少し汗をかく． 3) 食欲：良好． 4) 睡眠：眠りが浅い． 5) スーパーで冷蔵庫などの冷気にあたると下痢をする． 6) ときに片頭痛がする． 7) 咳が出る．電話で話すと咳き込む．薄い痰がからむ．のどが乾燥する． 8) のどの渇きはない．
漢方医学的所見	**(2)他覚所見** 1) 脈候：浮沈間，やや弱． 2) 舌候：やや暗赤色，歯痕（＋），乾湿中間の白苔軽度（＋）． 3) 腹候：腹力中等度，心下痞鞕（＋），臍周囲の冷え（＋）．
臨床経過	・初診：(A)の病態と考え，(B)を投与した． ・6日後：少し咳は減ったようだ．薬はピリピリする．軟便が続く（臍の周りの冷えはとれている）． ・22日後：時々咳き込む．冷房で腹をこわす．相変わらず電話口で咳き込む．(C)に変更する． ・41日後：咳は止まった．週に1回くらい軟便となる． ・69日後：ほとんど咳はしなくなった．軟便もない．

問題　(A)の病態，(B)と(C)の処方をお答えください．

▶ 処方決定までの思考過程

　まずは陰陽の鑑別を行います．自覚症状からは，**暑がりの寒がりで腰の周りが冷える，スーパーの冷気で下痢する**などの冷えの存在が明らかであり，陰証と判断しました．気血水の異常では，**舌がやや暗赤色**であり瘀血の存在が疑われました．処方の決め手は，**腹診で臍の周りを触ると冷たい**ことであり，大建中湯を選択しました．咳はやや少なくなり臍の周りの冷えも改善しました．しかし**咳**は完全には止まっておらず，さらに**慢性の下痢**が続いていることと心下痞鞕があることから，附子理中湯（人参湯加附子）に転方しましたが，同処方に転方後，速やかに咳が消失しました．

　大建中湯は，『金匱要略』の腹満寒疝宿食病篇に，「心胸中大寒痛．嘔不能飲食．腹中寒．上衝皮起．出見有頭足．上下痛而不可触近．大建中湯主之」*と記載されています．我々はさらに臍中心の他覚的な冷えも大建中湯の使用目標となりうるのではないかと考えています．

　一方で，人参湯は『傷寒論』に「霍乱．頭痛．発熱．身疼痛．寒多不用水者」「大病差後．喜唾．久不了了」**とあり，また『金匱要略』には「胸痺．心中痞．留気結在胸．胸満．脇下逆搶心」***と記載されています．人参湯は，全身の冷えと心下痞鞕を目標として下痢などの消化器疾患や気管支喘息などの呼吸器疾患に用いられます．1か月以上も続く慢性咳嗽には心下の冷えがあり，人参湯が有効な症例が多い印象があります．本症例では大建中湯を服用していても寒が残っていたため，人参湯にさらに附子を加えた附子理中湯を用いました．

▶ 鑑別処方

● 麻杏甘石湯

　少陽病実証に用いる方剤である．汗が出て，口渇があり，喘鳴を伴う湿性咳嗽を目標に用いられる．また熱は高い場合もあり，そうでない場合もある．本症例とは陰陽の違いならびに口渇の有無で鑑別することができる．

● 麦門冬湯

　少陽病虚実間に用いる方剤である．咳込みや痰は共通するが，痰は多くなく，乾燥して切れにくい傾向がある．また，「口渇」ではなく口や咽の「乾燥」がみられる．のどが乾燥傾向で，張りついた痰が取れにくく，そのために咳き込むようなイメージである．本症例でも候補となり得るが，陰陽と虚実の違いにより鑑別した．

---

*「心胸中，大寒痛し，嘔して飲食する能わず，腹中寒え，上衝して皮起こり，出で見るれば頭足あり，上下痛み触れ近づくべからざるは，大建中湯之を主る」
**「霍乱，頭痛，発熱，身疼痛し，寒多くして水を用いざる者」（霍乱：吐き下し病）「大病差えて後，喜ば唾し，久しく了了たらず」
***「胸痺，心中痞し，留気結んで胸に在り，胸満ち，脇下より心を逆搶す」

解答　(A)寒証(太陰病)　(B)大建中湯　(C)附子理中湯

- **柴朴湯**
　小柴胡湯と半夏厚朴湯の合方で少陽病虚実間に用いる方剤である．のどにゴロゴロと痰が絡んで切れにくく，咳が出る．腹診上胸脇苦満がみられる．本症例では胸脇苦満がなく，また陰陽の違いで鑑別できる．
- **小青竜湯**
　太陽病虚実間に用いる方剤である．咳，痰は共通するが，水毒が明らかで，水様性鼻汁や胃部の振水音がみられる．また，陽証であるものの「寒」もあるため，顔色が悪いことが多い．本症例では水毒を示唆する所見に乏しい点で鑑別できる．なお，小青竜湯証では脈も水毒特有の小(細い脈)で，ナイロン糸をピンと張ったようである．
- **麻黄附子細辛湯**
　少陰病虚証に用いる方剤である．咳，痰は共通するが，明らかな寒があり，咽喉痛(チクチク痛む)を訴えることが多く，表証を差し挟んでいる．小青竜湯の陰虚証とも考えられ，脈は水毒特有の小(細い脈)だが，細い絹糸をそっと張ったような弱い感じである．一般に消化器症状は伴わない．本症例では麻黄附子細辛湯証に特徴的な症候がなく，表証を示唆する所見にも乏しい点で鑑別した．

参照　はじ漢十五話　p.234(主な駆水剤(胸内型))，p.237(水毒を伴う上気道炎に対する方剤群)，p.238(強い咳嗽に対する方剤群)
　　　はじ漢ノート　p.32(強い咳嗽に対する方剤群)，p.66(主な駆水剤(胸内型))

▶ コメント　腹診における腹部の温度と証(図1)

　腹診では，腹力を基本に，腹直筋の緊張状況，心下痞鞕，胸脇苦満，腹動，瘀血の圧痛など種々の所見が証の判定に役立つ．その中で，他覚的な寒熱にも注意すると，証の判断に役立つ．

　他の部分と比較して，心下の冷えは人参湯や黄連湯の証でしばしば観察される．同じ乾姜含有方剤でも，苓姜朮甘湯証では下腹部(小腹)の冷えを感じることがあるし，大建中湯

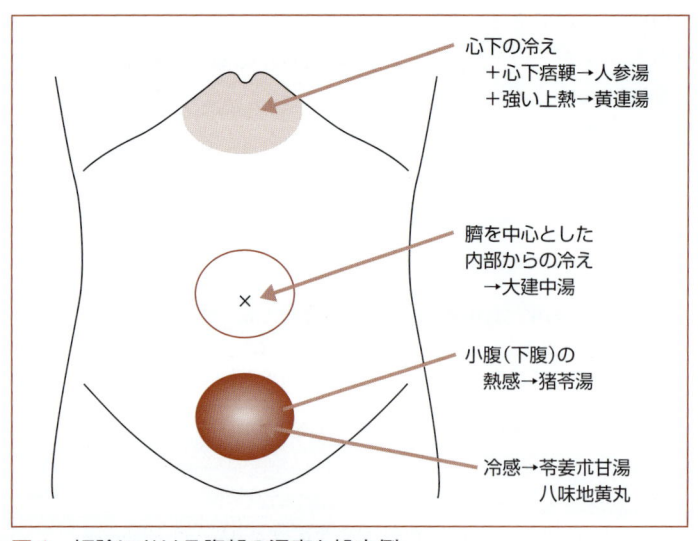

図1　切診における腹部の温度と処方例

証では臍を中心とした冷えが存在することが多く，温かい掌で臍を中心にそっと触れていると，臍の奥から冷気が上がってくるように感じることが多い．大建中湯に含まれる蜀椒（山椒）は，臍中心に温める作用があるのかもしれない．八味地黄丸証でも小腹が冷たく感じることがあるが，"下焦の熱"に適応となる猪苓湯では，逆に熱を感じる．

> **ワンポイントアドバイス** 長く患っている病態には寒が隠れていることがある．寒（冷え）を改善することにより，一見関係ないような主訴がよくなることがある．

症例 13 症例演習 上級編
83歳・女性　手掌と足蹠の皮膚剥離，疼痛
（担当医：村井政史）

現病歴　9年前頃から手掌と足蹠に紅斑や落屑を伴う小膿疱が出現．8年前に皮膚科を受診し，掌蹠膿疱症と診断されステロイド外用剤などを処方されたが改善せず．8月，手掌と足蹠の皮膚がはがれ，疼痛を伴うため当科を受診した．

既往歴　齲歯（金属充填治療）（55歳），高血圧，高コレステロール血症，冠攣縮性狭心症（75歳），糖尿病，過活動膀胱（83歳）

生活歴　喫煙：30本/日×40年，飲酒：なし

家族歴　姉：肺癌

身体・検査所見　身長146 cm，体重62 kg，血圧129/59 mmHg，脈拍93/分・不整，体温37.0℃，心雑音なし，呼吸音正常，手掌・足蹠：鱗屑を伴うびまん性紅斑，小膿疱（−）．

漢方医学的所見

(1) 自覚症状
1) 寒がり．温かい飲み物が好き．熱めの風呂が好き．手足が冷える．手掌と足蹠がほてる．夏に悪化する．
2) 食欲：低下．
3) 睡眠：不眠なし．悪夢なし．
4) 排便：1回/2日．
5) 排尿：10回以上/日，夜間尿3回．
6) 多汗なし．めまいなし．口渇あり．
7) 易疲労あり．集中力がない．動くのがおっくう．
8) 動悸，息切れがする．

漢方医学的所見

(2) 他覚所見
1) 顔色やや赤い，全身に皮膚枯燥（＋），下肢冷感（−），軽度下腿浮腫（＋）．
2) 脈候：やや浮，虚，大小中間，渋，結代あり．
3) 舌候：暗赤色，腫大（＋），歯痕軽度（＋），厚い黄苔（＋）．
4) 腹候：腹力やや軟弱，両側胸脇苦満（右側優位）（＋），両側下腹に硬結（＋），小腹不仁（＋）．

臨床経過
- 初診時：(A)の病態と考え，(B)を投与した．
- 14日後：足蹠の紅斑や疼痛は速やかに改善した．
- 42日後：手掌の鱗屑や紅斑および疼痛には変化なし→紫雲膏の外用開始．
- 70日後：足蹠の疼痛はほとんど消失．手掌は不変．
- 126日後：相変わらず手掌の皮がはげ，痛む→紫雲膏は無効と判断し中止．→脈の渋り，結代はまだある．舌の暗赤および舌下静脈の怒張，左右の下腹の硬結を目標に(C)を併用．
- 156日後：手掌の鱗屑や紅斑および疼痛も改善．

問題　(A)の病態，(B)(C)の処方をお答えください．

▶ 処方決定までの思考過程

　　まず陰陽を考えます．寒がり，熱い飲み物が好き，熱めのお風呂が好き，手足が冷えるところから陰証の傾向がありますが，夏に悪化する，やや赤ら顔，下肢に冷感がないことから本格的な陰証ではないと考えました．次に虚実を考えます．食欲が低下し易疲労があり，また脈力，腹力ともに弱かったことから，虚証と考えました．次に気血水では，集中力がない，動くのがおっくうであることなどから気虚と考えました．また皮膚の枯燥が著明であることから血虚と考えました．さらに1日30本喫煙し，脈の渋り，舌の暗赤色，両側下腹の硬結から強い瘀血の所見があると考えました．以上より，本症例では本格的な陰証ではなく少陽から太陰病期で虚証，気虚，血虚，瘀血の病態と考えました．

　　そこで強い瘀血の所見もあったのですが，先補後瀉の原則に従い，気血両虚で，動悸あるいは脈の結代することを目標として炙甘草湯（煎剤）を開始することとしました．その結果，足蹠の皮膚症状は速やかに改善しましたが，手掌は126日経ってもほとんど変化がありませんでした．そこで次に，強い瘀血を目標に桂枝茯苓丸加薏苡仁エキスを併用したところ，手掌の鱗屑や紅斑および疼痛も改善しました（図1）．よって本症例は，炙甘草湯証と桂枝茯苓丸加薏苡仁証の併病と考えました．

　　炙甘草湯は『傷寒論』の太陽病下篇に「傷寒．脈結代．心動悸．炙甘草湯主之」*，『金匱要略』血痺虚労病篇には「治虚労不足．汗出而悶．脈結悸．…」**と記載されています．矢数道明先生は『漢方処方解説』の中で，その目標として虚証で栄養が衰え，燥きが強く，皮膚枯燥し，疲労しやすく，手足の煩熱，口の乾き，便秘，息づきが熱き，心悸亢進，あるいは脈の結代，不整脈と息切れを訴える，などをあげています．後で振り返ってみますと，本症例では，これらの使用目標の中で，皮膚枯燥，易疲労，手足煩熱，口の乾燥，便秘，心悸亢進，脈結代，不整脈などが一致しておりました．炙甘草湯に含まれてる麦門冬，地黄，麻子仁，阿膠などは滋潤清涼の剤ともいわれ，本症例の皮膚症状が改善した理由がうかがわれます．ただ我々が検索した範囲では，掌蹠膿疱症に対する漢方治療として，清熱剤や柴胡剤，駆瘀血剤がよく用いられていますが（表1），炙甘草湯が有効であったという報告はほとんどありませんでした．しかし本症例では掌蹠膿疱症に炙甘草湯が有効であり，随証治療の有用性を再確認することができました．

　　なお炙甘草湯のみでは手掌の症状が改善せず，典型的な瘀血の所見から桂枝茯苓丸，さらに皮膚疾患であることも考慮して薏苡仁の入った桂枝茯苓丸加薏苡仁を併用し，さらに効果がありました．

---

*「傷寒，脈結代（けったい），心動悸するは炙甘草湯之を主る」
**「虚労不足，汗出でて悶（もん）し，脈結悸するものを治す．…」

解答　（A）少陽病〜太陰病・虚証　　（B）炙甘草湯
　　　（C）桂枝茯苓丸加薏苡仁

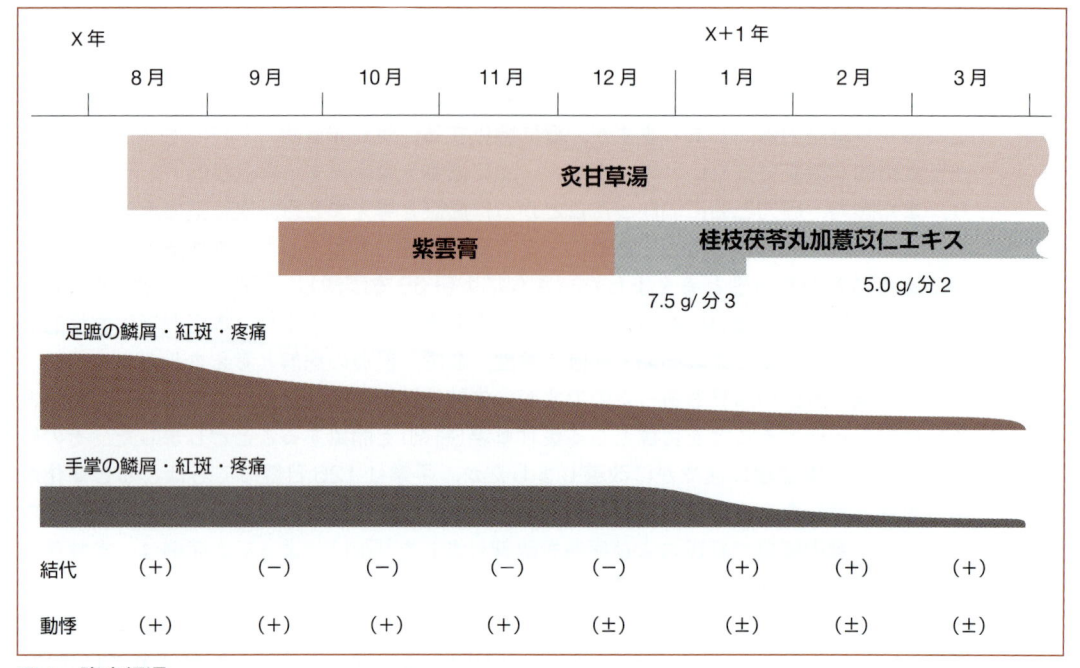

図1　臨床経過

表1　掌蹠膿疱症に有効との報告がある主な漢方方剤

清熱剤	柴胡剤	補剤
温清飲 三物黄芩湯 黄連解毒湯 白虎加人参湯 十味敗毒湯 排膿散及湯 消風散	小柴胡湯 柴胡加竜骨牡蛎湯 柴朴湯 柴苓湯	補中益気湯 四逆加人参湯 黄耆建中湯 八味地黄丸 四物湯
	駆瘀血剤	その他
	桂枝茯苓丸 加味逍遙散 大黄牡丹皮湯 腸癰湯 疎経活血湯	麻杏薏甘湯 桂枝加黄耆湯 温経湯 防風通聖散

▶ 鑑別処方

- **十全大補湯**

    太陰病虚証に用いる方剤である．気血両虚が存在する点では炙甘草湯に共通するが，動悸や脈の結代がない点で鑑別した．

- **帰耆建中湯**

    太陰病虚証に用いる方剤である．小建中湯に黄耆と当帰を加えた方剤であるため，小建中湯に典型的な腹力軟弱で，薄いベニヤ板状の腹直筋の異常緊張がみられなかった点で鑑別した．

● 温清飲

　　少陽病虚実間に用いる方剤である．本方剤は黄連解毒湯と四物湯を合方した方剤であり，熱と血虚が使用目標となる．本症例では血虚は認められるが手足以外には強い熱候がなく，気虚も認められた点で鑑別した．

参照 　はじ漢十五話 p.250（炙甘草湯）
　　　はじ漢ノート p.53〜54（炙甘草湯）

▶ コメント　合方と併用

　　本症例で併用した方剤の病位は，炙甘草湯が少陽病〜太陰病の少し虚証，桂枝茯苓丸は少陽病のやや実証が中心だと思われる．両方剤の病位はそれほど離れてはいないが少し異なるし，炙甘草湯は血を潤し桂枝茯苓丸はいわば瀉す方向だと思われる．そこで，それぞれの効果を十分に発揮させるためには服用時間を離したほうがよいと思う．また，炙甘草湯は桂枝去芍薬湯の加減方であるが，桂枝茯苓丸には芍薬が含まれている点で，再方剤は合方しないほうがよいと思われる．さらに構成生薬が多くなるほど切れ味が鈍くなる傾向があることも，2剤を離して服用する理由である．私は患者に，30分以上あければ十分です，と話している．

　　逆に，柴胡剤と駆瘀血剤などは合方することの多い方剤である．合方あるいは一緒に服用するかどうかは，多分に経験的な面があるように思われる．

　　なお，主訴である手足の所見にとらわれず，動悸や脈の結滞（不整）に着目して方剤を選択したことは，主証が何かを上手に見抜いた方剤運用であったと考える．

参考文献　1）佐藤田寛：気管支喘息に炙甘草湯；一例報告．漢方の臨床 49：892-894, 2002

ワンポイントアドバイス　血虚の所見を伴う動悸には，炙甘草湯を考える．

症例 14　59歳・女性　下痢

（担当医：貝沼茂三郎）

現病歴　2月の人間ドックでは特に異常は指摘されず，排便は毎日普通便が2回あった．しかし同年3月から1日10行以上の水様性下痢が出現し，8月まで続いた．その間，排便時には下腹部痛，裏急後重，肛門の灼熱感などを伴っていた．大腸内視鏡検査を施行したが，器質的な異常は認められなかった．他院にて過敏性腸症候群（下痢型）と診断され，内服薬による治療を受けたが症状の改善は得られなかった．その後も軟便が1日3回で，3日に1日は7〜8行程度の下痢が続くため，同年11月当科を受診した．

既往歴　バセドウ病で通院加療中（49歳より）

家族歴　父：大腸癌，母：乳癌，兄：腎癌

身体・検査所見　身長154 cm，体重48 kg，体温36.4℃，血圧124/83 mmHg，脈拍60回/分・整．頭頸部・心肺異常所見なし，腹部：平坦および軟，圧痛なし，神経学的異常所見なし，下腿浮腫なし．

漢方医学的所見

(1) 自覚症状
1) 暑がり．
2) 汗をかきやすい．
3) 食欲：良好．
4) 睡眠：良好．
5) 排便：3回/日 軟便（3日に1日は8行程度の下痢）．便は臭く，裏急後重，肛門の灼熱感などがある．冷たい物や，牛乳の摂取を控えても下痢は改善せず．
6) 後頸部から背中にかけてのこりが強い．
7) 発作的に頭がズキズキと痛むことがある．
8) みぞおちの重苦しい感じはない．

漢方医学的所見

(2) 他覚所見
1) 顔面紅潮（−），四肢冷（−），発汗（−）．
2) 脈候：浮，緊張度は中等度，やや大．
3) 舌候：鮮紅色，乾湿中間の黄苔（＋）．
4) 腹候：腹力中等度からやや軟，心下悸（＋），臍上悸（＋），両臍傍圧痛（＋），臍直上やや左に圧痛（＋），小腹不仁（＋）．

臨床経過
- 初診時：(A) の病態と考え，(B) を投与した．
- 8日目：排便回数は変わらないものの，有形便となり，頸のこりも軽減した．
- 11日目：胸焼け，不眠が出現したため，(C) に転方した．
- 5週後：排便は3回/日の普通便となり，3日に1回の下痢は消失した．
- 9週後：2回/日の普通便にまで改善し，治療終了とした．

問題　(A) の病態，(B) (C) の処方をお答えください．

症例14　59歳・女性　下痢

▶ 処方決定までの思考過程

　本症例は，主訴が**水様性下痢**でしたが，**裏急後重，肛門の灼熱感などを伴う**ことから，陽証の下痢と考えました．陽証の下痢に用いる方剤としては，葛根湯，五苓散，半夏・生姜・甘草の3つの瀉心湯，葛根黄連黄芩湯，黄芩湯，大承気湯などがあげられます（図1）．その中で，自覚症状では**後頸部から背中にかけてのこりが強いが嘔気・嘔吐や腹満がない**こと，他覚的には**脈候は浮で緊張度は中等度，臍の左やや直上の圧痛があるが心下痞鞕がない**ことなどから，葛根湯証と考えました．葛根湯は葛根，麻黄，桂枝，芍薬，甘草，生姜，大棗の7つの生薬から構成され，太陽病実証に用いる方剤であり，急性熱性疾患に用いる場合は，無汗が原則です．本症例では汗をかきやすい点が葛根湯証と異なりましたが，慢性疾患に用いる場合，多少自汗傾向があってもよいのではないかと考え，葛根湯を選択しました．その結果，自覚症状にはやや改善が認められたものの，**胸焼けや不眠**が出現しました．そこで実証に用いられることの多い麻黄が合わないものと考え，より虚証に適応となり麻黄を含有しない桂枝加葛根湯に転方し，著効が得られました．

　葛根湯を下痢に用いる場合，『傷寒論』に記載されている「太陽興陽明合病．自下利」*の条文が投与目標になります．「合病」に関して藤平健先生は「一薬方証のみに存在するにも拘らず，その薬方証の一部の症状が，形を変えて他病位類似となって現れているために，あたかも二病位または三病位にそれぞれの薬方証が併存しているが如き観を呈する病態である．したがってその治療は一薬方のみで事足り，若しも誤って他薬方を合方するようなことをすれば，かえって治癒をさまたげることになる」と解説しています．この解説から，葛根湯の条文は，急性熱性疾患において太陽病として発症したものが病邪の勢いが強く，その邪の勢いの一部が消化管にまで波及し，陽明病を思わせるような一部の病症（下痢）を現しているが，病邪の本位はいまだ太陽病にあるものと考えられます．したがって，太陽病に適応となる葛根湯を用いて表邪を発汗させて治すと下痢も同時に治る，と解釈することができます．一方で，「陽明」の意味するところを，奥田謙蔵先生は，『傷寒論講義』の中で，「ここに所謂陽明とは，胃実の謂に非ずして，裏を指すなり」と解説しています．浅田宗伯も『傷寒論識』の中で，「蓋しこの証，胃実の候いまだかつて見われず．その陽明と称するは，唯だ是れ裏を指していうのみ」と解釈しています．これらの先人の解釈を参考に考えると，太陽と陽明の合病は，表の病勢が裏に影響を及ぼし，その結果として下痢をきたした病態であり，陽明の胃実ではないと考えられます．つまり陽明病らしい腹満や稽留熱などはないが，裏に病勢が及んでいることを"陽明病"とし表現しているというのです．

　傷寒論の中では，葛根湯は急性熱性疾患に伴う下痢に用いると述べていると思われますが，実際の臨床では，葛根湯は慢性の下痢に対しても応用されています．それゆえ合病の理論も本来は急性疾患について記述されていますが，慢性疾患についても応用できると考えます．また「陽明」が裏証を指すと考えた場合に，太陰病も陽証から陰証への移行期で裏証が中心であるから，ある意味で陽明の類証と考えます．本症例において葛根湯は一定の

---

*「太陽と陽明の合病，自下利す」

解答　(A)陽証（太陽病の類証）・虚実間〜やや虚証
　　　(B)葛根湯　　(C)桂枝加葛根湯

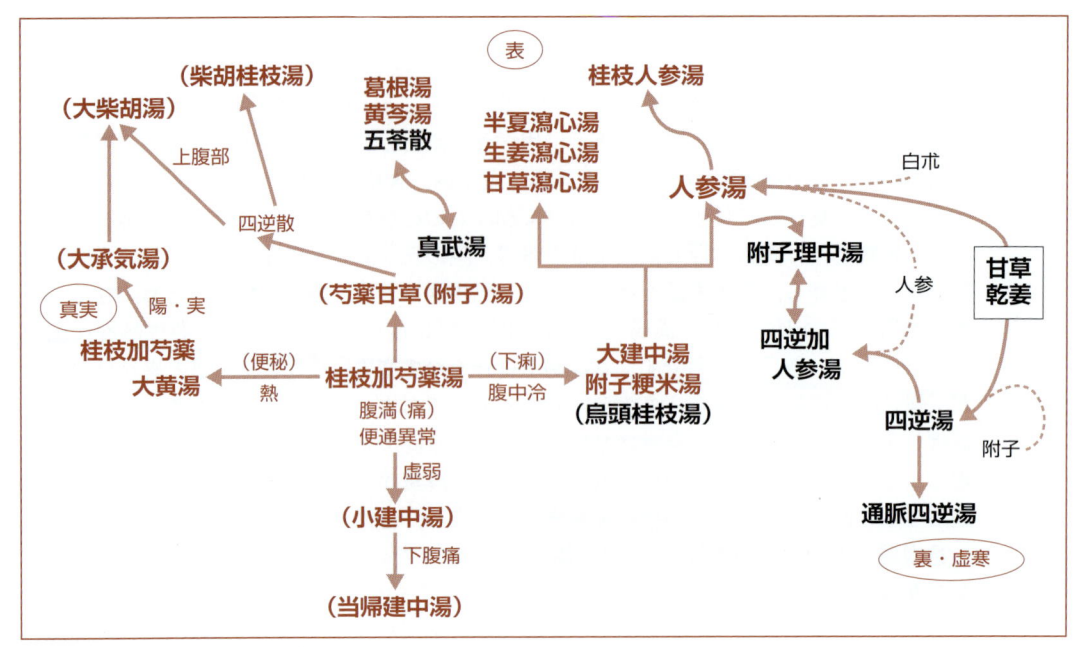

（　）内方剤は，下痢を伴うことが少ない
図1　腹痛・下痢

効果があったものの，胸焼け，不眠が出現したため，桂枝加葛根湯に転方し，著効が得られました．そこで今回の結果から，本症例は，太陽と陽明の合病に準じた病態，すなわち表の病勢が裏に影響を及ぼした病態と考えることができます．

　余談となりますが，桂枝加葛根湯は，葛根湯と比べて麻黄を含有しない点で，より虚証に適応となる方剤です．そのため本症例では，特に臨床経過の11日目以降，病気の主座は太陽病にありますが，同じ消化管（裏）に影響が出ているといっても陽明病というよりも太陰病との合病とでも表現したいところです．

▶鑑別処方

● 葛根黄連黄芩湯
　太陽病〜少陽病，虚実間〜実証に用いる方剤である．後頸部のこり，自他覚的な心下部の痞塞感，下痢を目標とする．本症例においては自他覚的な心下部の痞塞感がない点で鑑別した．

● 黄芩湯
　少陽病実証に適応となるが，太陽と少陽の合病に用いられる．急性期に用いることが多く，腹痛，下痢，裏急後重といった症状が中心で，強い熱候のため，排便時の肛門部灼熱感や強い便臭がみられる．嘔吐がみられることも多いが，あまり激しくはない．また太陽病にも病邪が残っているため，悪寒，発熱といった表証もみられる．本症例では慢性疾患であり，悪寒，発熱などの表証や下痢以外の嘔吐，腹痛といった消化器症状がないこと，項背のこわばりが強い点で鑑別した．

- 半夏瀉心湯

　　少陽病虚証に用いる方剤である．熱候が少なく，腹痛もあまり強くない．陽証の下痢であるにもかかわらず裏急後重や強い便臭を伴わないのが特徴である．本症例では裏急後重や便臭を伴う下痢である点で鑑別した．なお類方として，生姜瀉心湯はゲップや胸焼け，甘草瀉心湯は吐き気よりは下痢が中心である．

- 五苓散

　　少陽病虚証〜虚実間に用いる方剤である．水様下痢と共に，口渇があるのに飲んでも吐いてしまう水逆と呼ばれる症状を伴う急性感染性下痢症に適応となる．

- 大承気湯

　　陽明病実証に用いる方剤である．腹満，便秘を目標とするが，下痢をしていても裏熱を瀉下するために大承気湯を用いることがある．本症例では裏熱を示唆する所見がない点で鑑別した．

参照 はじ漢十五話 p.71〜72（葛根湯，桂枝加葛根湯）
　　 はじ漢ノート p.98（初期かぜ症候群に適応となる主な漢方処方），p.110（下痢に用いられる方剤）

ワンポイントアドバイス　太陽と陽明の合病による下痢には葛根湯が代表的．しかし，他の太陽病の方剤証のこともある．

症例 15　71歳・女性　全身倦怠感

症例演習　上級編

（担当医：矢野博美）

現病歴　40年前第2子死産後にうつ病を発症．19年前胃癌手術後からうつ病が悪化し寝たきりとなった．2年前の3月に顔面の皮疹を主訴に当科を受診した．本年1月に倦怠感，気分の落ち込み，不眠のために受診を中断．3月に再受診し，倦怠感が強いため茯苓四逆湯に転方した．しかし4月2日嘔気，食欲不振が出現したため当科入院となった．

既往歴　胃癌手術(52歳)，緑内障(62歳)，糖尿病(65歳)，白内障(68歳)
家族歴　母：うつ病，弟：高血圧症，悪性疾患(詳細不詳)

身体・検査所見　身長153 cm，体重51 kg，血圧108/54 mmHg，脈拍72/分・整，体温36.0℃，胸腹部に異常なし，顔面・前胸部に痂皮を伴う赤色丘疹がある．

漢方医学的所見
(1) 自覚症状
1) 暑がりの寒がり．身体全体に寒気がする．冬は電気毛布，カイロなどが必要．
2) 汗はあまりかかない．
3) 食欲：食欲はないが何とか食べている．
4) 睡眠：寝つきが悪い．夢をみるときは不快な夢が多い．食後眠くなる．
5) 排便：1回/日，普通便．
6) 排尿：頻尿，夜間尿4回．
7) 口渇：あり．湯茶が好きでよく飲む．
8) 吐き気が少しする．胸焼けしやすい．みぞおちが重苦しく痛むことがある．
9) 胸がもやもやして寝つけないことがある．
10) 腹から何かがつき上げてきて動悸と不安におそわれることがある．

漢方医学的所見
(2) 他覚所見
1) 顔色は青白い．下腹部と四肢の冷え(＋)．皮膚枯燥傾向(＋)．手掌・足蹠の発汗(－)．眼光・音声は非常に力がない．
2) 脈候：沈，小，虚，渋．
3) 舌候：軽度暗赤色．軽度黄色の乾湿中間の薄い舌苔(＋)．
4) 腹候：腹力弱，腹直筋緊張(－)，胸脇苦満(－)，心下痞鞭(±)，心下振水音(－)，心下悸(＋)，臍上悸(＋)，臍下悸(－)，臍傍圧痛(－)，小腹不仁(＋)．

臨床経過
- 入院時：外来処方の茯苓四逆湯で気分は少し軽くなったが倦怠感が持続し，食事と用便以外は寝たきり状態であった．また脈が弱く渋っていた．(A)の病態と考え，(B)に転方し，(B)の構成生薬の1つを漸増した．不眠はやや改善．
- 1週後：終日臥床は改善せず，胸がもやもやして寝つけないことや，嘔気・胸焼け・心窩部痛などの症状を伴うため(C)の病態と考え，(D)を併用した．
- 2週後：気分の落ち込み，倦怠感が著明に改善．隣の患者やナースと談笑し，軽い運動ができるようになり，化粧をして商店街に出かけるようになった．
- 1か月後：SDSは入院時の53点から41点に改善した．

問題　(A)の病態，(B)の処方をお答えください．(C)の病態，(D)の処方をお答えください．

▶ 処方決定までの思考過程

まず陰陽を考えます．**外来での茯苓四逆湯はやや有効**であったことや，**冬はカイロが必要，冷たいものよりも湯茶が好きでよく飲むこと，顔色が青白い**などより陰証と考えました．一方で，**胸がもやもやして寝つけない，顔面・前胸部に痂皮を伴う赤色丘疹**があることなどから陽証も併存している可能性が考えられました．虚実では**暑がりの寒がりで，眼光・音声が非常に力がない，脈も弱い**ことから，かなりの虚証と考えられました．

気血水では**食欲はないが無理して食べている，食後の眠気**などから気虚，うつ病，胸がもやもやして寝つけないは気うつ，**悪夢をみる，腹から何かがつき上げてきて動悸と不安におそわれる**ことがあること，他覚所見で**心下悸，臍上悸**があることなどから気逆と考えました．

本症例では陰虚証で茯苓四逆湯を服用しても，**全身倦怠感が持続**していることから，茯苓四逆湯よりも虚状が強いと考えて通脈四逆湯に転方しました．うつ病には通脈四逆湯が有効なことが多く，その場合に薬のからさを感じる程度まで乾姜を漸増することが多くあります．また**顔色が青白く手足や腹部に冷え**があったために附子も漸増しました．その結果，不眠はやや改善傾向となりました．しかし倦怠感やうつによる寝たきりの状態は改善しなかったために，**胸がもやもやして寝つけない症状**を「心中懊憹」と解釈して梔子豉湯類の併存病態と考えました．

本症例では**嘔気や胃の痛み**などの胃腸障害を伴っていたことから，梔子豉湯類の中から梔子生姜豉湯を選択しました．その結果，気分の落ち込み，倦怠感，終日臥床が著明に改善しました．梔子豉湯は，準少陽病の虚証に用いる方剤で，胸中の虚熱（虚証の熱）を冷まし，抑うつ気分を改善します．また肩から下に引っ張られるような，沈んでいくような感じ，特に朝が悪いなどが特徴的です．本症例では心中懊憹に加え，ベッドから起き上がれずに寝たきりの状態を肩から体が沈む感じの程度の強いものととらえました．本症例は最終的に通脈四逆湯と梔子生姜豉湯の併病と考えられました．

▶ 鑑別処方

● 香蘇散

準太陽病虚証に用いる方剤である．くしゃみや，なんとなくかぜ気味かなと思ったときやうっとうしさを晴らす方剤である．なんとなく具合が悪い，食べるとすぐにお腹が張って食べられないときに有効である．香蘇散の気うつはとらえどころのない感じで，訴えもはっきりしないことが多い．本症例は，香蘇散の気うつの状態より重篤と考えられた．

● 桂姜棗草黄辛附湯

少陰病虚証に用いる方剤である．症状がかみ合わずギクシャクと多愁訴，あるいは神経質な状態に応用される．大気一転の方ともいわれる．腹部所見の特徴は剣状突起と臍の中間点（中脘穴）に圧痛があることである．原典ではその部に円盤状に硬結があるとされるが，必発ではない．精神的なストレスによる腰痛にも有効なことが多い．本症例では，中脘の圧痛がない点で鑑別した．また麻黄含有方剤であり，本症例のように高度の虚証には

解答　(A)厥陰病　(B)通脈四逆湯
　　　(C)準少陽病　(D)梔子生姜豉湯

使いにくい．

- ● 女神散

  少陽病やや実証に用いる方剤である．気うつと瘀血が使用目標となるが，本症例では瘀血の所見は認められないことと，虚実が異なる点で鑑別した．

- ● 半夏厚朴湯

  準少陽病虚証～虚実間に用いる方剤である．原典に"咽中炙臠"とあるように咽に異物（あぶった肉）がつかえたり閉塞した感じが目標となる．気管支炎などの喀痰，喘息の狭窄感，喉頭神経痛などにも有効である．しかし喉頭のみならず，心窩，時には胸腔内のつかえ感にも使用される．本症例には何かがのどにつかえる感じはまったくなかった点で鑑別した．

- ● 桂枝加竜骨牡蛎湯

  準少陽病（太陽病に近い）虚証に用いる方剤である．腹証では腹直筋の緊張が全長に渡りみられ腹動が著明である．体力も気力も弱り，恐い夢や追いかけられる夢をみたり，腹部に動悸を触れる，物事に驚きやすいといった精神不安感がその使用目標となる．本症例でも気逆の所見は認められたが，病態の中心は気うつと考えられたため，鑑別した．

- ● 柴胡加竜骨牡蛎湯

  少陽病実証に用いる方剤である．また精神不安に用いる方剤であるが，本症例には胸脇苦満がない点，陰陽・虚実の違いで鑑別した．

参照　はじ漢十五話 p.249～250（気うつに対する主な方剤(1)(2)）
　　　はじ漢ノート p.54（気鬱に対する主な方剤）

▶ コメント　陰陽とうつ状態

病態の陰陽について，藤平健先生は体力と病毒の相対的な量の変化として説明された（図1）．健康な人体に病気（病毒）が発生あるいは侵入すると，初期には体力が病毒より優勢であり，これが陽証である．しかし病気が進行し，体力が病毒より相対的に劣勢になると，陰証となる．病気（病態の変化）を時間的な経過としてみると，前半が陽証で体力優位，後半が陰証で病毒優位となる．この陰証の極期である厥陰病期では体力が顕著に劣勢になり，通脈四逆湯証などでは極度の倦怠感を伴うことが多い．一般に気分も落ち込み，抑うつ気分になりやすいのも当然である．

逆に，うつ病あるいはうつ状態の1つの解釈として，ストレス（病毒）が気力（体力）を凌駕した状態と考えれば，茯苓四逆湯や通脈四逆湯などの厥陰病の方剤が適応となることが多いことも肯ける．

うつ状態の漢方医学的な病態解釈には，そのほかにも'気'のうっ滞がある．また本症例のように，胸内のうつ熱による場合には梔子豉湯類が適応となる．梔子豉湯は胸内に存在する虚証の熱に対応する方剤であり，少陽病（虚証）に適応となる．したがって，本症例は厥陰病と少陽病の2証の併存であったことになる．そこで，まず陰証を先に治療し陽証は後からという，併病治療の方法に準じた治療経過をたどったといえる．

参考文献
1) 三潴忠道：うつと通脈四逆湯証．活 50：11，2008
2) （講師）藤平　健，（編者）中村謙介：傷寒論演習．p199-210，緑書房，1997
3) 藤平　健，小倉重成：漢方概論，p502-504，創元社，1979
4) 藤平　健（主講）：類聚方広義解説．p544-562，創元社，1999

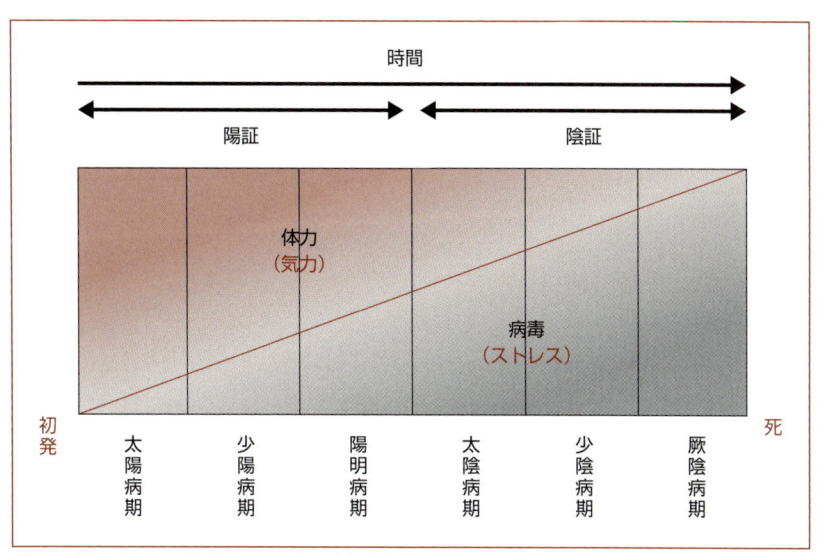

図1 証における陰陽とその経時的変化
（藤平　健，小倉重成：漢方概論，創元社，1979，p.58より改変）

> **ワンポイントアドバイス** 胸がもやもや，肩から沈みこむ落ち込みには梔子豉湯類が候補になる．

方剤索引

い 茵蔯蒿湯（いんちんこうとう） 119, 120
茵蔯五苓散（いんちんごれいさん） 119, 120

う 烏頭桂枝湯（うずけいしとう） 61, 109, 113, 207, 239, 240, 256
烏頭湯（うずとう） 61, 208, 239, 240
温経湯（うんけいとう） 35, 74, 252
温清飲（うんせいいん） 162, 219, 252, 253
温脾湯（四逆加人参湯加大黄）（うんぴとう しぎゃくかにんじんとうかだいおう） 243-245

え 越婢加朮湯（えっぴかじゅつとう） 20, **59**, 61, 73, 117, 119, 120, 138, 139, 212
越婢加半夏湯（えっぴかはんげとう） 115-117, 139, 182
越婢湯（えっぴとう） 60, 139

お 黄耆桂枝五物湯（おうぎけいしごもつとう） 37, 140, 142, 206-208, **239**, 241
黄耆建中湯（おうぎけんちゅうとう） 32, 41, 44, 84, 154, 162, 219, 239, 240, 252
黄芩加半夏生姜湯（おうごんかはんげしょうきょうとう） 11, 112, 149, 151
黄芩湯（おうごんとう） 11, 12, 44, 45, 109, 111-113, **149-151**, 255, 256
黄連解毒湯（おうれんげどくとう） 77, 96, 119, 132, 141, 142, 154, 162, 177, 178, 219, 252, 253
黄連湯（おうれんとう） 44, 45, 236, 248
乙字湯（おつじとう） 142

か 加味逍遙散（かみしょうようさん） 23, 43, 44, 49, 75-77, 88, 140, 142, 146, 147, 154, 173, **189-191**, 244, 252
栝呂桂枝湯（栝樓桂枝湯）（かろけいしとう） 93, 203, 204
葛根黄連黄芩湯（かっこんおうれんおうごんとう） 255, 256
葛根加半夏湯（かっこんかはんげとう） 112, 149, 151, 234, 235
葛根湯（かっこんとう） 11, 12, 20, 44, 45, 51, 52, 59, 61, 72, 73, 76, 91-93, 109, 112, 113, 119, 132, 150, **189-191**, 199, 202-204, 228, 234, 255-257
甘草乾姜湯（かんぞうかんきょうとう） 40, 41, 84, 108, 117
甘草瀉心湯（かんぞうしゃしんとう） 32, 45, 99, 109, 111-113, 141, 143, 255-257
甘草湯（かんぞうとう） 166
甘草附子湯（かんぞうぶしとう） 61, 153-155
甘麦大棗湯（かんばくだいそうとう） 47, 76

き 帰耆建中湯（きけんちゅうとう） 41, 162, **219**, 221, 240, 252
桔梗石膏（ききょうせっこう） 20, 117
桔梗湯（ききょうとう） **165**, 166
橘皮枳実生姜湯（きっぴきじつしょうきょうとう） 182
芎帰膠艾湯（きゅうききょうがいとう） **87-89**, 162, 243

け 桂姜棗草黄辛附湯（けいきょうそうそうおうしんぶとう） 37, 57, 104, 105, 117, 193-195, 212, 213, 259
桂枝加黄耆湯（けいしかおうぎとう） 154, **161-163**, 239, 240, 252
桂枝加葛根湯（けいしかかっこんとう） 20, 52, **71-73**, 76, 92, 93, 132, 189, 190, 199, 204, **255-257**
桂枝加桂湯（けいしかけいとう） 20, 47, 48, 52, 77, 92, 93, 132
桂枝加厚朴杏子湯（けいしかこうぼくきょうしとう） 117
桂枝加芍薬大黄湯（けいしかしゃくやくだいおうとう） 28, 29, 32, 33, 43-45, 109, 112, 113, 256

263

方剤索引

桂枝加芍薬湯　28, 29, **31-33**, 43-45, 55-57, 80, 84, 99, 100, 109, 112, 113, 158, 256
桂枝加朮附湯　37, 60, 61, 138, 139, 207, 208
桂枝加附子湯　60, 61, 138, **153-155**, 161
桂枝加苓朮附湯　60, 61, **137-139**, **223**, 224, 240
桂枝加竜骨牡蛎湯　25, 48, 49, 64, **75-77**, 173, 260
桂枝甘草湯　48, 49, 51, 52, 63, 75, 77, 128, 153, 224, 235-237
桂枝去桂加茯苓白朮湯　92, 93, 130-133, **203**, 204
桂枝去芍薬加蜀漆竜骨牡蛎湯　49, 57
桂枝去芍薬湯　32, 49, 57, 63, 64, 117, 155, 253
桂枝芍薬知母湯　60, 61, 137, 138, 234
桂枝湯　20, 32, 37, 57, 59-61, 64, 71, 73, 105, 132, 133, 137, 138, 154, 155, 157, 161, 162, 191, 197-199, 204, 223, 239, 240
桂枝二越婢一湯　**19-21**, 24, 26, 27, 59, 61, 72, 73, 96, 124, 138, 139, 162, **197-199**, 228, 236, 240
桂枝二越婢一湯加苓朮附　137
桂枝二麻黄一湯　19, 20
桂枝人参湯　44, 45, **51-53**, 84, 92, 93, 109, 112, 113, 132, 149-151, 256
桂枝茯苓丸(料)　10, 18, 35, 37, 60, 61, 81, 88, **91**, 92, 104, 132, 162, 166, **173-175**, 181, 190, 204, 211, 213, 234, 239, 240, 245, 251-253
桂枝茯苓丸加薏苡仁　162, 232, **251**, 252
桂枝麻黄各半湯　19-21, 24, 71-73, 119, 124, 197-199

こ　厚朴三物湯　28, 29, 32, 33
厚朴七物湯　26, 29, 32, 33
厚朴生姜半夏甘草人参湯　29, 33, 44, 56
香蘇散(料)　29, 40, 44, 45, **55-57**, 119, 142, **169**, 170, 171, 259
五積散　37, 104, 213
五苓散　14, 52, 93, 109, 111-113, **119-121**, 125, 127, 129, 132, 149-151, 154, 185, 188, 189, 220, **223**, 225, 235, 244, 245, 255-257
牛車腎気丸　36, 104, 186, 194, 211-213, 245
呉茱萸湯　51-53, 76, 91-93, 131, 133, 157, 170, 190

さ　柴胡加芒硝湯　28, 181
柴胡加竜骨牡蛎湯　**23-25**, 49, 64, 65, 75, 76, 146, 147, 154, 162, 165, 166, 173, 174, 177, 182, 189, 197, 204, 215, 252, 260
柴胡桂枝乾姜湯　23-25, 44, 48, 49, 52, **63-65**, 67, 68, 75, 76, 87, 91, 119, 124, 125, 130-132, **145-147**, 154, 162, **173**, 174, 190, 198, 199, 240, 244, 245
柴胡桂枝湯　24, 28, 29, 32, 44, 45, 56, 72, 109, 113, 119, 145, 147, 154, 162, 172, **197-199**, 215, 240, 245, 256
柴朴湯　116, 122, 123, 248, 252
柴苓湯　244, 245, 252
三黄瀉心湯　29, 35, 45, 51, 52, 77, 91, 127, 132, 142, **177-179**, 230-232
酸棗仁湯　49, 174
三物黄芩湯　252

し　四逆加人参湯　41, 109, 113, 252, 256
四逆散　23, 24, 99, 112, 158, 181, **215**
四逆湯　39-41, 51, 83-85, 108, 109, 113, 158, 171, 183, 215, 256
四君子湯　39-41, 85, 87, 100, 108, 170, 171

方剤索引

し
四物湯　41, 87, 127, 162, 177, 178, 219, 243-245, 252, 253
梔子乾姜湯　171
梔子甘草豉湯　171
梔子厚朴湯　171
梔子豉湯　49, 56, 57, 171, 259-261
梔子生姜豉湯　171, 259
梔子大黄湯　171
滋陰降火湯　117
七物降下湯　177, 178
炙甘草湯　49, 57, 64, 182, 251-253
瀉心湯　44, 111
芍甘黄辛附湯　104, 193, 194, 213
芍薬甘草湯　37, 45, 80, 104, 109, 113, 194, 213, 245, 245, 256
芍薬甘草附子大黄湯　37, 104, 193-195
芍薬甘草附子湯　36, 45, 80, 103-105, 109, 113, 193-195, 211, 213, 245, 256
十全大補湯　40, 41, 60, 61, 87, 138, 162, 252
十味敗毒湯　119, 220, 252
小陥胸湯　183
小建中湯　29, 32, 33, 41, 44, 45, 84, 99, 101, 109, 113, 240, 252, 256
小柴胡湯　23, 24, 64, 112, 116, 119, 146, 147, 162, 172, 197, 198, 243, 244, 248, 252
小承気湯　28, 29, 32, 33
小青竜湯　19, 20, 71, 73, 116, 117, 119, 123-125, 182, 185, 199, 248
小青竜湯加石膏　20, 21, 117, 182
小半夏加茯苓湯　125, 234
生姜瀉心湯　32, 45, 109, 111-113, 141-143, 236, 255-257
消風散　119, 162, 252
真武湯　39-41, 48, 52, 60, 61, 67-69, 84, 107, 108, 112, 113, 119, 123, 124, 127-131, 138, 223-225, 228, 236, 237, 245

せ
清心蓮子飲　193
赤丸（料）　153-155, 183

そ
疎経活血湯　60, 61, 88, 207, 208, 252
増損木防已湯　183, 186, 187

た
大黄甘草湯　29, 44, 45
大黄䗪虫丸　88
大黄附子湯　194
大黄牡丹皮湯　29, 44, 88, 166, 226, 227, 252
大陥胸丸　92, 93, 203-205
大建中湯　29, 32, 33, 43-45, 56, 107, 108, 112, 113, 207-209, 247-249
大柴胡湯　23, 24, 29, 33, 44, 45, 64, 109, 113, 146, 147, 154, 162, 165, 174, 177, 181, 182, 226, 227, 256
大承気湯　12, 27-29, 32, 33, 44, 45, 96, 109, 151, 154, 181, 182, 255-257
大青竜湯　20, 60, 73, 116, 199, 227, 228, 236
大防風湯　60, 61, 137, 138
沢瀉湯　67, 68, 127-129

ち
竹葉石膏湯　117, 182
中建中湯　29, 33, 44
調胃承気湯　28, 29, 44, 45, 96
釣藤散　177, 178
腸癰湯　29, 88, 252
猪苓湯　119, 212, 248, 249

つ
通脈四逆湯　39, 41, 68, 83-85, 108, 109, 113, 162, 215, 227, 229, 231, 232, 259, 260, 256

て
抵当丸　29, 88
抵当湯　29

と
桃核承気湯　35, 44, 49, 88, 154, 158, 162, 165, 166
当帰建中湯　29, 32, 33, 41, 44, 45, 80, 109, 113, 158, 256
当帰四逆加呉茱萸生姜湯　79, 80, 157-159, 189
当帰四逆湯　35, 157

方剤索引

当帰芍薬散　35, 44, 60, 61, 68, **79**, 80, 81, 87, 88, 104, 127, 162, 173, **211-213**
当帰芍薬散加附子　47, 230-232

に　女神散　49, 57, 171, 260
人参湯　32, 39, 40, 41, 44, 45, 51, 52, 79, 85, 99, 107, 108, 112, 113, 117, 132, 162, 169, 170, 171, 183, 193, 207, 228, 247, 248

は　排膿散及湯　252
麦味地黄丸　183
麦門冬湯　14, 116, 117, 145, 146, 181, 182, 198, 247
八味地黄丸（料）　18, 35-37, 60, 61, 74-76, 81, 103, 104, 120, 138, 153, 178, 183, **193-195**, 205, 208, **211-213**, 240, 245, 248, 252
半夏厚朴湯　14, 48, **55-57**, 115, 116, 117, 140, 142, 145, 146, 171, **181-183**, 198, 248, 260
半夏瀉心湯　32, 44, 45, 109, **111-113**, 141, 143, 149-151, 178, 255-257
半夏白朮天麻湯　93, 127, 129-131, 170

ひ　白虎加桂枝湯　12, **95**, 154
白虎加人参湯　12, 95, 119, 154, **219**, 252
白虎湯　12, 95, 97, 151, 154, 165, 230, 231

ふ　附子粳米湯　108, 109, 112, 113, 207, 256
附子瀉心湯　52, **177-179**, 231, 232
附子理中湯　41, 85, **107-109**, 112, 113, 162, 183, **215**, 227, 228, 245, 247, 256
茯苓飲　142, 170, 185
茯苓杏仁甘草湯　183, 185-187
茯苓四逆湯　35, **39-41**, 68, 82, 83, 85, 107, 108, 124, 155, 162, 169, 183, **215**, **227-229**, 231, 232, 258-260

茯苓沢瀉湯　53, 93, 128, 129, 224, 225, **235-237**

ほ　補中益気湯　40, 64, 100, 126, 127, 145, 147, 161, 170, **243-245**, 252
防已黄耆湯　37, 59, 60, **137-139**, 154, 161
防已茯苓湯　139
防風通聖散　252
奔豚湯　47, 215

ま　麻黄加朮湯　59
麻黄湯　20, 59, 61, 73, 116, 199, **227**, 228
麻黄附子甘草湯　117
麻黄附子細辛湯　37, 69, 105, 116, 117, 119, **123-125**, 182, 248
麻杏甘石湯　**115-117**, 154, 182, 247
麻杏薏甘湯　252

め　明朗飲　127

も　木防已去石膏加茯苓芒硝湯　183, 186, 187
木防已湯　116, 119, 182, 183, **185-187**

よ　薏苡仁湯　61, 139
薏苡附子敗醤散　88

り　六君子湯　41, 45, 82, 83, 108, **169-171**, 185
苓甘姜味辛夏仁湯　124, 125, 185
苓姜朮甘湯　35, 37, 84, 85, **103-105**, 183, **193-195**, **211-213**, 248
苓桂甘棗湯　**47-49**, 215
苓桂五味甘草湯（苓桂味甘湯）　35, 49, 77, 92, 93
苓桂朮甘湯　47, 67, 68, 119, **127-129**, 223, 236

れ　連珠飲　127

事項索引

C型慢性肝炎　226

あ
浅田宗伯　255
暑がりの寒がり　83

い
胃家実是也　27
異常知覚　238
咽喉不利　181
咽中炙臠　55
咽頭神経症　57
陰極まって陽　83
陰証の葛根湯　107
陰証の下痢　107
陰証の併存　216
陰性食品　31
陰陽　2

う
うつ状態　260
うつ病　38, 258

お
小倉重成　11
悪風　19
瘀血　3
瘀血塊　91
往来寒熱　23
黄汗　161
黄耆含有方剤　163
黄柏　177
黄連　141
嘔吐下痢症　149
奥田謙蔵　255
温熱産生援助剤　20

か
下気道の炎症　146
仮性近視　127
過換気症候群　74
過敏性情動性衰弱状態　173
過敏性腸症候群　158
咳嗽　116
肩こり　204
葛根湯の圧痛点　189
乾姜　40, 85
乾性咳嗽　116
寒気厥逆　153
寒疝　207

寒と自汗の併存　154
感冒性下痢症　51
漢方医学的診断＝証　11
関節疾患　60
関節の腫脹　137
関節リウマチ　136

き
気うつ　3, 57
気管支拡張作用　115
気逆　3, 63
気虚　3, 243
気滞　169
気分　37
起立性調節障害　127
稀発月経　82
瘧の如し　24
久寒　157
急迫を治す　111
虚実　2
虚熱　85
虚満　28
虚労　99
協熱而利　52
協熱利　112
胸脇苦満　9, 23
胸脇満微結　63
胸痺　107
強皮症　144, 210
金匱要略　43

くけ
駆瘀血剤　88
ゲップ　141
桂枝　49
頸項強　203
下焦　100
下痢の陰・陽鑑別　31
月経痛　78
血虚　3, 87
血小板無力症　86
血痺　207
肩関節痛　37
弦脈　23
疥癬　47

こ
呼吸器疾患　182
口渇　96
後天の気　99

高血圧症　176
高齢者の痛み　37
合病　11, 150
合方　13

さ
坐骨神経痛　192, 210
柴胡　49
柴胡剤　24
細菌性肺炎　144
三焦　100

し
しもやけ　157
子宮内膜症性卵巣囊胞　172
支節煩疼　197
四診　5
視床痛　206
自汗　19
自律神経失調症　168
持続熱　27
直中の少陰　123
湿性咳嗽　116
実満　28
手掌発汗　157
手足煩熱　99
主証　142
酒服　158
準少陽病　59
小建中湯証における腹証　101
小腹不仁　9, 36
少腹急結　165
少陽病　23
証の特徴　12
証の併存　72
掌蹠膿疱症　250
傷寒論　7
傷寒論講義　255
傷寒論識　255
上焦　100
上腹部（左優位）の腹満　57
承気湯類と白虎湯類の違い　96
食養生　166
心下支結　197
心下振水音　9
心下痞堅　186
心下痞鞕　9
心中懊憹　259
心不全　185
真武湯の圧痛点　237

267

事項索引

真武湯の適応症　69
真武湯の 7 徴候　128
参耆剤　100
腎炎　81
腎虚　35

す
水滞　4, 128
水毒　4, 128
　　──のデパート　235
水様鼻汁　125
頭汗　63, 145
頭痛　50
　　──に対する方剤　52

せそ
生体を維持する三要素　5
聖剤発蘊　161
臍傍抵抗圧痛（瘀血の圧痛）　9
切診　7
舌診　6
舌痛　142
先急後緩　13
先後　216
先天の気　35
先表後裏　12
先補而後瀉　13
疝気　157
疝気症候群 A　157
潜証　232
遷延したかぜ症候群　115
喘息　180
鼠径部の圧痛　157

た
大逆上気　181
太陰病　31
太陽と少陽の合病　149
太陽病　19
　　──における主な方剤　20
太陽病位における虚実判定　19
帯状疱疹後神経障害　241
托裏排膿　161

ち
中脘　37
　　──の圧痛　193
中焦　100
釣藤鉤　177

つて
津田玄仙　243
鉄欠乏性貧血　222

なに
難治性皮膚疾患　232

入眠障害　63
尿自利　95

ね
ネフローゼ症候群　81
熱多く寒少なし　19
熱厥　35
熱臭ある発汗　27
熱性疾患　146

の
ノロウイルス感染症　148
のどチクの風邪　124
のぼせ（顔の火照り）　77

は
肺炎　196
肺線維症　144
八味地黄丸の投与基準　36
煩渇　95

ひ
ヒステリー　76
冷えの三大別　35
皮疹　164
皮膚瘙痒感　160
微熱　22
表虚証　153
表固止汗　161
表裏　2

ふ
振り出し　178
附子　40
腹診　8
腹中寒　43
腹直筋の攣急　9
腹動（臍上悸）　9
腹部愁訴　45
腹部愁訴と方剤　28
腹部の温度　248
腹部膨満感　31
腹満　27, 29
　　──に対する主な方剤　33
腹力　9
茯苓　49
藤平健　11
勿誤薬室方函口訣　169
聞診　6

へ
ペグインターフェロン　226
併治　216
併病　12
併用　14
臍中心の他覚的な冷え　43

変形性膝関節症　37
便秘　27, 42
　　──と下痢を繰り返す　157

ほ
ホットフラッシュ　188
ホルモン治療　172
方剤　45
補気薬　108
補血薬　79
補腎薬　193
補脾益気　161
牡蛎　49
望診　5
奔豚　47

ま
麻黄　60
万病回春　169
慢性腎不全　242

み
3 つの瀉心湯　111
ミロのヴィーナス　92
味覚の変化　83
脈診　7
脈沈実　27

むめも
胸焼け　141
めまい感　66
瞑眩　15
問診　7

やゆよ
矢数道明　158
湯本求眞　166
陽証の下痢　111
腰椎脊柱管狭窄症　192
腰椎椎間板ヘルニア　34
陽明病　27

らりれろ
雷鳴切痛　112
リバビリン　226
利水消腫　161
裏急後重　31
裏熱　27
竜骨　49
レイノー現象　157
老人や虚弱者のかぜ　123